高职高专院校专业基础课纸数融合系列教材

供临床医学、护理、助产、药学、影像、口腔医学、检验等专业使用

医用化学

YIYONG HUAXUE

主　编	彭秀丽　李炎武
副主编	王文华　王洪涛　黄继红
编　者	（按姓氏笔画排序）

王文华　上海震旦职业学院
王洪涛　郑州铁路职业技术学院
冯寅寅　皖西卫生职业学院
李炎武　广州卫生职业技术学院
姚　静　铜仁职业技术学院
黄继红　皖西卫生职业学院
彭秀丽　郑州铁路职业技术学院

华中科技大学出版社
http://www.hustp.com
中国·武汉

内容简介

本书是高职高专院校专业基础课纸数融合系列教材。全书除绪论以及实验部分外,理论知识分为15章,包括物质结构,溶液,化学反应速率和化学平衡,电解质溶液,氧化还原反应和电极电势,有机化合物概述,烃和卤代烃,醇、酚、醚,醛、酮、醌,羧酸和取代羧酸,立体异构,含氮有机化合物,酯和脂类,糖类,氨基酸、蛋白质和核酸等内容。

本书根据最新教学改革的要求和理念,结合我国高职高专医药院校发展的特点,按照相关教学大纲的要求编写而成,内容简明扼要,深入浅出,在让学生掌握医用化学基本知识的同时,更好地培养其自主学习的能力。本书以二维码的形式增加了网络增值服务,内容包括教学课件、视频、目标检测答案、知识链接等,提高了学生学习的趣味性。

本书可供临床医学、护理、助产、药学、影像、口腔医学、检验等专业学生使用。

图书在版编目(CIP)数据

医用化学/彭秀丽,李炎武主编.—武汉:华中科技大学出版社,2021.5
ISBN 978-7-5680-7057-7

Ⅰ.①医… Ⅱ.①彭… ②李… Ⅲ.①医用化学-高等职业教育-教材 Ⅳ.①R313

中国版本图书馆 CIP 数据核字(2021)第 074327 号

医用化学
Yiyong Huaxue

彭秀丽 李炎武 主编

策划编辑:居 颖	
责任编辑:李 佩	
封面设计:原色设计	
责任校对:李 弋	
责任监印:周治超	
出版发行:华中科技大学出版社(中国·武汉)	电话:(027)81321913
武汉市东湖新技术开发区华工科技园	邮编:430223
录　排:华中科技大学惠友文印中心	
印　刷:武汉科源印刷设计有限公司	
开　本:889mm×1194mm　1/16	
印　张:14.75　插页:1	
字　数:460千字	
版　次:2021年5月第1版第1次印刷	
定　价:49.80元	

本书若有印装质量问题,请向出版社营销中心调换
全国免费服务热线:400-6679-118　竭诚为您服务
版权所有　侵权必究

网络增值服务使用说明

欢迎使用华中科技大学出版社医学资源网 yixue.hustp.com

1. 教师使用流程

（1）登录网址：http://yixue.hustp.com（注册时请选择教师用户）

注册 → 登录 → 完善个人信息 → 等待审核

（2）审核通过后，您可以在网站使用以下功能：

2. 学员使用流程

建议学员在PC端完成注册、登录、完善个人信息的操作。

（1）PC端学员操作步骤

①登录网址：http://yixue.hustp.com（注册时请选择普通用户）

注册 → 登录 → 完善个人信息

②查看课程资源

如有学习码，请在个人中心-学习码验证中先验证，再进行操作。

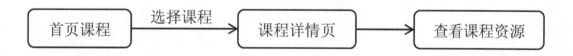

（2）手机端扫码操作步骤

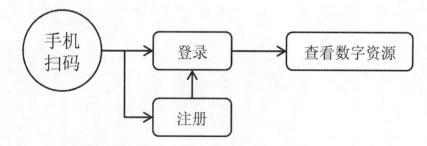

前言

医用化学是医学专业的公共基础课程,它的中心任务是为学习后续医学课程奠定基础。随着高职高专医学教育的快速发展,医学院校所设专业愈加细化,学生来源也由单纯的理科生逐渐转变为文理科生源合班上课。因此,选择合适的化学教材,尤其是在学时有限且需要完成医用化学基础课教学任务的情况下,成了我们需要思考和解决的问题。

本书是高职高专院校专业基础课纸数融合系列教材之一,适用于临床医学、口腔医学、影像、助产、检验、护理、药学等专业。本书主要包括无机化学和有机化学两部分,教材的编写以应用为目的,以必需、够用为度,以掌握概念、强化应用为原则,将无机化学与有机化学的主体内容编成一本,以便在一学期之内完成教学任务。为了满足文科生源的学习需要,我们特别结合中学知识编写了原子结构、分子间力、立体异构等内容,以便学生能更好地掌握基础知识,顺利进入有机化学部分的学习,为专业课的学习打下良好基础。

全书分无机化学和有机化学两大部分,共 15 章理论知识和 9 个实验。主要内容包括绪论,物质结构,溶液,化学反应速率和化学平衡,电解质溶液,氧化还原反应和电极电势,有机化合物概述,烃和卤代烃,醇、酚、醚,醛、酮、醌,羧酸和取代羧酸,立体异构,含氮有机化合物,酯和脂类,糖类,氨基酸、蛋白质和核酸。在使用过程中各院校可根据具体情况灵活安排教学内容。

由于编者水平及编写时间有限,书中难免会有不当之处,敬请广大师生批评指正。

编 者

目 录
MULU

绪论

第一章 物质结构
第一节 原子结构 /3
第二节 分子结构 /8
第三节 配位化合物 /14

第二章 溶液
第一节 物质的量 /20
第二节 溶液的浓度 /21
第三节 溶液的渗透压 /24
第四节 分散系 /28
第五节 表面现象 /29
第六节 胶体溶液 /31
第七节 高分子溶液 /34

第三章 化学反应速率和化学平衡
第一节 化学反应速率 /39
第二节 化学平衡 /41

第四章 电解质溶液
第一节 弱电解质的解离平衡 /45
第二节 酸碱质子理论 /47
第三节 溶液的酸碱性和 pH 值 /48
第四节 缓冲溶液 /51

第五章 氧化还原反应和电极电势
第一节 氧化还原反应 /58
第二节 电极电势 /60
第三节 电极电势的应用 /64

第六章 有机化合物概述

第七章 烃和卤代烃

  第一节 烷烃 /72
  第二节 烯烃 /77
  第三节 炔烃 /80
  第四节 脂环烃 /82
  第五节 芳香烃 /84
  第六节 卤代烃 /88

第八章 醇、酚、醚

  第一节 醇 /93
  第二节 酚 /99
  第三节 醚 /104

第九章 醛、酮、醌

  第一节 醛和酮 /109
  第二节 醌 /118

第十章 羧酸和取代羧酸

  第一节 羧酸 /122
  第二节 取代羧酸 /126

第十一章 立体异构

  第一节 顺反异构 /132
  第二节 旋光异构 /135

第十二章 含氮有机化合物

  第一节 胺 /144
  第二节 酰胺 /151
  第三节 杂环化合物 /154
  第四节 生物碱 /157

第十三章 酯和脂类

  第一节 酯 /162

　　　　　　第二节　脂类　　　　　　　　　　　　　　　　　/164

第十四章　糖类

　　　　　　第一节　单糖　　　　　　　　　　　　　　　　　/171
　　　　　　第二节　二糖　　　　　　　　　　　　　　　　　/177
　　　　　　第三节　多糖　　　　　　　　　　　　　　　　　/179

第十五章　氨基酸、蛋白质和核酸

　　　　　　第一节　氨基酸　　　　　　　　　　　　　　　　/182
　　　　　　第二节　蛋白质　　　　　　　　　　　　　　　　/187
　　　　　　第三节　核酸　　　　　　　　　　　　　　　　　/192

实验一　化学实验基本操作　　　　　　　　　　　　　　　　/198
实验二　溶液的配制和稀释　　　　　　　　　　　　　　　　/201
实验三　溶胶溶液　　　　　　　　　　　　　　　　　　　　/203
实验四　缓冲溶液的配制与性质　　　　　　　　　　　　　　/205
实验五　醇和酚的性质　　　　　　　　　　　　　　　　　　/208
实验六　醛和酮的性质　　　　　　　　　　　　　　　　　　/210
实验七　羧酸、取代羧酸的性质　　　　　　　　　　　　　　/212
实验八　糖类的性质　　　　　　　　　　　　　　　　　　　/214
实验九　氨基酸　蛋白质的性质　　　　　　　　　　　　　　/216

附录　常用电极的标准电极电势　　　　　　　　　　　　　　/218

主要参考文献　　　　　　　　　　　　　　　　　　　　　　/225

绪 论

一、化学发展简史

化学是在分子、原子层面,研究物质的组成、结构、性质和变化规律的科学。

在人类科技发展的历史长河中,始终有两个目标:一个是向着越来越大、越远的宏观世界进军,探索宇宙的起源和演化;另一个是向着越来越小、越深的微观世界发展,发明了各种显微镜、粒子加速器,向着分子、原子、原子核、基本粒子的微观层次不断地探索物质起源和结构。

伴随着人类文明的脚步和人们对世界认知的不断深入,化学学科的发展走过了一条长长的路。从人类文明的起点——对火的认识和利用,到远古的工艺化学时期——人类的制陶、冶金、酿酒、染色,古代的炼丹术和医药化学时期、燃素化学时期,到对物质组成探索的近代化学阶段——定量化学时期,再到20世纪初开始的现代化学的兴起,在物理学三大发现的有力推动下,化学科学的发展进入了微观领域,现代化学基本理论逐步形成与完善,化学科学正在逐步走向分子设计的新方向。

化学与社会的关系也日益密切。化学家们运用化学的观点来观察和思考社会问题,用化学的知识来分析和解决社会问题,例如能源危机、粮食问题、环境污染等。化学与其他学科的相互交叉与渗透,产生了很多边缘学科,如生物化学、地球化学、宇宙化学、海洋化学、大气化学等,使得生物学、地质学、海洋学、电子技术、航天技术、激光技术等科学技术迅猛发展。化学也为人类的衣、食、住、行提供了数不清的物质保障,在改善人民生活,提高人类的健康水平方面做出了应有的贡献。

二、化学与医学的关系

化学虽然是一门自然科学,但是从古代道家的炼丹术,到15、16世纪以帕拉塞斯(Paracelsus P A)为代表兴起的"医药化学",到现代细胞生物学,都将化学与医学紧密联系在一起。随着科技的发展,化学与医学的交叉渗透越来越紧密。在化学发展之后,现代医学才朝着理性的、正确的方向不断发展。化学在其中起到了关键作用。

(1) 人体内的生理变化和物质转化是以化学反应为基础的。

医学研究的主要对象就是人体,人体最基本的生命活动就是新陈代谢。新陈代谢包括物质代谢和能量代谢,这两大代谢过程都是建立在化学反应基础上的。我们的人体就好比一个巨大的化学工厂,各种生命活动如呼吸、消化、循环等归根结底都属于各种各样的化学变化。

(2) 药物的化学结构及性质决定药物的作用和疗效。

药物之所以能治疗或预防疾病,主要取决于其特定的化学结构和性质,结构不同、性质不同,药理作用和疗效就不相同。

比如,20世纪50年代风靡欧洲、非洲、澳大利亚和拉丁美洲,被生产厂家宣称是"没有任何副作用的抗妊娠反应药物"的新型药物沙利度胺,曾导致全世界诞生约1.2万例畸形儿,俗称"海豹婴儿"。在后来的研究中发现,沙利度胺实际上是由分子式相同但结构不同的两种物质组成的,二者就像我们的左右手一样,俗称手性化合物。其右手化合物(R构型)具有抑制妊娠反应活性,而左手化合物(S构型)有致畸性,导致胎儿畸形的罪魁祸首就是S构型沙利度胺。而在当时,科学界尚不知道结构非常相似的两个化合物在生物体内有这么大的差异,更无法分辨哪个是左手化合物,哪个是右手化合物。

再比如,乙醇是大家熟悉的有机物,不同浓度的乙醇在医学上的应用却不相同。25%~35%的乙醇用于散热、降温,因为挥发性液体在皮肤表面涂抹可带走大量的热,同时具有刺激皮肤血管扩张的作用,散热能力较强。75%的乙醇主要是使细菌蛋白质变性,用于皮肤消毒、术前泡手、浸泡温度计和手术器械等,但实际上由于长期使用乙醇泡手会损害医护人员的皮肤,而且泡的时间比较长,现在医院术前泡手和手术器械消毒往往采用新洁尔灭而不用乙醇。95%的乙醇主要用于燃烧灭菌等。

(3) 现代医学诊断也在很大程度上依赖于化学反应。

疾病的诊断是医学活动的起点,临床上常利用化学方法对人体的体液如血液、尿液、唾液等进行分析检验,以便于了解人体各种物质的代谢情况,为诊断疾病提供科学依据。

不仅化学对医学的发展起到了关键作用,医学也同样反作用于化学。正是在临床医学的发展中遇到的各种病例对医学、化学以及整个科学技术水平提出的更高要求,使得医学和化学都得到了相应的进步。同时,医学为化学提供了应用的基础,医学的水平在一定程度上反映了化学的发展情况。

三、对学习医用化学的建议

与中学化学相比,本课程基本概念和理论较多,内容繁杂且抽象,课堂授课信息量大,学生学习过程中要有较好的学习方法和独立思考的能力。

对学习医用化学课程的两点建议:其一,学习过程中要注重方法,注意归纳对比,学会反思和总结,切忌死记硬背;其二,培养自我管理能力,逐步由被动学习转化为主动学习,为终身学习奠定基础。

(郑州铁路职业技术学院　彭秀丽)

第一章 物质结构

学习目标

1. 掌握：核外电子的排布规律、价键理论、配合物的组成和命名。
2. 熟悉：核外电子运动状态、离子键及分子间作用力和氢键。
3. 了解：配合物在医学上的应用。

案例导入

人们已经发现或人工合成了上千万种物质，但形成这些形形色色物质的元素只有一百多种。这些物质中原子是怎样互相结合的？为什么原子之间按一定的数目比相互结合？原子结合成分子后为什么差别很大？

自然界中物质种类繁多，性质千差万别，物质的性质是由其结构决定的。物质结构研究的是物质的微观结构及结构与性能的关系，物质结构包括原子结构和分子结构。认识和研究物质结构，对学习物质的性质以及把握物质的变化规律具有重要的指导意义。本章主要讨论原子结构和分子结构的一些内容，包括核外电子运动的特殊性、核外电子的排布规律、元素原子结构与元素周期律的关系、离子键、共价键、配位键及配位化合物等。

第一节 原子结构

一、原子核外电子的运动状态

电子在原子核外很小的空间内做高速运动，其运动规律跟一般物体不同，它们没有确定的轨道。因此，我们不能同时准确地测定电子在某一时刻所处的位置和运动的速度，也不能描画出它的运动轨迹。那么，如何描述原子核外电子的运动状态呢？

科学上应用统计的原理，以每一个电子在原子核外空间某处出现概率的大小，来描述原子核外电子运动的状态。电子在核外空间一定范围内出现，好像带负电荷的云雾笼罩在原子核的周围，所以我们形象地称它为"电子云"，如图1-1所示。

在电子云示意图中，小黑点表示电子出现的次数，小黑点的疏密（电子云密度）表示电子出现的概率。氢原子的电子云呈球形，离核近，电子云密度大，表示电子出现的概率大；离核远，电子云密度小，表示电子出现的概

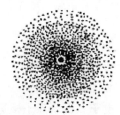

图1-1 氢原子的电子云示意图

率小。

多电子原子的核外电子的运动状态非常复杂。原子核外电子的运动状态可以从以下四个方面用四个量子数进行描述。

1. 主量子数 n

主量子数 n 用来描述电子出现最大概率区域离核的距离,是决定电子运动能量高低的主要因素。n 越大,电子离核的平均距离越远,能量越高。n 的取值为除零外的正整数,即 1、2、3、…、n。其中每一个 n 值代表一个电子层,电子层也可以用光谱学符号表示,分别对应 K、L、M、N、O、P、Q 等。

n	1	2	3	4	5	6	7…
电子层	一	二	三	四	五	六	七…
电子层符号	K	L	M	N	O	P	Q…
能量高低	低 → 高						

对单电子的原子或离子来说,电子的能量完全由 n 决定。n 越大,电子的运动能量越高。

2. 角量子数 l

角量子数 l 是用来描述原子轨道形状,也是决定多电子原子中的电子能量的重要因素。在同一电子层中,l 越大,原子轨道的能量越大,电子的能量越高。l 的取值受主量子数 n 的限制,可取 0、1、2、3、…、$(n-1)$ 的正整数,共可取 n 个值。例如,当 $n=1$ 时,l 只能取 0;当 $n=2$ 时,l 可取 0、1 两个值。l 的每一个取值对应着一个电子亚层及原子轨道形状,按光谱学习惯,电子亚层可用符号 s、p、d、f… 表示。其中 s 亚层的轨道形状为球形;p 亚层的轨道形状为哑铃形;d 亚层的轨道形状为花瓣形;f 亚层的轨道形状较为复杂。主量子数 n 与角量子数 l 的对应关系见表 1-1。

表 1-1　主量子数与角量子数的对应关系

n 的取值	1	2		3			4			
电子层	一	二		三			四			
l 的取值	0	0	1	0	1	2	0	1	2	3
电子亚层	1s	2s	2p	3s	3p	3d	4s	4p	4d	4f

3. 磁量子数 m

磁量子数用来描述原子轨道的空间伸展方向。它的取值受到角量子数的限制,可取从 $-l$ 到 $+l$(包括 0)的 $(2l+1)$ 个值。即 m 的取值为 0,±1,±2,…,±l。例如,当 $l=2$ 时,$m=0$,±1,±2。每一个 m 的取值代表原子轨道的一种空间伸展方向,当 $l=2$ 时,m 有五个取值,说明 d 轨道有五种伸展方向。对于 n 和 l 相同,m 不同的轨道,其能量基本相同,我们称为等价轨道或简并轨道。如当 $l=1$ 时,为 p 亚层,m 有三种取值,则 p 亚层有三个等价轨道。磁量子数与角量子数的关系及它们确定的空间伸展方向见表 1-2。

表 1-2　磁量子数与角量子数的对应关系

l 的取值	0	1	2	3
电子亚层	s	p	d	f
m 的取值	0	0,±1	0,±1,±2	0,±1,±2,±3
伸展方向	一种	三种 三个等价轨道	五种 五个等价轨道	七种 七个等价轨道

4. 自旋量子数 m_s

电子在围绕原子核运动的同时,本身还有自旋运动,描述电子自旋运动的量子数称为自旋量子数,用 m_s 表示。m_s 的取值只有 $+1/2$ 和 $-1/2$ 两种,相当于顺时针和逆时针两种方向,通常用向上的箭头"↑"和向下的箭头"↓"表示。每一个原子轨道最多可容纳自旋方向相反的两个电子。

综上所述,四个量子数可以确定电子在原子核外的运动状态,并且这四个量子数的取值是相互制约的。因此根据四个量子数之间的关系可以计算出各电子层中电子可能有的运动状态数。

二、原子核外电子的排布规律

(一) 多电子原子轨道能级

多电子原子轨道能量由 n、l 决定。在多电子原子中,电子的排布应使原子能量最低,这样体系才最稳定。

美国化学家鲍林(L. Pauling)根据光谱实验的结果,总结出多电子原子中电子填充各原子轨道的能级顺序,如图1-2所示。图中每一个方框代表一个能级组,每一个圆圈代表一个原子轨道。将能级相近的原子轨道排为一组,分为七个能级组。按照能量由低到高的顺序自下向上排列,同一能级组内各能级之间原子轨道能量相差较小,而不同能级组的原子轨道能量相差较大。

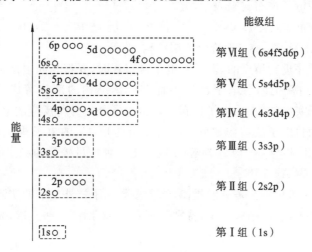

图1-2 鲍林原子轨道近似能级图

由能级图可以看出以下几点。

(1) 当 n 相同,l 不同时,l 越大,轨道能量越高,例如:
$$E_{ns} < E_{np} < E_{nd} < E_{nf}$$

(2) 当 l 相同,n 不同时,n 越大,轨道能量越高,例如:
$$E_{1s} < E_{2s} < E_{3s} < E_{4s}$$

(3) 当 n、l 均不相同时,一般来说 n 越大,轨道能量越高。但从第四能级组开始出现了量子数小反而能量高的反常现象,称为能级交错现象。例如:
$$E_{4s} < E_{3d};E_{5s} < E_{4d};E_{6s} < E_{4f} < E_{5d}$$

(二) 原子核外电子的排布规则

多电子原子核外电子的排布遵循以下规则。

1. 能量最低原理

核外电子在原子轨道上排布时,总是优先占据能量最低的轨道,然后依次进入能量较高的轨道。在整个排布过程中,电子的排布结果一定要使原子能量达到最低,这个规律称为能量最低原理。原子轨道近似能级图由低到高依次为 1s、2s2p、3s3p、4s3d4p、5s4d5p、6s4f5d6p。例如17号元素 Cl 的电子排布式为 $1s^2 2s^2 2p^6 3s^2 3p^5$。

2. 泡利(Pauli)不相容原理

在同一原子中,不可能存在四个量子数(n,l,m,m_s)完全相同的两个电子,即每一个原子轨道最多只能容纳自旋方向相反的两个电子,称为泡利不相容原理。

3. 洪特(Hund)规则

在 n 和 l 相同的等价轨道上分布的电子,应尽可能分占 m 不同的轨道,且自旋方向相同。因为电子只有采取这种排布方式,才能使整个原子的总能量最低。例如 p 轨道有三个等价轨道,N 原子的 2p 轨

道有 3 个电子,按照洪特规则,N 原子的 2p 轨道电子排布如下:

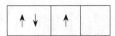

而不是

等价轨道上的电子排布为半充满(s^1、p^3、d^5)、全充满(s^2、p^6、d^{10})和全空(s^0、p^0、d^0)的状态时,原子具有较低的能量和较大的稳定性。

(三) 原子的核外电子排布

原子的核外电子排布主要根据上述原理和规则,按照鲍林能级图的顺序依次填充原子轨道。电子在核外的排布情况可以用电子排布式来表示。

例如:F 的电子排布式为 $1s^2 2s^2 2p^5$,其价电子层结构为 $2s^2 2p^5$。Cr 的电子排布式为 $1s^2 2s^2 2p^6 3s^2 3p^6 3d^5 4s^1$ 或 [Ar]$3d^5 4s^1$,其价电子层结构为 $3d^5 4s^1$。

电子是按能级图的顺序进行填充的,但书写电子排布式时,要将相同主量子数的轨道排在一起。为了避免电子排布式过长,通常把内层电子已达到稀有气体结构的部分写成稀有气体元素符号,并用"[ ]"括起来,称为"原子实",如 Cr 的电子排布式。价电子是指参与反应的电子,电子排布式中价电子所在的亚层电子排布称为价电子层结构。另外需要注意的是,Cr 的电子排布式为 [Ar]$3d^5 4s^1$,而不是 [Ar]$3d^4 4s^2$。这是由于 $3d^5$ 和为 $4s^1$ 均为半充满结构,是一种能量较低的稳定结构。同理 Cu 的电子排布式为 [Ar]$3d^{10} 4s^1$,而不是 [Ar]$3d^9 4s^2$。

应该说明,核外电子排布规则只是一般规律,绝大多数原子核外电子的实际排布与这些规则是一致的。但随着核电荷数的增多,有些副族元素,特别是第六、七周期的某些元素,光谱实验测定结果并不能用排布规则完美解释。

三、原子的电子层结构和元素周期律

元素的性质随着元素的原子序数(或核电荷数)的递增而呈现周期性变化的规律称为元素周期律。元素的性质之所以呈现周期性的变化规律,主要是最外电子层结构的周期性变化,都是从碱金属到稀有气体,元素重复呈现某些相似的性质。元素周期表是元素性质的表现形式,而原子的电子层结构是构成元素周期表的基础。

1. 原子的电子层结构与周期的划分

周期表中共有七行,每一行代表一个周期,共有七个周期。其中一、二、三为短周期,四、五、六为长周期,第七周期为不完全周期。能级组的形成是元素周期划分的根本原因,每一能级组对应一个周期,如表 1-3 所示。

表 1-3 周期与能级组的关系

能级组	能级组数	周期序数	元素数目	周期名称	最多容纳电子数
1s	一	一	2	特短周期	2
2s2p	二	二	8	短周期	8
3s3p	三	三	8	短周期	8
4s3d4p	四	四	18	长周期	18
5s4d5p	五	五	18	长周期	18
6s4f5d6p	六	六	32	特长周期	32
7s5f6d7p	七	七	未完	未完成周期	

由表 1-3 可得出,元素所在的周期序数与该元素的电子层数及能级组数是一致的。

2. 原子的电子层结构与族的划分

原子的价电子层结构相似的元素排在同一纵行,称为族。元素周期表中共有 18 个纵行,其中第 8、9、10 并成一族,称为第Ⅷ族,其余包括七个主族、七个副族和一个 0 族。

(1) 主族和 0 族　主族包含长周期和短周期元素。七个主族分别用ⅠA、ⅡA、ⅢA、ⅣA、ⅤA、ⅥA、ⅦA 表示。主族元素的族序数与原子的最外层电子数和该族元素的最高氧化数相同。在同一主族内,虽然不同元素原子的电子层数不同,但都有相同的最外层电子数,因此同一主族元素的性质非常相似。主族元素的价电子层构型为 $ns^{1\sim2}$ 或 $ns^2np^{1\sim5}$。0 族为稀有气体元素,它的价电子层结构为 $1s^2$ 或 ns^2np^6。

(2) 副族和第Ⅷ族　只包含长周期元素的各纵行,称为副族。七个副族分别用ⅠB、ⅡB、ⅢB、ⅣB、ⅤB、ⅥB、ⅦB 表示。ⅠB、ⅡB 族元素为 $(n-1)d^{10}$ 电子层结构,族序数等于 ns 轨道的电子数,即最外层电子数。ⅢB~ⅦB 族,族序数等于 $(n-1)d$ 与 ns 轨道的电子数之和,即价电子层电子总数。第Ⅷ族处于元素周期表的中间,共有三个纵行,价电子层结构为 $(n-1)d^{6\sim10}ns^{0\sim2}$。在化学反应中,副族元素除了失去最外层 ns 的电子外,还能失去一部分次外层 $(n-1)d$ 的电子,因此其价层电子包括最外层和次外层电子。

3. 原子的电子层结构与区的划分

元素周期表中的元素除了按周期和族划分外,还可以根据原子的电子层结构分为五个区,分别如下。

(1) s 区　包括ⅠA 族的碱金属和ⅡA 族的碱土金属,它们都是活泼金属(H 除外),在化学反应中易失去电子而形成氧化数为 +1 或 +2 的阳离子。s 区元素的价电子层结构为 $ns^{1\sim2}$。

(2) p 区　包括ⅢA~ⅦA 的主族元素和 0 族元素,它们大部分为非金属元素。除 He 外,该区元素的价电子层结构为 $ns^2np^{1\sim6}$。

(3) d 区　包括ⅢB~ⅦB 的副族元素和第Ⅷ族元素,它们都是金属元素。该区元素的价电子层结构为 $(n-1)d^{1\sim9}ns^{0\sim2}$。

(4) ds 区　包括ⅠB 和ⅡB 族元素,都是金属元素。该区元素的价电子层结构为 $(n-1)d^{10}ns^{1\sim2}$。

(5) f 区　包括镧系和锕系元素,该区元素的价电子层结构为 $(n-2)f^{0\sim14}(n-1)d^{0\sim2}ns^2$。该区元素由于最外两层电子数基本相同,所以它们的化学性质非常相似。

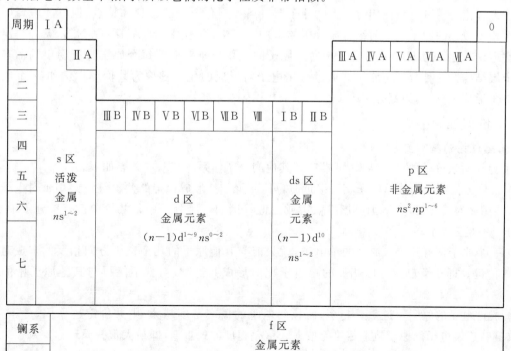

第二节 分子结构

一、离子键

(一) 离子键的形成

1916年,德国化学家柯塞尔(W. Kossel)提出了离子键理论,当电负性相差较大的活泼金属原子和活泼非金属原子相互靠近时,电负性较小的金属原子失去电子,生成带正电荷的阳离子,电负性较大的非金属原子得到电子,生成带负电荷的阴离子。这种靠静电作用而形成的化学键称为离子键。以 NaCl 为例,离子键的形成可表示如下:

$$Na(1s^22s^22p^63s^1) \xrightarrow{-e} Na^+(1s^22s^22p^6)$$
$$Cl(1s^22s^22p^63s^23p^5) \xrightarrow{+e} Cl^-(1s^22s^22p^63s^23p^6)$$
$$Na^+ + Cl^- \longrightarrow NaCl$$

(二) 离子键的特点

形成离子键的条件是原子间的电负性相差较大,一般情况下相差 1.7 以上。生成的阴、阳离子可近似地看成球形电荷,因此离子可以从空间各个方向吸引带相反电荷的离子。例如在氯化钠晶体中,每个 Na^+ 周围吸引 6 个 Cl^-;每个 Cl^- 周围也吸引 6 个 Na^+。只要空间条件许可,离子在各个方向都可与带相反电荷的离子发生静电吸引作用,故离子键没有方向性。实验证明,在氯化钠晶体中,虽然每个 Na^+ 周围排列着 6 个 Cl^-,每个 Cl^- 周围也排列着 6 个 Na^+,但这并不意味着它们的电性作用达到了饱和,它们仍然能够吸引带相反电荷的离子,只不过受空间条件限制,在氯化钠晶体中,每个离子周围排列着 6 个带相反电荷的离子,所以离子键也没有饱和性。

二、共价键

离子键理论说明了电负性相差较大的原子形成离子型化合物的过程和特点,但不能解释同种原子或电负性相差较小的原子是如何结合成分子的。1916年,美国化学家路易斯(G. N. Lewis)提出了经典的共价键理论。他认为 H_2、O_2 等分子是通过原子间共用电子对而使每个原子具有稳定的稀有气体原子的电子层结构。这种分子中原子间通过共用电子对形成的化学键称为共价键。例如,2 个氢原子共用 1 对电子形成氢分子,而氮分子中 2 个氮原子共用 3 对电子。

(一) 价键理论

1. 价键理论的基本要点

量子力学对氢分子的处理结果,可推广到其他的分子体系。其基本要点如下。

(1) 自旋方向相反的成单电子相互接近时,可相互配对,形成稳定的共价键。共用 1 对电子称为共价单键,共用 2 对或 3 对电子,则可形成双键或三键。例如,H_2 分子中是共价单键,O_2 分子中是双键,而 N_2 分子中是三键。

(2) 一个原子含有几个未成对的单电子,就只能与其他原子的几个自旋方向相反的未成对的单电子形成共价键。即 2 个自旋方向相反的单电子配对形成共价键后,就不能再与其他原子中的单电子配对。

(3) 成键电子的原子轨道重叠越多,两核间电子的概率密度越大,则共价键越稳固,分子越稳定。因此,成键时成键电子的原子轨道尽可能按最大重叠程度方式重叠,即最大重叠原理。

2. 共价键的特点

形成共价键的原子既没有失去电子,也没有得到电子,而是共用电子,因此,共价键与离子键有显著的区别。共价键的特点如下。

(1) 饱和性 一个原子有几个未成对的电子,就只能和几个自旋方向相反的单电子配对成键,这就是共价键的饱和性。例如,氢原子有一个未成对的电子,只能和另一个氢原子的自旋方向相反的电子配对,形成 H_2 分子。当未成对的电子和自旋方向相反的电子配对以后,就饱和了,不能再与其他电子配对。

(2) 方向性 由于形成共价键时需遵循轨道最大重叠原理,即原子间总是尽可能沿着原子轨道最大重叠方向成键。原子轨道重叠越多,电子在两核间出现的概率越大,形成的共价键也就越稳定。除 s 轨道呈球形对称之外,p、d、f 轨道在空间上都有一定的伸展方向,p、d、f 轨道只有沿着一定的方向才会有最大重叠,故共价键有方向性。例如,在形成氯化氢分子时,只有氢原子的 1s 轨道沿着 p_x 轴方向与氯原子的 p_x 轨道成键时,轨道重叠最多,才能形成稳定的共价键,如图 1-3(a) 所示。而图 1-3(b) 和图 1-3(c) 均表示原子轨道重叠较少,不能形成稳定的共价键。

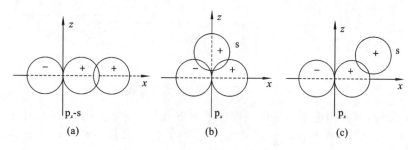

图 1-3 氯化氢分子的成键示意图

3. 共价键的键型

原子轨道重叠时有 2 种不同的方式,因此可以形成两类不同的共价键。一类是原子轨道沿着键轴(成键两原子间的核间连线)方式以"头碰头"方式重叠,这种共价键称为 σ 键;另一类是原子轨道以"肩并肩"方式重叠,这种共价键称为 π 键,如图 1-4 所示。

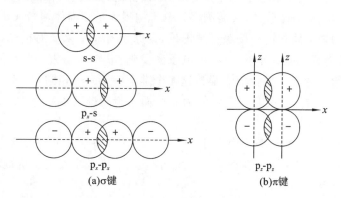

图 1-4 σ 键和 π 键示意图

例如,当 2 个氮原子接近时,若每个氮原子的 p_x 轨道沿着 x 轴方向以"头碰头"方式重叠,就形成了 1 个 σ 键。由于 p_x、p_y、p_z 轨道相互垂直,则 2 个氮原子的 p_y-p_y 和 p_z-p_z 轨道就不能再沿着 p_x 轴方向进行"头碰头"重叠,而只能按 p 轨道对称轴相互平行的方向,以"肩并肩"方式重叠,形成 2 个 π 键,如图 1-5 所示。

σ 键的特点:原子轨道重叠部分集中在两核之间,沿键轴呈圆柱形对称,可绕键轴任意旋转,轨道的形状和符号都不改变,如图 1-6(a) 所示。σ 键重叠程度大,较稳定,不易断裂,化学活性小,可独立存在于两原子之间。

π 键的特点:原子轨道重叠部分通过键轴的平面呈镜面反对称,电子云集中在键轴的上、下方,呈"双冬瓜"形,通过键轴可插入一平面,称为节面,在节面上电子云密度为零,如图 1-6(b) 所示。π 键不能

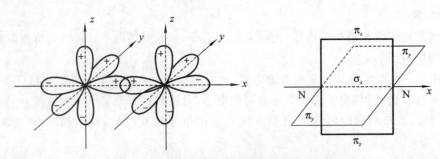

图 1-5 氮分子结构示意图

绕键轴任意旋转,重叠程度小,易断裂,化学活性较大,是分子中的"薄弱"环节。π 键只能和 σ 键共存于双键或三键中。

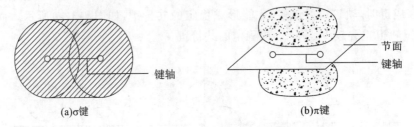

图 1-6 σ 键和 π 键电子云示意图

上面讨论的共价键,其共用电子对是由成键原子双方各提供未成对的电子组成的。还有一类共价键,其共用电子对是由成键原子中的一个原子单独提供的,这类共价键称为配位共价键,简称配位键。配位键的形成条件:一个原子提供孤对电子,另一个原子提供接受孤对电子的空轨道。配位键一般用 "→" 表示,箭头指向接受电子对的原子。配位键普遍存在于化合物中,例如 NH_4^+、$Fe(CO)_5$、$[Cu(NH_3)_4]^{2+}$ 等微粒中均存在配位键。

(二) 杂化轨道理论

价键理论说明了共价键的形成过程和本质,解释了共价键的饱和性和方向性,但在解释分子的空间构型时就遇到了困难。例如 CH_4 分子,实验测得该分子构型为正四面体,4 个 C—H 键之间的键角均为 109°28′,4 个 C—H 键的强度均相同。按照价键理论,碳原子有 2 个未成对电子,只能与 2 个氢原子化合形成 2 个共价键。若考虑到碳原子的 1 个 2s 电子激发到 2p 轨道上去,则碳原子就有 4 个未成对电子,可与 4 个氢原子化合生成 4 个共价键。显然这 4 个键不应该完全相同,且键与键的夹角应约为 90°。对水分子而言,2 个 O—H 键间的夹角也应该约为 90°,而实验测得键角约为 104°30′。这些都与实验事实不相符,价键理论无法解释。

为了解释多原子分子的空间构型和稳定性,鲍林于 1931 年在价键理论的基础上,提出了杂化轨道理论。该理论较好地解释了大量用价键理论不能说明的事实,进一步发展了价键理论。

1. 杂化轨道理论要点

(1) 在形成分子时,由于原子间的相互影响,同一原子中类型不同、能量相近(同一能级组或同一电子层)的原子轨道重新组合起来,形成一组新的原子轨道,这个过程称为轨道杂化,简称杂化。所形成的新原子轨道称为杂化轨道。

(2) 有几个原子轨道参与杂化,就形成几个杂化轨道。杂化轨道与原子轨道相比,能量被平均化,形态和方向都发生了变化。

(3) 杂化轨道的成键能力增强。杂化后的轨道,其形状变得一头特别肥大,更利于轨道的重叠。杂化轨道方向改变,也有利于成键轨道间夹角变大,排斥力减小,分子的能量降低,分子较为稳定。

应该指出:原子轨道的杂化,只有在形成分子的过程中才会发生,孤立的原子是不会发生杂化的。另外,只有能量相近的原子轨道才能杂化,而能量相差较大的原子轨道(例如 1s 和 2p)不能杂化。

2. 杂化轨道类型

根据参与杂化的原子轨道的种类和数目不同，可以组成不同类型的杂化轨道。下面讨论 s 轨道和 p 轨道的杂化情况。

（1）sp^3 杂化　sp^3 杂化是 1 个 ns 轨道和 3 个 np 轨道进行杂化，形成 4 个相同的杂化轨道。每个杂化轨道含 1/4 s 成分和 3/4 p 成分，sp^3 杂化轨道间的夹角为 109°28′，空间构型为正四面体，如图 1-7 所示。现以 CH_4 分子为例加以说明，碳原子的电子层结构为 $1s^2 2s^2 2p_x^1 2p_y^1$。根据杂化轨道理论，形成分子时，碳原子的 2s 轨道上的 1 个电子激发到 $2p_z$ 空轨道上，则碳原子的电子层结构变为 $1s^2 2s^1 2p_x^1 2p_y^1 2p_z^1$。碳原子的 1 个 2s 轨道和 3 个 2p 轨道进行组合，即发生杂化，形成 4 个能量相等、组成相同的 sp^3 杂化轨道。

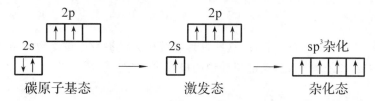

sp^3 杂化轨道的形状一头大一头小，轨道间的夹角为 109°28′，大头一端指向正四面体的顶角。成键时 4 个氢原子的 1s 轨道分别沿着正四面体的顶角与碳原子的 sp^3 杂化轨道重叠，形成 4 个 σ 键（图 1-8）。杂化后电子云分布更为集中，成键原子轨道的重叠部分更大，成键能力更强，所以 CH_4 分子很稳定。

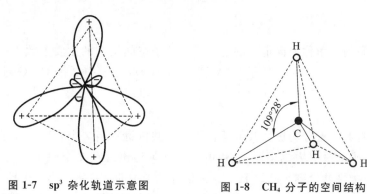

图 1-7　sp^3 杂化轨道示意图　　　图 1-8　CH_4 分子的空间结构

（2）sp^2 杂化　sp^2 杂化是 1 个 ns 轨道和 2 个 np 轨道进行杂化，得到 3 个相同的 sp^2 杂化轨道。每个杂化轨道含 1/3 s 成分和 2/3 p 成分，sp^2 杂化轨道间的夹角为 120°，呈平面三角形。例如 BF_3 分子，硼原子的电子层结构为 $1s^2 2s^2 2p_x^1$。当硼与氟化合时，硼原子的 1 个 2s 轨道上的电子被激发到 2p 的一个空轨道中，则硼原子的电子层结构变为 $1s^2 2s^1 2p_x^1 2p_y^1$。硼原子的 1 个 2s 轨道和 2 个 2p 轨道进行杂化，形成 3 个 sp^2 杂化轨道，杂化轨道间的夹角为 120°，如图 1-9 所示。

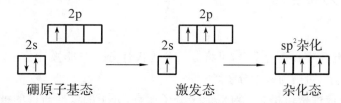

成键时，3 个 sp^2 杂化轨道分别与氟原子的 2p 轨道重叠，形成 3 个 σ 键，故 BF_3 分子具有平面三角形的结构，如图 1-10 所示。

（3）sp 杂化　sp 杂化是 1 个 ns 轨道和 1 个 np 轨道进行杂化，得到 2 个相同的 sp 杂化轨道。每个杂化轨道含 1/2 s 成分和 1/2 p 成分，杂化轨道间的夹角为 180°，呈直线形。例如 $BeCl_2$ 分子的结构，铍原子的电子层结构为 $1s^2 2s^2$。形成分子时，铍原子的一个 2s 轨道上的电子被激发到 2p 轨道中，则铍原子的电子层结构变为 $1s^2 2s^1 2p^1$，铍原子的 1 个 2s 轨道和 1 个 2p 轨道进行杂化，形成 2 个 sp 杂化轨道，杂化轨道间的夹角为180°,如图1-11所示。成键时这2个杂化轨道分别与氯原子中的3p轨道重叠,形成2个σ键,$BeCl_2$分子构型为直线形。

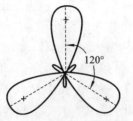

图1-9　sp^2杂化轨道示意图　　图1-10　BF_3分子的结构示意图　　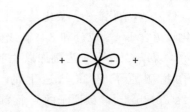图1-11　杂化后的2个sp杂化轨道

(三) 键参数

共价键的性质可用某些物理量来表征,这些物理量统称为键参数。键参数可由实验测得,也可由理论计算得到。下面主要讨论键能、键长、键角和键的极性等参数。

1. 键能

在298.15 K和101.325 kPa下,断裂1 mol键所需要的能量称为键能。键能是从能量方面衡量化学键强弱的物理量。一般来说,键能越大,化学键就越牢固。

2. 键长

分子中成键的2个原子核间平均距离叫键长。一般来说,2个原子之间形成的键长越短,共价键就越牢固。

3. 键角

分子中键和键之间的夹角称为键角。键角是反映分子空间结构的主要参数之一。例如,水分子中2个O—H键的键角为104°30′,则水分子为"V"形结构;CO_2分子中2个C—O键的键角为180°,则CO_2分子为直线形。

4. 键的极性

根据键的极性可将共价键分为极性共价键和非极性共价键。当2个相同的原子形成共价键时,它们的电负性相同,对电子的吸引力也相同,共用电子对均匀地出现在2个原子之间,正、负电荷重心重合,这种共价键称为非极性共价键。例如H_2、O_2、Cl_2等分子中的共价键均为非极性共价键。

当2个不同的原子以共价键相结合时,由于它们的电负性不同,对电子的吸引力也就不同,共用电子对偏向电负性较大的原子,电荷分布不对称。其中电负性较大的原子一端带部分负电荷,电负性较小的原子一端带部分正电荷,正、负电荷重心不重合,这种共价键称为极性共价键。例如HCl分子中,Cl原子的电负性较大,共用电子对偏向Cl原子,使Cl原子带部分负电荷,而H原子带部分正电荷,H—Cl键就是极性共价键。在极性共价键中,成键原子的电负性相差越大,键的极性越大;反之亦然。

三、分子间作用力和氢键

(一) 分子的极性

根据分子中正、负电荷重心是否重合,可将分子分为极性分子与非极性分子。若分子的正、负电荷重心重合则为非极性分子;否则为极性分子。

分子的极性与键的极性密切相关。对双原子分子而言,分子的极性与键的极性一致。如Cl_2、H_2、N_2等分子,它们是由同一元素的原子组成,成键原子的电负性相等,吸引共用电子对的能力相同,形成的键为非极性键,所以它们是非极性分子。而HCl、HBr、HI等分子,成键原子的电负性不同,共用电子对偏向于电负性较大的原子,形成极性键,所以它们是极性分子。

对于多原子分子,如果分子中所有的键都是非极性键,则分子为非极性分子。如果分子中有极性键,分子是否有极性取决于分子的空间构型。如CO_2分子中,C与O是极性键结合,但分子的空间构型为直线形(O=C=O),键的极性互相抵消,分子中正、负电荷重心重合,故CO_2为非极性分子。H_2O

分子中 O—H 键为极性键,而 H₂O 分子的空间构型为"V"形,键的极性不能抵消,分子中正、负电荷重心不重合,故 H₂O 为极性分子。

(二) 分子间作用力

分子与分子之间存在一种较弱的作用力,其大小为十几到几十千焦每摩尔,比化学键能小 1~2 个数量级。分子间作用力是荷兰物理学家范德华首先提出的,因此分子间作用力又称为范德华力。

范德华力包括取向力、诱导力和色散力三种类型。

1. 取向力

极性分子固有的偶极称永久偶极。当极性分子相互靠近时,同极相斥,异极相吸,分子间就按异极相邻的状态取向,如图 1-12 所示。极性分子靠永久偶极产生的相互作用力称为取向力。分子的极性越强,取向力越大。

2. 诱导力

当极性分子和非极性分子相互靠近时,非极性分子受极性分子电场的影响而发生变形,使正、负电荷重心发生位移,产生诱导偶极,如图 1-13 所示。诱导偶极和极性分子的固有偶极相互吸引所产生的作用力称为诱导力。极性分子和极性分子之间也会相互影响,发生分子变形,产生诱导偶极,分子之间也存在诱导力。

3. 色散力

由于分子中的电子和原子核都在不停地运动着,因此会经常发生正、负电荷重心的相对位移,这样在某一瞬间就有一个偶极存在,这种偶极称为瞬时偶极。分子间由于瞬时偶极而产生的作用力称为色散力,如图 1-14 所示。色散力普遍存在于各类分子之间,而且一般是最主要的一种,只有当分子的极性很大时才以取向力为主。分子的相对分子质量越大,越容易变形,色散力就越大。

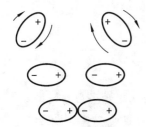

图 1-12　两个极性分子相互作用的示意图

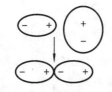

图 1-13　极性分子和非极性分子相互作用的示意图

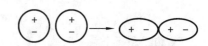

图 1-14　非极性分子之间相互作用的示意图

分子间作用力的本质是静电引力,因此分子间作用力没有饱和性和方向性,其作用范围为 300~500 pm,随着分子间距离的增大而迅速减小。气体在较低压力的情况下,可以忽略分子间作用力的影响。

分子间作用力普遍存在于各分子之间,对物质的性质,尤其是一些物理性质(如熔点、沸点、溶解度等)影响很大。根据分子间作用力的大小可以解释一些物质物理性质的递变规律。例如同类型的单质和化合物中,其熔点和沸点随着相对分子质量的增大而升高,主要原因就是随着相对分子质量的增大,分子间作用力增强。

(三) 氢键

由以上讨论可知,物质的熔点、沸点随着相对分子质量的增大而升高。但有些例外,例如卤素及氧族元素的氢化物的沸点见表 1-4。

表 1-4　卤素及氧族元素的氢化物的沸点　　　　　　　　　　　　　　　　单位:K

氢化物	沸点	氢化物	沸点
HF	293	H₂O	373
HCl	189	H₂S	212
HBr	206	H₂Se	231
HI	238	H₂Te	271

可以看出，HF 和 H_2O 的沸点异常高，这是由于它们分子之间存在很大的作用力即氢键。那么氢键是如何形成的呢？

当 H 原子以共价键和电负性较大、原子半径较小的 X（如 F、O、N）原子结合时，共用电子对强烈地偏向 X 原子，使 H 原子几乎成了"裸露"的质子。"裸露"的质子由于体积很小，又不带内层电子，一旦与另一分子中具有孤对电子、电负性较大、原子半径较小的 Y（F、O、N）原子接近时，强烈地吸引 Y 原子的孤对电子，H 原子和 Y 原子间的这种作用力称为氢键，通常表示为 X—H…Y。

氢键的键能为 12~42 kJ/mol，比共价键的平均键能小得多，而与分子间作用力的数量级相同，所以将氢键纳入分子间作用力的范围。但氢键与分子间作用力的特点不同，氢键具有方向性和饱和性。方向性是指在形成氢键时，以氢原子为中心的 3 个原子尽可能取直线，这时 X 原子与 Y 原子距离远，斥力小。氢键的饱和性是指每个 X—H 中的 H 只能形成 1 个氢键。因为氢原子的体积比 X、Y 原子的体积小得多，当形成氢键 X—H…Y 后，另一个 Y 原子接近它们时，受到氢键中 X 和 Y 原子的斥力要比 H 对它的吸引力大得多，因此不可能再形成第二个氢键。

$$F-H\cdots F-H\cdots F-H\cdots F-H\cdots F-H$$

氢键的形成可使物质的熔点、沸点升高，如 H_2O、HF、NH_3 的熔点和沸点都比同族其他元素的氢化物高，就是因为它们形成了氢键。氢键对物质的溶解度也有较大影响。在极性溶剂中，若溶质和溶剂分子之间形成氢键，则溶质的溶解度增大。

能够形成氢键的物质很多，水、一水合氨、无机含氧酸、羧酸和醇等分子间都可形成氢键。氢键在生命过程中起着重要的作用，如氢键对维持蛋白质和核酸分子的构型起很大作用，与它们的生理功能有密切的联系。了解氢键有重要的意义。

知识拓展

生命体系中的氢键

1950 年，L. Pauling 和 R. Corey 提出蛋白质中存在 α-螺旋结构，认为在这种蛋白质的二级结构中第 i 个氨基酸残基和第 $i+4$ 个氨基酸残基之间形成了氢键，使蛋白质的二级结构稳定；1953 年，J. Watson 和 F. Crick 提出了 DNA 的双螺旋结构。在这些假说与发现中，氢键都扮演了极其关键的角色。与共价键不同，氢键由于键能较低，形成和破坏都比较容易，所以对分子间的识别与反应都有着非常重要的意义。另一方面，虽然氢键很弱，但是在生物体中，大量氢键的共同作用仍然可以起到稳定结构的作用。氢键的这些性质使得氢键在生物体中的作用越来越被人们所关注。

第三节　配位化合物

配位化合物简称配合物，早期也称为络合物，是一类组成复杂、分布极广的化合物。自 1798 年法国化学家塔索尔特（Tassaert）获得钴氨配合物 $[Co(NH_3)_6]Cl_3$ 以来，人们已相继获得了成千上万种配合物，并在动植物机体中发现了许多重要的配合物。例如，在植物生长过程中起光合作用的叶绿素，是一种含 Mg^{2+} 的配合物；人和动物血液中起输送氧作用的血红素，是一种含有 Fe^{2+} 的配合物；维生素 B_{12} 是一种含 Co^{2+} 的配合物；生物体中的许多必需微量元素，如 Mn、Fe、Co、Cu 等都是以配合物形式存在于体内的；许多生物催化剂——酶，都是金属配合物，它们在体内起着支配生化反应的作用。此外，在生化检验、环境检测和药物分析等方面，配合物的应用也很广泛。配合物的制备、性质和结构已成为无机化学的重要研究课题,其应用也日益广泛。

一、配合物的定义

大家知道 NH_3、H_2O、$ZnSO_4$、$Hg(NO_3)_2$、KI 等都是由共价键或离子键结合而成的简单化合物。这些简单的化合物之间还可以进一步反应形成复杂的化合物。如在 $ZnSO_4$ 溶液中加入过量 $NH_3·H_2O$ 或在 $Hg(NO_3)_2$ 溶液中加入过量 KI 溶液,会有如下复杂化合物生成:

$$ZnSO_4 + 4NH_3 \longrightarrow [Zn(NH_3)_4]SO_4$$
$$Hg(NO_3)_2 + 4KI \longrightarrow K_2[HgI_4] + 2KNO_3$$

实验证明,在 $[Zn(NH_3)_4]SO_4$ 溶液中含有大量的 $[Zn(NH_3)_4]^{2+}$,Zn^{2+} 和 NH_3 的浓度则极低;同样在 $K_2[HgI_4]$ 溶液中含有大量的 $[HgI_4]^{2-}$,Hg^{2+} 和 I^- 却极少。

分析 $[Zn(NH_3)_4]^{2+}$ 的结构可知,$Zn^{2+}(3d^{10})$ 外层有 4s、4p 空轨道,而 NH_3 分子中的 N 原子核外含有孤对电子,因此 N 原子的一对孤对电子可以进入 Zn^{2+} 外层的空轨道而形成配位键。同理,$[HgI_4]^{2-}$ 中的 $Hg^{2+}(5d^{10})$ 和 I^- 之间也形成了配位键。可见上述这些复杂的化合物的本质特征就是形成了配位键,故称为配位化合物(简称配合物)。根据配合物的结构特征,将配合物定义为由金属离子(或原子)结合一定数目的中性分子或阴离子通过配位键而形成,并按一定组成和空间构型所形成的复杂化合物。配合物中的复杂离子称为配离子。

根据上述配合物的定义,$[Zn(NH_3)_4]^{2+}$、$[HgI_4]^{2-}$、$[CoCl_3(NH_3)_3]$、$Ni(CO)_4$、$[Fe(CN)_6]^{3-}$ 等复杂分子或离子都是配离子,也称为配位单元。$[CoCl_3(NH_3)_3]$、$Ni(CO)_4$ 和由配位单元所形成的相应化合物 $[Zn(NH_3)_4]SO_4$、$K_2[HgI_4]$、$H_2[PtCl_6]$、$[Cu(NH_3)_4](OH)_2$、$H_2[SiF_6]$ 等都是配合物。

二、配合物的组成

配合物一般包括内界和外界两部分。中心原子和配体组成配合物的内界,写化学式时,通常将内界写在方括号内。括号以外的部分为外界。如 $[Fe(CO)_5]$ 配位分子只有内界,而没有外界。

配合物的内界和外界之间是以离子键结合的,配合物在水溶液中容易解离出外界离子,而配位单元(内界)很难发生解离。

$$\underbrace{[\underset{\underset{\text{中心原子}}{\uparrow}}{Cu}(\underset{\underset{\text{配位体}}{\uparrow}}{NH_3})_4]}_{\text{内界}} \underset{\underset{\text{外界}}{\uparrow}}{SO_4}$$

(一) 中心原子

中心原子一般是金属阳离子,特别是过渡金属阳离子,如 Fe^{3+}、Fe^{2+}、Co^{3+}、Co^{2+}、Ni^{3+}、Ni^{2+}、Cu^{2+}、Zn^{2+}、Ag^+ 等。但也有中性原子作为中心原子的,如 $Ni(CO)_4$、$Fe(CO)_5$、$Cr(CO)_6$ 中的 Ni、Fe、Cr 均为中性原子。而某些具有高氧化态的非金属元素原子也是较常见的中心原子,例如 $[SiF_6]^{2-}$ 中的 Si(Ⅳ)、$[BF_4]^-$ 中的 B(Ⅲ)、$[PF_6]^-$ 中的 P(Ⅴ) 等。

(二) 配体

配体可以是阴离子,如 X^-(X=F,Cl,Br,I)、OH^-、CN^-、SCN^- 等,也可以是中性分子,如 H_2O、NH_3、CO 等。配体中直接与中心原子以配位键相连的原子称为配位原子。如 NH_3 分子中的 N 原子,H_2O 分子中的 O 原子。配位原子的最外电子层中都含有孤对电子,通常为元素周期表中 ⅤA、ⅥA、ⅦA族的元素。

配体可根据其能配位的原子数目,分为单齿配体和多齿配体。

只含一个配位原子的配体称为单齿配体,如 X^-(X=F,Cl,Br,I)、S^{2-}、$\overset{*}{N}H_3$、$\overset{*}{H_2O}$、$\overset{*}{C}O$ 等(标*者为配位原子)。含两个或两个以上配位原子的配体称为多齿配体,如草酸根($^-\overset{*}{O}OC—COO^-$,缩写为

OX)、乙二胺($H_2\overset{*}{N}$—CH_2—CH_2—$\overset{*}{N}H_2$，缩写为 en)、氨基乙酸根($H_2\overset{*}{N}$—CH_2—$\overset{*}{C}OO^-$)等均为二齿配体，乙二胺四乙酸根(用 EDTA 或 Y^{4-} 表示)为六齿配体。

$$\left[\begin{array}{c}^-\overset{*}{O}OCCH_2\\^-\overset{*}{O}OCCH_2\end{array}\!\end{array}\right]$$

[图: EDTA 结构式，缩写为 EDTA]

有少数配体虽有两个或两个以上的配位原子，但只选择其中一个与中心原子成键，故仍属单齿配体，如硝基—$\overset{*}{N}O_2^-$、亚硝酸根 $\overset{*}{O}NO^-$、硫氰酸根 $\overset{*}{S}CN^-$、异硫氰酸根 $\overset{*}{N}CS^-$ 等，这类配体也常称为异性双基配体或两可配体。

(三) 配位数

直接与中心原子结合的配位原子的数目称为配位数。若配体是单齿的，则配位数与配体数相等，例如 $[Ag(NH_3)_2]^+$、$[Co(SCN)_4]^{2-}$、$[Fe(CN)_6]^{4-}$ 的配位数分别为 2、4、6；若配体是多齿的，则配位数与配体数不相等。例如 $[Pt(en)_2]^{2+}$，一个 en 分子可同时提供 2 个配位原子，故配位数不是 2 而是 4；又如 $[FeY]^-$，一个 Y^{4-} 可同时提供 6 个配位原子，故配位数不是 1 而是 6。因此在计算配位数时，不能只看配体的数目，还必须考虑配体中所提供的配位原子的数目。一般中心原子的配位数为 2、4、6、8，最常见的是 4 和 6。一些常见金属离子的配位数见表 1-5。

表 1-5 常见金属离子的配位数

配位数	金属离子	实例
2	Ag^+、Cu^+、Au^+	$[Ag(NH_3)_2]^+$、$[Cu(CN)_2]^-$
4	Cu^{2+}、Zn^{2+}、Cd^{2+}、Hg^{2+}、Al^{3+}、Sn^{2+}、Pb^{2+}、Co^{2+}、Ni^{2+}、Pt^{2+}、Fe^{2+}、Fe^{3+}	$[HgI_4]^{2-}$、$[Zn(CN)_4]^{2-}$、$[Pt(NH_3)_2Cl_2]$、$[Ni(CN)_4]^{2-}$
6	Cr^{3+}、Al^{3+}、Pt^{4+}、Fe^{2+}、Fe^{3+}、Co^{2+}、Co^{3+}、Ni^{2+}、Pb^{4+}	$[Co(NH_3)_3(H_2O)Cl_2]$、$[Fe(CN)_6]^{3-}$、$[Ni(NH_3)_6]^{2+}$、$[Cr(NH_3)_4Cl_2]^+$

(四) 配离子的电荷

配离子的电荷数等于中心原子和配体电荷的代数和。也可以根据外界离子的电荷数来决定配离子的电荷数。例如 $K_3[Fe(CN)_6]$ 和 $K_4[Fe(CN)_6]$ 中的配离子电荷数分别为 -3 和 -4。

三、配合物的命名

配合物的内、外界命名服从一般无机化合物的命名原则，即阴离子名称在前，阳离子名称在后，分别称为某化某、某酸某、氢氧化某等。

内界的命名比较复杂，一般依照如下顺序：配体数(配体数为 1 时可省略不写)—配体名称(不同配体名称之间以中圆点"·"分开)—"合"字—中心原子名称—中心原子氧化数(用罗马数字在括号内注明，中性原子可不用注明)。

配体命名按如下顺序确定：配离子或配位分子中既有无机配体又有有机配体，则无机配体命名在前，有机配体命名在后；无机配体或有机配体中，先命名阴离子，后命名中性分子；同类配体(同为阴离子或同为中性分子)中，按配位原子的元素符号的英文字母顺序命名配体；配体的化学式相同，但配位原子不同时，则按配位原子的元素符号的英文字母顺序命名；配位原子相同、所含原子的数目也相同的几个配体同时存在时，则按配体中与配位原子相连的原子的元素符号的英文字母顺序命名。例如：

$[Pt(NH_3)_6]Cl_4$	四氯化六氨合铂(Ⅳ)
$[Zn(NH_3)_4]SO_4$	硫酸四氨合锌(Ⅱ)
$K_2[HgI_4]$	四碘合汞(Ⅱ)酸钾
$H_2[SiF_6]$	六氟合硅(Ⅳ)酸

[Ni(CO)₄]　　　　　　四羰基合镍

[CoBr₂(NH₃)₄]⁺　　　　二溴·四氨合钴(Ⅲ)离子

四、螯合物

螯合物是由一个中心原子与多齿配体中两个或两个以上的配位原子形成的一类具有环状结构的配合物，也称为内配合物。

多齿配体 en 或 $C_2O_4^{2-}$ 与中心原子形成的环状结构，称为螯合环，而能形成螯合环的多齿配体则称为螯合剂。由 5 个原子组成的螯合环称为五元螯合环。由于螯合环的形成，与相应的非螯合配合物相比，螯合物的稳定性显著增加，这种稳定性增加的效应称为螯合效应。

螯合物的稳定性与螯合环的大小和螯合环的数目有关。实验证明，1 个配体与中心原子形成的螯合环数目越多，螯合物越稳定。如 EDTA 与金属离子形成 1∶1 的螯合物中，含有 5 个五元环，因此十分稳定。

在所有螯合物中，以五元环或六元环的螯合物最稳定。这是因为五元环的键角（108°）更接近于 C 的 sp^3 杂化轨道的夹角（109°28′），张力小，形成稳定的五元环或六元环螯合物。

五、配合物在医学上的应用

（一）金属元素中毒的解毒剂

环境污染、职业性中毒、过量服用金属元素药物以及金属代谢障碍均能引起体内 Hg、Pb、Cd、As、Be 等污染元素的积累和 Fe、Ca、Cu 等必需元素的过量，造成金属中毒。

对于体内的有毒或过量的金属离子，一般可选择合适的螯合剂与其结合而排出体外，这种方法称为螯合疗法，所用的螯合剂称为促排剂（或解毒剂）。如 D-青霉胺常用来排出体内积累的铜和治疗或控制肝豆状核变性。D-青霉胺的结构式如下：

$$\begin{array}{c} \text{HS} \quad \text{NH}_2 \\ | \quad\quad | \\ \text{CH}_3-\text{C}-\text{CH}-\text{COOH} \\ | \\ \text{CH}_3 \end{array}$$

它能和 Cu^{2+} 螯合，形成相对分子质量约为 2600 的深紫色螯合物。每天 1~2 g 的剂量能使初疗者排出 8~9 mg Cu^{2+}，而且不会引起正常储存铜的释放。

在采用螯合疗法排出体内有害金属离子时，必须注意由于促排剂缺乏选择性，常会引起体内正常储存的必需元素的排出。例如，当以 EDTA 钠盐促排体内的铅时，常会导致血钙水平的降低而引起痉挛。但若改用 $Na_2[CaY]$，则可顺利排出铅而使血钙不受影响。又如采用 2,3-二巯基丙醇治疗汞、铅中毒时，会导致脑组织中汞、铅含量的升高而造成脑损伤。但若改用 2,3-二巯基丁二酸，则可有效地排出体内的汞和铅而避免上述有害副作用。

（二）杀菌抗病毒药物

多数抗微生物的药物配体，和金属配位后往往能增加其活性。如丙基异烟肼与一些金属生成的配合物的抗结核分枝杆菌的能力比配体更强，其原因可能是配合物的形成提高了药物的脂溶性和透过细胞膜的能力，从而使其活性更高。β-羟基喹啉和铁单独存在时均无抗菌活性，但形成的配合物却有很强的抗菌作用，且以 1∶3 的中性配合物透过细胞膜能力最强。

某些配合物具有抗病毒活性。病毒的核酸和蛋白质均为配体，能和阳离子作用，生成金属配合物。阳离子与细胞外病毒作用，或占据细胞表面防止病毒的吸附，或防止病毒在细胞内的再生，从而阻止病毒的增殖。

（三）抗癌药物

1969 年，美国科学家 Rosenberg 发现的顺式二氯·二氨合铂（Ⅱ）（简称顺铂）具有广谱且较高的抗

配合物的命名

知识链接

癌活性,为第一代抗癌药物,取得了良好的疗效。该配合物具有脂溶性载体配体 NH_3,可顺利地通过细胞膜的脂质层进入癌细胞,进入癌细胞的顺式二氯·二氨合铂(Ⅱ),由于有可取代配体 Cl^- 存在,Cl^- 即被配位能力更强的 DNA 中的配位原子所取代,进而破坏癌细胞的 DNA 复制能力,抑制癌细胞的生长。在配合物顺式二氯·二氨合铂(Ⅱ)结构模式的启发下,人们广泛开展了研制抗癌金属配合物的探索工作。研究表明,凡具有顺式结构[Pt(Ⅱ)A_2X_2](A 为胺类,X 为酸根)的中性配合物均具有抗癌活性。如我国南京大学配位化学研究所经过多年的悉心研究,制得一种水溶性大、抗癌活性与顺铂相近,且肾毒性小于顺铂的新配合物[Pt(tmcpda)(Ac-Cl)$_2$](tmcpda 代表 1,2,2′-三甲基-1,3-环戊二胺,Ac-Cl 代表氯乙酸根)。此外,研究表明,金属茂类配合物、钌配合物、有机锗配合物、有机锡配合物等也具有一定的抗癌活性。虽然现在已经合成并筛选了一些金属抗癌配合物,且已经或正在应用于临床,但这些药物一方面抗肿瘤有一定的局限性,另一方面有不同程度的毒副作用和持续时间短等缺点,因此,设计、筛选、合成新一代高效、广谱、低毒、持续时间长的抗癌药物,仍为当前努力的方向。

(四)临床生化检验

离子在形成配合物时,常显示某种特征的颜色,故可用于离子的定性检验,有时还可根据显色的深浅进行定量分析。例如要检验体内是否含有有机汞农药,可将试样酸化后,加入二苯胺脲醇溶液,若出现紫色或蓝紫色,则证明有汞存在;尿中铅含量的测定,常用双硫腙与 Pb^{2+} 生成红色螯合物,然后进行比色分析;血清中铁含量的测定是先用 Na_2SO_3 将 Fe^{3+} 还原为 Fe^{2+},然后与 α,α′-双吡啶生成红色 α,α′-双吡啶-铁螯合物,再进行比色分析;血清中铜含量的测定是先用三氯乙酸除去蛋白质,然后在溶液中加入铜试剂(二乙胺基二硫代甲酸钠),Cu^{2+} 与其作用生成黄色配合物,用比色法测定其含量。

本章小结

物质结构	学习要点
概念	原子轨道、电子云、四个量子数、能级图、元素周期律、离子键、共价键、杂化轨道、分子间作用力、氢键、配合物、螯合物
理论	价键理论、杂化轨道理论、分子轨道理论、配合物理论
结构和命名	多电子原子的电子排布、元素在元素周期表中的位置、配合物的组成和命名
相关计算	四个量子数之间的关系

目标检测

一、选择题。

1. 下列分子中,属于极性分子的是( )。

A. H_2　　　　　B. CH_4　　　　　C. NH_3　　　　　D. BCl_3　　　　　E. CO_2

2. 下列分子中,能形成氢键的是( )。

A. H_2S　　　　　B. PH_3　　　　　C. HCl　　　　　D. NH_3　　　　　E. CCl_4

3. 下列分子中,极性最大的是( )。

A. HF　　　　　B. Cl_2　　　　　C. HCl　　　　　D. HBr　　　　　E. CO_2

4. 下列说法正确的是( )。

A. p 轨道之间以"肩并肩"方式重叠可形成 σ 键

B. p 轨道之间以"头碰头"方式重叠可形成 π 键

C. p 轨道之间以"头碰头"方式重叠可形成 σ 键

D. s 轨道之间以"头碰头"方式重叠可形成 π 键

E. s 轨道与 p 轨道之间以"头碰头"方式重叠可形成 π 键

5. 下列命名错误的是(　　)。

A. $[CoCl_2(NH_3)_4]^+$,二氯·四氨合钴(Ⅲ)离子

B. $[Ag(NH_3)_2]NO_3$,硝酸二氨合银(Ⅰ)

C. $K_2[PtCl_6]$,六氯合铂(Ⅳ)酸钾

D. $K_3[Fe(CN)_6]$,六氰合铁(Ⅱ)酸钾

E. $[Cu(NH_3)_4]SO_4$,硫酸四氨合铜

6. 在配合物 $K[Co(en)(C_2O_4)_2]$ 中,中心原子的电荷数及配位数分别是(　　)。

A. +3 和 3　　　　B. +1 和 3　　　　C. +1 和 4　　　　D. +3 和 6

二、命名下列配离子和配合物,并指出中心原子、配体、配位原子和配位数。

1. $Na_3[Ag(S_2O_3)_2]$　　　　2. $[Co(en)_3]_2(SO_4)_3$　　　　3. $H[Al(OH)_4]$

4. $Na_2[SiF_6]$　　　　5. $[PtCl_5(NH_3)]$　　　　6. $[Pt(NH_3)_4(NO_2)Cl]$

7. $[Co(ONO)(NH_3)_5]SO_4$　　　　8. $[Co(NCS)(NH_3)_5]Cl_2$

三、写出下列配合物的化学式。

1. 六氯合铂(Ⅱ)酸钾　　　　2. 硫酸氯·硝基·二乙二胺合铂(Ⅳ)

3. 二氯·四硫氰根合铬(Ⅲ)酸铵　　　　4. 五羰基合铁

(郑州铁路职业技术学院　彭秀丽)

第二章 溶 液

学习目标

1. 掌握：溶液浓度的表示方法及换算、溶液的配制和稀释方法；渗透压、渗透浓度的基本概念，渗透现象产生的条件，渗透压与溶液浓度、温度之间的关系。
2. 熟悉：溶胶的形成及胶粒带电的原因，溶胶的稳定性和聚沉，高分子化合物溶液和凝胶的组成和基本性质。
3. 了解：分散系及表面现象的基本内容。

案例导入

生理盐水又称为无菌生理盐水，因它的渗透压和正常人的血浆、组织液相近，所以可以用作补盐液（不会降低和增加正常人体内钠离子的浓度）以及其他医疗用途，如清洁伤口或换药时应用，也常用于体外培养活组织、细胞。

1. 生理盐水的浓度是多少？
2. 如何配制生理盐水？
3. 生理盐水的渗透压是多少？

溶液在工农业生产、科学实验和日常生活中得到了广泛应用。在化工生产中，很多化学反应要在溶液中才能充分进行；在农业生产中，常将农药配成一定浓度的溶液才能施用；科学实验也离不开溶液的配制；人体的体液，如血浆、淋巴液、组织液等都是溶液；食物和药物进入人体后必须先变成溶液才便于消化和吸收；许多药物也需配成溶液后才能使用；临床检验离开了溶液也无法进行。因此，学习溶液的基本知识和规律具有十分重要的意义。

第一节 物 质 的 量

一、物质的量及其单位

物质的量是表示含有一定数目粒子的集合体，如分子、原子、离子、电子等微观粒子或这些粒子特定组合的物理量，物质 B 的物质的量用符号 n_B 或 $n(B)$ 表示，单位符号为 mol。例如，氢原子的物质的量可表示为 $n(H)$。它与长度、质量、热力学温度等物理量一样，是国际单位制（SI）的七个基本物理量之一。摩尔是一系统的物质的量，该系统中所包含的基本单元数与 0.012 kg ^{12}C 的原子数目相等。1 mol C 所含的原子数称为阿伏加德罗常数（N_A），其值约为 $6.023×10^{23}$。1 mol 任何物质均含有 N_A 个基本单元，例如：

1 mol H_2 约含有 $6.023×10^{23}$ 个氢分子;

2 mol Cl 约含有 $2×6.023×10^{23}$ 个氯原子;

1 mol ($\frac{1}{2}H_2SO_4$) 约含有 $6.023×10^{23}$ 个 ($\frac{1}{2}H_2SO_4$) 基本单元;

即物质 B 的物质的量 n_B 正比于体系中的基本单元数目 N_A。

应用摩尔来衡量物质的量,给科研工作带来了极大的方便。化学反应式中反应物和生成物之间的分子、原子等微粒数目的比值,就等于它们之间的物质的量之比。

二、摩尔质量

单位物质的量的物质所具有的质量称为摩尔质量,用符号 M 表示。当物质的量以 mol 为单位时,摩尔质量的单位为 g/mol,在数值上等于该物质的相对原子质量或相对分子质量。对于某一物质来说,它的摩尔质量是固定不变的。

1 mol 物质的质量称为摩尔质量,用 M_B 或 $M(B)$ 表示,即

$$M(B) = \frac{m}{n(B)} \tag{2-1}$$

【例 2-1】 试计算 5.3 g Na_2CO_3 的物质的量。

解:已知 $M(Na_2CO_3) = 106.0$ g/mol

根据 $n(B) = \frac{m}{M(B)}$,得

$$n(Na_2CO_3) = \frac{5.3}{106.0} = 0.0500 \text{(mol)}$$

【例 2-2】 试计算 2 mol Na^+ 的质量。

解:根据 $n(B) = \frac{m}{M(B)}$,得

$$m(Na^+) = n(Na^+) × M(Na^+) = 2 × 23 = 46 \text{(g)}$$

第二节 溶液的浓度

溶液的浓度是指一定量的溶液或溶剂中所含溶质的量。溶液在生命过程中起着很重要的作用,临床上给患者输液或用药时,必须规定药液的标度和用量,否则忽略用药浓度会导致医疗事故的发生,因此,溶液的浓度是溶液的一个非常重要的特征。

一、溶液浓度的表示方法

(一) 物质的量浓度

溶质 B 的物质的量(n_B)除以溶液的体积(V),称为溶质 B 的物质的量浓度,用符号 c_B 表示。即

$$c_B = \frac{n_B}{V} \tag{2-2}$$

物质的量浓度的 SI 单位为 mol/m^3,化学和医学上常用的单位是 mol/L、mmol/L 或 μmol/L。

使用物质的量浓度时,必须指明物质 B 的基本单元,基本单元可以是分子、原子、离子以及其他粒子或粒子的特定组合。

【例 2-3】 正常人 100 mL 血浆中含 Ca^{2+} 10 mg,试计算正常人血浆中 Ca^{2+} 的物质的量浓度。

解:已知 $M(Ca^{2+}) = 40.00$ g/mol

根据 $c_B = \frac{n_B}{V}$,得

$$c(Ca^{2+}) = \frac{n(Ca^{2+})}{V} = \frac{m/M(Ca^{2+})}{V} = \frac{0.01/40.00}{100/1000} = 0.0025(\text{mol/L}) = 2.5(\text{mmol/L})$$

(二) 质量浓度

溶质 B 的质量(m_B)除以溶液的体积(V),称为溶质 B 的质量浓度,用符号 ρ_B 表示。即

$$\rho_B = \frac{m_B}{V} \quad (2-3)$$

质量浓度的 SI 单位为 kg/m^3,实际中常用单位是 g/L、mg/L 和 μg/L 等。

【例 2-4】 我国药典规定,生理盐水注射液的规格是 500 mL 水中含 4.5 g NaCl,试计算生理盐水的质量浓度。

解: 已知 $m_{NaCl} = 4.5$ g,$V = 500$ mL $= 0.5$ L

根据 $\rho_B = \frac{m_B}{V}$ 得

$$\rho_{NaCl} = \frac{m_{NaCl}}{V} = \frac{4.5}{0.5} = 9(\text{g/L})$$

(三) 质量分数

溶液中溶质 B 的质量(m_B)除以溶液的质量(m),称为溶质 B 的质量分数,用符号 ω_B 表示,即

$$\omega_B = \frac{m_B}{m} \quad (2-4)$$

式中,m_B 和 m 的单位相同,质量分数是无单位的量,可用小数表示,也可以用百分数表示,如市售浓盐酸的质量分数为 $\omega_B = 0.37$ 或 $\omega_B = 37\%$。

【例 2-5】 将 10 g NaCl 溶于 100 g 水中配成溶液,计算溶液中 NaCl 的质量分数。

解: 根据 $\omega_B = \frac{m_B}{m}$ 得

$$\omega(NaCl) = \frac{m(NaCl)}{m} = \frac{10}{110} = 0.091$$

(四) 体积分数

溶液中溶质 B 的体积(V_B)除以溶液的体积 V,称为溶质 B 的体积分数,用符号 φ_B 表示,即

$$\varphi_B = \frac{V_B}{V} \quad (2-5)$$

体积分数同样是一个无单位的量,可用小数表示,也可以用百分数表示。体积分数常用来表示溶质为液体的溶液。例如,医用消毒酒精的体积分数为 0.75(或 75%)。

【例 2-6】 取 750 mL 纯乙醇加水配成 1000 mL 医用消毒乙醇溶液,试计算乙醇溶液中乙醇的体积分数。

解: 根据 $\varphi_B = \frac{V_B}{V}$ 得

此乙醇溶液中乙醇的体积分数为

$$\varphi(C_2H_5OH) = \frac{V(C_2H_5OH)}{V} = \frac{750}{1000} = 0.75$$

(五) 质量摩尔浓度

溶质 B 的物质的量(n_B)除以溶剂 A 的质量(m_A),称为溶质 B 的质量摩尔浓度,用符号 b_B 表示。即

$$b_B = \frac{n_B}{m_A} \quad (2-6)$$

质量摩尔浓度的 SI 单位为 mol/kg。对于较稀的水溶液,当质量摩尔浓度的单位为 mol/kg,物质的量浓度的单位为 mol/L 时,$b_B \approx c_B$。

【例 2-7】 将 1.38 g 甘油溶于 100 mL 水中,试计算此溶液的质量摩尔浓度。

解：
$$b_{C_3H_8O_3} = \frac{n_{C_3H_8O_3}}{m_{H_2O}} = \frac{1.38}{92.0 \times 0.100} = 0.150 \, (\text{mol/kg})$$

（六）摩尔分数

溶质 B 的物质的量（n_B）除以溶液的总物质的量（n），称为 B 的摩尔分数，用符号 x_B 表示，即

$$x_B = \frac{n_B}{n} \tag{2-7}$$

二、溶液浓度之间的换算

根据实际工作的需要，可选择不同的方法来表示同一溶液的组成，所以经常涉及溶液组成标度的换算。因此，掌握本节内容可以为以后学习化学检验中一些常用分析方法如电泳分析、电化学分析、光谱分析奠定基础。

浓度的表示方式

（一）物质的量浓度 c_B 与质量浓度 ρ_B 之间的关系

物质的量浓度 c_B 与质量浓度 ρ_B 之间的关系如下：

$$c_B = \frac{\rho_B}{M_B} \quad \text{或} \quad \rho_B = c_B M_B \tag{2-8}$$

式中，M_B 为物质 B 的摩尔质量。

【例 2-8】 生理盐水（NaCl）注射液的 $\rho_B = 9.0$ g/L，试计算该注射液的物质的量浓度。

解：已知 $\rho_B = 9.0$ g/L，$M(\text{NaCl}) = 58.44$ g/mol

$$c(\text{NaCl}) = \frac{\rho(\text{NaCl})}{M(\text{NaCl})} = \frac{9.0}{58.44} = 0.154 \, (\text{mol/L}) = 154 \, (\text{mmol/L})$$

（二）物质的量浓度 c_B 与质量分数 ω_B 之间的关系

物质的量浓度 c_B 与质量分数 ω_B 之间的关系如下：

$$c_B = \frac{\rho \omega_B \times 1000}{M_B}$$

式中，ρ 为溶液的密度，单位为 g/mL。

【例 2-9】 实验室常用浓硫酸的密度为 1.84 kg/L，H_2SO_4 的质量分数为 98%，试计算 H_2SO_4 溶液的物质的量浓度。

解：已知 $\rho = 1.84$ g/mL，$M(H_2SO_4) = 98.06$ g/mol，$\omega_B = 98\%$

$$c_{H_2SO_4} = \frac{1.84 \times 98\% \times 1000}{98.06} = 18.4 \, (\text{mol/L})$$

三、溶液的配制与稀释

溶液的配制和稀释是化学和医学工作中常用的基本操作，配制一定浓度某物质的溶液，可由某纯物质直接配制，或可将其浓溶液稀释，还可用不同浓度的溶液混合而成。

（一）溶液的配制

在配制溶液时，首先要了解溶液浓度的表示方法、溶质的纯度（一般为分析纯或优级纯试剂）及所配制溶液的体积等。通过计算得出所需溶质的量，按计算量进行称取或量取后，置于适当的容器中，加溶剂稀释到一定的体积，混匀即可。以下通过实例说明溶液的配制方法。

【例 2-10】 如何配制 500 mL 9.0 g/L 的生理盐水？

解：（1）计算所需氯化钠的质量：

$$m_{\text{NaCl}} = 9.0 \times \frac{500}{1000} = 4.5 \, (\text{g})$$

（2）配制：称取 4.5 g 氯化钠置于烧杯中，加少量纯水溶解后，转移至 500 mL 容量瓶中，再用少量纯水冲洗烧杯 2～3 次，冲洗液也全部转移至容量瓶中，此过程称为定量转移。最后加纯水至刻度混匀

即可。

配制溶液时,可用托盘天平称取物质的质量,用量筒量取液体的体积进行溶液的配制。若需配制精确浓度的溶液,则需要用分析天平精密称量物质的质量,在烧杯中溶解,转移至容量瓶中进行配制。

(二)溶液的稀释

在实际工作中常使用低浓度的溶液。配制时向浓溶液中加入一定量的溶剂使溶液浓度降低的操作称为溶液的稀释。计算依据是稀释前后溶液中所含溶质的物质的量不变。设稀释前溶液的浓度和体积分别为 c_1、V_1,稀释后溶液的浓度和体积分别为 c_2、V_2。则

$$c_1 V_1 = c_2 V_2 \tag{2-9}$$

式(2-9)称为稀释公式,使用时要注意等式两边单位一致。

【例 2-11】 如何用市售体积分数为 95% 的酒精配制体积分数为 75% 的消毒酒精 1000 mL?

解: 根据稀释公式 $\varphi_1 V_1 = \varphi_2 V_2$

$$V_1 = \frac{75\% \times 1000}{95\%} = 790 (\text{mL})$$

用量筒量取 95% 酒精 790 mL,加纯水稀释至 1000 mL 混匀即可。

第三节 溶液的渗透压

溶质溶解在溶剂中形成溶液,溶液的某些性质通常与溶质的本性有关,如溶液的颜色、体积、密度、导电性等性质都由溶质的本性决定;但是溶液的某些性质却与溶质的本性无关,只取决于溶质的粒子数目,如溶液的蒸气压下降、溶液的沸点升高、凝固点下降以及溶液的渗透现象等。我们将溶液中与溶质粒子数目有关,而与溶质本性无关的性质称为稀溶液的依数性。溶液的依数性只有在溶液的浓度很稀时才呈现出明显规律。当溶质是电解质或非电解质溶液,但浓度大时,依数性规律将发生偏离。稀溶液的依数性在人们的生产生活中有很多的应用,对医学和临床都很重要,本节主要介绍溶液的渗透压及其在医学上的应用。

一、渗透现象和渗透压

如果在烧杯中装入一定量的蔗糖溶液,再在该溶液的上面加一层纯水,静置一段时间,由于分子的热运动,溶液中的蔗糖分子向水层运动,而水层中的水分子同时向蔗糖溶液中运动,最后成为一种均匀的蔗糖溶液。这个过程称为扩散。事实上,在任何纯溶剂与溶液之间或者不同浓度的溶液相互接触时,都会存在溶质分子和溶剂分子的扩散现象。

如果不让溶液与水直接接触,而用半透膜将它们隔开,就会出现如图 2-1(a)所示的现象。

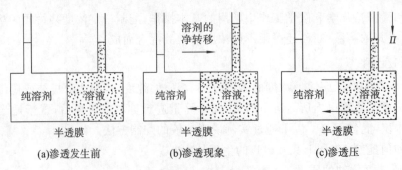

图 2-1 渗透现象和渗透压

半透膜是一种只允许某些物质透过,而不允许另一些大分子物质透过的特殊薄膜,例如动物的肠衣、细胞膜、血管壁、玻璃纸、火棉胶、人工制得的羊皮纸等都属于半透膜。理想的半透膜只允许溶剂分子透过,而溶质分子不能透过。

将蔗糖溶液和纯溶剂水用半透膜隔开,观察可知溶剂分子可以自由地透过半透膜,而蔗糖分子不能透过。由于溶液中单位体积内的溶剂分子数小于纯溶剂中单位体积内的溶剂分子数,所以纯溶剂中溶剂分子透过半透膜进入溶液中的速率大于溶液中溶剂分子透过半透膜进入纯溶剂中的速率。结果一部分纯溶剂中的溶剂分子透过半透膜进入溶液,使溶液的体积增大,液面升高,如图 2-1(b)所示。这种溶剂分子透过半透膜进入溶液的现象称为渗透现象,简称渗透。随着溶液液面的升高,其液柱产生的静水压力逐渐增大,从而使溶液中的溶剂分子透过半透膜速率增大,同时使纯溶剂向溶液的渗透速率减小。当静水压力增大到一定值后,两个方向的渗透速率相等,液柱高度不再发生变化,此时达到渗透平衡。

当将稀溶液与浓溶液用半透膜隔开时,同样也会产生渗透现象,此时溶剂分子由稀溶液一侧向浓溶液一侧渗透。

由此可见,产生渗透现象必须具备两个条件:一是有半透膜存在;二是半透膜两侧的溶液单位体积内溶剂分子数目不相等,即存在浓度差。渗透方向总是溶剂分子从纯溶剂向溶液(或从稀溶液向浓溶液)方向渗透,以减小膜两侧溶液浓度差。

在一定温度下,将溶液与纯溶剂用半透膜隔开,恰好能够阻止渗透现象发生所施加的额外压力称为该溶液的渗透压,如图 2-1(c)所示。渗透压用符号 Π 表示,其单位是 Pa 或 kPa。

如果半透膜两侧是不同浓度的溶液,为了阻止渗透现象的发生,也需要在较浓溶液液面上施加额外压力 Π。此时 Π 是两种不同浓度的溶液的渗透压之差。

若在浓溶液一侧施加一个大于渗透压的压力,浓溶液中的溶剂会向稀溶液渗透,此种溶剂的渗透方向与原来的渗透方向相反,这一过程称为反渗透。医学上通过反渗透法技术来进行血液透析。

反渗透法可以将重金属、农药、细菌、病毒、杂质等彻底分离。日常生活中,海水淡化、自来水净化也应用了反渗透原理,反渗透膜并不会分离溶解氧,其整个工作原理均采用物理方法,不添加任何杀菌剂和化学物质,因此不会发生化学变化。

二、渗透压与浓度、温度的关系

1886 年,荷兰物理化学家范特霍夫(van't Hoff)根据大量实验研究结果得出一条定律:难挥发非电解质稀溶液的渗透压与溶液的浓度和热力学温度的乘积成正比。其数学关系式如下:

$$\Pi V = nRT \tag{2-10}$$

$$或 \Pi = cRT \tag{2-11}$$

式中,Π 为溶液的渗透压(kPa);c 为溶液的物质的量浓度(mol/L);T 为热力学绝对温度($T=273.15+t$);R 为气体摩尔常数,其值为 8.314 J/(K·mol)。

范特霍夫定律表明:在一定温度下,稀溶液的渗透压只与单位体积溶液中溶质质点的数目成正比,而与溶质的本性无关。因此,渗透压也属于稀溶液的依数性。

在非电解质稀溶液中,其物质的量浓度近似地与质量摩尔浓度相等,即

$$\Pi = b_B RT \tag{2-12}$$

通过实验测定出的难挥发非电解质稀溶液的渗透压可计算出溶质的摩尔质量。

因为 $\Pi V = n_B RT = \dfrac{m_B}{M_B} RT$,即

$$M_B = \dfrac{m_B RT}{\Pi V} \tag{2-13}$$

【例 2-12】 在 293.15 K 时,将 1.00 g 血红素溶于水配成 100 mL 溶液,测得溶液的渗透压为 0.365 kPa,求血红素的摩尔质量。

解:已知 $\Pi=0.365$ kPa,$m_B=1.00$ g,$V=100$ mL$=0.100$ L,$T=293.15$ K

根据公式 $M_B = \dfrac{m_B RT}{\Pi V}$

$$M_{血红素} = \dfrac{1.00 \times 8.314 \times 293.15}{0.365 \times 0.100} = 6.68 \times 10^4 (\text{g/mol})$$

血红素的摩尔质量是 6.68×10^4 g/mol。

范特霍夫定律适用于难挥发非电解质稀溶液渗透压的计算。计算电解质溶液的渗透压时,必须考虑电解质的解离微粒的数目。对于电解质稀溶液,式(2-11)应引进校正系数 i(i 称为范特霍夫系数),即

$$\Pi = icRT \tag{2-14}$$

在强电解质溶液中,i 可以近似取整数,表示为1个强电解质"分子"在溶液中解离出的粒子数。例如:NaCl 溶液、KI 溶液、$NaHCO_3$ 溶液,$i\approx 2$;$CaCl_2$ 溶液、Na_2SO_4 溶液、$MgCl_2$ 溶液,$i\approx 3$。

【例 2-13】 临床上常用的生理盐水为 9.0 g/L NaCl 溶液,求在 37 ℃时的渗透压。

解:因 NaCl 溶液完全解离,$i\approx 2$,$M(NaCl)=58.50$ g/mol

$$\Pi = icRT = \frac{2\times 9.0\times 8.314\times 310}{58.50} = 790(kPa)$$

三、渗透压在医学上的意义

生命的存在与渗透现象有着极为密切的联系,下面进一步研究渗透压与生物的关系。

(一) 渗透浓度

人体体液中含有电解质解离产生的离子和非电解质分子,它们都能产生渗透效应。医学上将溶液中能产生渗透效应的各种分子及离子的总的物质的量浓度称为渗透浓度。用符号 c_{os} 表示,常用单位为 mol/L 或 mmol/L。临床上常用 Osmol/L(渗量每升)或 mOsmol/L(毫渗量每升)。

在一定温度下,稀溶液的渗透压与单位体积溶液的离子数成正比,而与溶质的本性无关。医学上常用渗透浓度来比较溶液渗透压的大小。正常人血浆、组织间液和细胞内液中各种溶质的浓度见表 2-1。

表 2-1 正常人血浆、组织间液和细胞内液中各种溶质的浓度

物质名称	血浆中浓度/(mmol/L)	组织间液中浓度/(mmol/L)	细胞内液中浓度/(mmol/L)
Na^+	144	137	10
K^+	5	4.7	141
Ca^{2+}	2.5	2.4	—
Mg^{2+}	1.5	1.4	31
Cl^-	107	112.7	4
HCO_3^-	27	28.3	10
HPO_4^{2-}、$H_2PO_4^-$	2	2	11
SO_4^{2-}	0.5	0.5	1
磷酸肌酸	—	—	45
肌肽	—	—	14
氨基酸	2	2	8
肌酸	0.2	0.2	9
乳酸盐	1.2	1.2	1.5
三磷酸腺苷	—	—	5
一磷酸己糖	—	—	3.7
葡萄糖	5.6	5.6	—
蛋白质	1.2	0.2	4
尿素	4	4	4
总量	303.7	302.2	302.2

【例 2-14】 分别计算 50 g/L 葡萄糖溶液和 9 g/L 生理盐水的渗透浓度。

解:葡萄糖为非电解质,因此葡萄糖溶液的渗透浓度为

$$c_{C_6H_{12}O_6} = \frac{50}{180.15} = 0.278 \text{(mol/L)} = 278 \text{(mmol/L)}$$

而
$$c_{NaCl} = \frac{9}{58.44} = 0.154 \text{(mol/L)} = 154 \text{(mmol/L)}$$

$i_{NaCl} \approx 2$，生理盐水的渗透浓度为 $154 \times 2 = 308 \text{(mmol/L)}$。

（二）等渗、低渗和高渗溶液

稀溶液渗透压的高低是相对的。如果两种溶液的渗透压（或渗透浓度）相等，则两种溶液互为等渗溶液；渗透压不同的溶液，渗透压较高的称为高渗溶液；渗透压较低的称为低渗溶液。

医学上等渗、低渗和高渗溶液是以血浆的渗透压（渗透浓度）为标准确定的。正常人血浆的渗透浓度约为 303.7 mmol/L。临床上规定渗透浓度在 280～320 mmol/L 之间的溶液为等渗溶液；渗透浓度低于 280 mmol/L 的溶液为低渗溶液；渗透浓度高于 320 mmol/L 的溶液为高渗溶液。通过计算，临床上常用到的 0.154 mol/L（9 g/L）生理盐水、0.278 mol/L（50 g/L）葡萄糖溶液均是等渗溶液。

渗透压与医学的关系密切，等渗溶液在医学临床上具有重要意义。临床上给患者大量补液时，通常要考虑溶液的渗透压。当红细胞置于 3 g/L NaCl 溶液中时，溶液的渗透压低于细胞内液的渗透压，水分子透过细胞膜向细胞内渗透，红细胞逐渐膨胀，最后破裂，释放出红细胞内的血红蛋白，称为溶血，如图 2-2(a) 所示。当红细胞置于 15 g/L NaCl 溶液中时，溶液的渗透压高于细胞内液的渗透压，水分子透过细胞膜向细胞外渗透，红细胞逐渐皱缩，称为胞质分离，如图 2-2(c) 所示。皱缩后的红细胞相互碰撞聚结成团形成血栓。当红细胞置于生理盐水中，红细胞内、外液处于渗透平衡状态，红细胞维持其正常形态和生理功能，如图 2-2(b) 所示。溶血现象和血栓的形成在临床上会造成严重的后果。

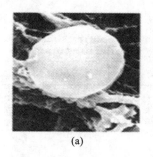
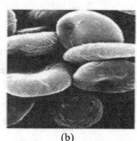
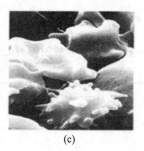

(a)　　　　　　　　　(b)　　　　　　　　　(c)

图 2-2　红细胞在不同浓度溶液中的形态

（三）晶体渗透压与胶体渗透压

人体血浆中含有小分子物质，如 NaCl、葡萄糖、氨基酸；也含有高分子胶体物质，如蛋白质、核酸、脂质等。由小分子物质产生的渗透压称为晶体渗透压；蛋白质等高分子化合物产生的渗透压称为胶体渗透压。血浆的总渗透压是这两种渗透压之和，37 ℃时正常人体血浆的总渗透压约为 770 kPa。人体血浆的渗透压主要来自晶体渗透压，约占 99.5%，而组织液中蛋白质很少，胶体渗透压仅占一小部分。

由于人体内的生物半透膜（如细胞膜和毛细血管壁）的通透性不同，因此晶体渗透压和胶体渗透压具有不同的生理功能。细胞膜将细胞内液与细胞外液隔开，细胞与其外环境的交换必须通过细胞膜，细胞膜对 Na^+、K^+ 和蛋白质分子的通过具有选择性。只允许水分子自由透过细胞膜，所以细胞外液晶体渗透压对维持细胞内外的水、盐平衡和细胞正常形态起着重要作用。由于晶体渗透压远大于胶体渗透压，因此水分子的渗透方向主要取决于晶体渗透压。当人体由于某些原因缺水时，细胞外液中盐浓度将相对升高，使晶体渗透压增大，于是细胞内液水分子通过细胞膜向细胞外液渗透，造成细胞失水。如果大量饮水或输入过多的葡萄糖溶液，将使细胞外液的盐溶液浓度降低，晶体渗透压减小，细胞外液的水分子向细胞内液渗透，引起细胞肿胀，严重时发生水中毒。

毛细血管壁也是半透膜，它间隔着血液与组织间液，只允许水分子、小离子和小分子物质自由通过，而不允许蛋白质等大分子、大离子透过。血浆中胶体渗透压对维持毛细血管内外的水、盐平衡起着重要作用。在正常情况下，血浆中的蛋白质浓度比组织间液高。当人体由于某种原因导致血浆中蛋白质含量减少时,血浆胶体渗透压降低,血浆中的水和小分子物质会过多地透过毛细血管壁进入组织间液,导致组织间液增多,而引起水肿。临床上对大面积烧伤或由于失血过多而造成血容量降低的患者进行输液时,除输入生理盐水外,还需要输入血浆或高分子右旋糖酐等血浆代用品,以恢复血浆的胶体渗透压并增加血容量。

第四节 分 散 系

一、分散系的概念

一种物质或几种物质被分散在另一种物质中所形成的体系称为分散系。其中被分散的物质称为分散相,而容纳分散相的连续介质称为分散介质或分散剂。例如,碘酒是碘被分散在乙醇中所形成的分散系,生理盐水是 NaCl 被分散在水中所形成的分散系,其中碘、NaCl 是分散相;乙醇、水是分散介质。

在进行研究时,常将某部分物质或空间与其余的物质或空间分开。作为研究对象的某部分物质或空间称为体系。体系中物理性质和化学性质完全相同的均匀部分称为相。只含有一个相的体系称为均相体系也称单相体系(单相),每一个相内部是完全均匀的,含有两个或两个以上相的体系称为非均相体系也称多相体系(多相)。例如,生理盐水等体系中只含有一个相,是均相体系;而冰、水、水蒸气共存的体系中含有三个相,是非均相体系。在非均相体系中,相与相之间有明显的界面。

二、分散系的分类

根据分散相粒子大小不同,将分散系分为三类,如表 2-2 所示。

表 2-2 分散系的分类

分散系	分子或离子分散系	胶体分散系		粗分散系
	真溶液	溶胶	高分子溶液	悬浊液、乳浊液
分散相	分子或离子	分子、离子、原子的聚集体	单个高分子	固体、液体
粒子直径	<1 nm	1~100 nm		>100 nm
性质	均相,透明,稳定,不聚沉,粒子能透过滤纸和半透膜	非均相,有相对稳定性,不易聚沉	均相,透明,稳定,不聚沉	非均相,不透明,不均匀,不稳定,能自动聚沉,粒子不能透过滤纸和半透膜
		粒子能透过滤纸,不能透过半透膜		
实例	生理盐水	$Fe(OH)_3$ 溶胶	蛋白质溶液	松节油、硫黄合剂

(1)分子或离子分散系 分散相粒子的直径小于 1 nm 的分散系称为分子或离子分散系,又称真溶液,简称溶液。分散相为分子或离子,分散系为均匀稳定的均相体系。

(2)胶体分散系 分散相粒子直径为 1~100 nm 的分散系称为胶体分散系,简称胶体。根据分散相粒子的聚集体状态不同分为溶胶和高分子溶液。虽然两者均不混浊而且性质相似,但却有本质的区别。溶胶是非均相、相对稳定体系,而高分子溶液是均相、稳定体系。

(3)粗分散系 分散相粒子的直径大于 100 nm 的分散系称为粗分散系。分散相是大量分子的聚集体,分散相粒子大,分散相与分散介质之间存在明显的界面,分散系呈混浊状态,为非均相不稳定体系。其中分散相为固体微粒的粗分散系称为悬浊液,例如泥浆、临床上使用的杀菌剂硫黄合剂等。分散相为液体微粒的粗分散系称为乳浊液,例如牛奶、医药上用的松节油搽剂等。放置一定时间,悬浊液会产生沉淀,乳浊液会分层。

分散系可分为气态分散系、液态分散系和固态分散系三类。在医学上,液体分散系具有更加重要的作用。生物体内所需要的各种无机盐、蛋白质、糖类等,大多数以分子或离子分散系、胶体分散系或粗分散系的形式存在,既发挥各自的生理功能,又相互平衡,维持正常的有机体的生命活动。

第五节 表面现象

表面现象是指物质在相界面上所发生的一切物理、化学现象。表面是指物体与空气或与其本身的蒸气接触的面,例如水面、桌面等。界面是指物体与另一个凝聚相接触的面,不同类型相的接触具有不同类型的界面,一般有气-固、气-液、液-固、液-液等类型。物质的表面现象与表面积有关,一定量物质的表面积又与该物质分散度有关,即分散度越大,颗粒越小,其表面积越大。溶胶所具有的吸附作用、胶粒带电、不稳定的特性等都与表面现象有关。

一、表面张力

表面层分子与其内部分子所处的环境不同,受力情况不同,因而能量也不同。这使得表面层分子具有一些特殊性质,以气-液表面为例,如图 2-3 所示。

处于液体内部的 A 分子,周围分子对它的作用力相等,彼此互相抵消,所受的合力等于零,所以 A 分子在液体内部移动时并不需要做功。而靠近表面层的 B 分子则不同,液体内部分子对它的吸引力大,而气体分子对它的吸引力小,所受的合力不为零,不能互相抵消。液体表面分子受到向内的拉力,合力的方向垂直于液面并指向液体内部,所以液体表面有自动缩小的趋势。或者说,表面恒有一种抵抗扩张的力,即表面张力。其物理意义为垂直作用于单位长度相表面的力,用符号 σ 表示,单位为 N/m。

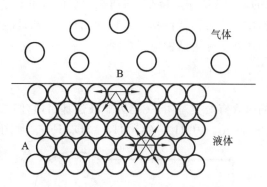

图 2-3 液体表面分子受力情况示意图

如果将液体内部的分子移动到表面,则需要克服这种内部分子的拉力而做功。这就像把物体举高而做功,物体便因此而具有位能一样。所以表面分子比液体内部的分子具有更高的能量,这种液体表面分子比内部分子多出的能量称为表面能。表面能(E)等于表面张力(σ)和表面积(A)的乘积。即

$$E = \sigma \times A \tag{2-15}$$

由式(2-15)可得,表面张力 σ 越大,其做的功越多,表面能 E 越大;表面积 A 的大小与物体的分散程度有关,一定质量的物质分散得越细,其表面积越大,表面能就越高,体系越不稳定。反之亦然。溶胶具有很大的表面积,其表面效应显著。物体有自动降低其势能的趋势,所以高物易落,水向低流。物体的表面能也有自动降低的趋势,而且表面能越大,降低的趋势也越大,对纯溶液来说,表面能的减小,只能通过减小表面积的方法来实现。如液滴常呈球形,小水滴相遇时,会合并成较大的水滴,这都是自动减小表面积以降低表面能的例子。

二、表面吸附

表面吸附是指固体或液体表面吸引其他物质分子、原子或离子聚集在其表面的过程,或物质在两相界面上浓度自动发生变化的现象。例如在充满红棕色溴蒸气的玻璃瓶中放入少量活性炭,可以看到瓶中的红棕色逐渐变淡或消失,大量溴被活性炭表面吸附,在两相界面上溴的浓度增大。具有吸附作用的物质称为吸附剂,被吸附的物质称为吸附质。吸附作用既可发生在固体表面,也可发生在液体表面。

1. 固体表面的吸附

固体表面的吸附按作用力的性质不同,可分为物理吸附和化学吸附两类。物理吸附的作用力是分子间的范德华力,这类吸附速率快,吸附与解吸易达平衡,没有选择性,但可因分子间引力大小不同使吸附的难易程度不同,在低温时较易发生物理吸附。化学吸附的作用力是化学键,由于固体表面原子的成键能力未被相邻原子所饱和,还有剩余的成键能力,这些原子与吸附质的分子或原子间作用形成化学键。这类吸附与解吸都比较慢,但具有选择性。

如果其他条件相同,固体表面积越大,其固体吸附剂的吸附能力也越大。常用作吸附剂的有活性炭、硅胶、活性氧化铝、分子筛等,常用作防毒面具的除毒剂,能吸附大气中的有毒有害气体,除去中草药制剂中的植物色素以及净化水中的杂质等。在气体反应中的固相催化剂如合成氨的催化剂,气相的 N_2 和 H_2 被吸附于固相催化剂表面,从而促进反应的进行。

固液界面吸附主要的应用之一是色谱法。色谱法是利用吸附剂对混合液中各成分的吸附能力不同使吸附质彼此分离的一种方法,其优点是能使复杂的混合物分离,而不改变其中每组成分的化学组成和性质。在研究分析组织器官等的成分时极为重要。

2. 液体表面的吸附

在一定温度下纯液体的表面张力为一定值,当在液体中加入某种溶质时,可使液体表面张力发生相应的变化。实验证明有些物质溶于水可使水的表面张力增大,溶质在表层的浓度低于其在溶液内部的浓度;有些物质溶于水可使水的表面张力显著降低,溶质在表层的浓度高于其在溶液内部的浓度。凡是能显著降低液体表面张力的物质称为表面活性物质或表面活性剂;凡是能增大液体表面张力的物质称为表面惰性物质。表面活性物质在实际生活中应用广泛。

三、表面活性物质

表面活性物质的分子中同时含有两类基团,一类为非极性基团,它们是一些直链的或带有侧链的有机烃基;另一类为极性基团,如—NH_2、—OH、—$COOH$、—SO_3H 等。如图 2-4 所示。

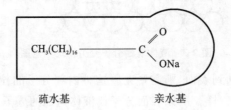

疏水基　　　　　亲水基

图 2-4 表面活性剂(脂肪酸盐)示意图

根据相似相溶原理,当表面活性物质溶于水后,其极性基团有进入水中的倾向,而非极性基团有离开水面的倾向,或朝向非极性的有机溶剂中。因此表面活性物质的分子一部分在液面形成定向排列,与水和空气的接触面减小,使溶液的表面张力急剧降低;而另一部分在溶液内部逐渐聚集,将疏水基靠在一起,形成亲水基朝向水而疏水基朝向非极性的有机溶剂的薄膜。表面活性物质的很多用途都与这些基本性质有关。以肥皂(硬脂酸钠)为例,当它溶于水时,分子中的亲水基受极性水分子的吸引有进入水中的趋势,而疏水基则受水分子的排斥有离开水相而向表面聚集的趋势,浓度较大时,主要集中排列在水的表面,形成单分子吸附层,降低了水的表面张力和体系的表面能。

四、乳浊液和乳化作用

乳浊液是以液体为分散相分散在另一种不相溶的液体中所形成的粗分散系。乳浊液中的分散相颗粒较大,可在一般光学显微镜的视野中观察到。乳浊液属于不稳定系统。例如,两种不相混溶的液体(油和水)加以剧烈振摇,油和水就相互分散,静置后即分层,不能形成稳定的乳浊液,这是由于油呈细小液滴分散在水中,油滴和水之间的总界面面积和界面能增加,体系处于不稳定状态,小油滴会自动合并,减小总界面面积,降低界面能。要得到比较稳定的乳浊液,必须加入一种可以增强其稳定性的物质,如上述混合液中加入少量的肥皂,可以得到稳定的乳浊液。能增强乳浊液稳定性的物质称为乳化剂,乳化剂所起的作用称为乳化作用。

常用的乳化剂是一些表面活性物质,将表面活性物质加到乳浊液中,其分子的亲水基朝向水相,疏水基朝向油相,在两相界面上定向排列,降低了界面表面张力,在液滴周围形成一层保护膜,使乳浊液得以稳定。乳浊液中的水相以"水"或"W"表示;油相以"油"或"O"表示。不论是"油"还是"水"均可为分散相也可为分散介质,油分散在水中称为"水包油"型,常以 O/W 表示,如牛奶、鱼肝油乳剂等;反之水分散在油中称为"油包水"型,常以 W/O 表示,如油剂青霉素注射液等,如图 2-5 所示。

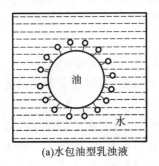

图 2-5　两种不同类型乳浊液的示意图

第六节　胶体溶液

胶体是分散相粒子直径在 1～100 nm 范围内的分散系,包括溶胶和高分子溶液。溶胶是固态分散相分散于液态分散介质中所形成的胶体分散系,溶胶的分散相粒子是由许多分子、离子或原子聚集而成的胶粒,分散相与分散介质之间有界面存在,属于非均相体系。高分子溶液的分散相粒子是单个的高分子,属于均相体系,如蛋白质溶液等。本节主要介绍溶胶的结构及其性质。

一、溶胶的性质

溶胶是由分子、原子或离子聚集而成的,其高度分散在不相溶的介质中。制备溶胶的方法一般有两种:一种是将较大颗粒粉碎成细小胶粒的分散法;另一种是将分子、原子或离子聚集成胶粒的凝聚法。凝聚法分为物理凝聚法和化学凝聚法。其中化学凝聚法是通过化学反应使其生成难溶性物质凝聚成胶体粒子的方法。例如在沸水中逐滴加入 $FeCl_3$ 溶液,$FeCl_3$ 遇水反应生成红棕色 $Fe(OH)_3$ 溶胶。其制备反应方程式如下:

$$FeCl_3 + 3H_2O(煮沸) \xrightarrow{加热} Fe(OH)_3(胶体) + 3HCl$$

溶胶具有一定特性和结构,其特征是高度分散性、多向性和不稳定性。因此溶胶在光学、动力学和电学等方面具有一系列独特的性质。

1. 丁铎尔现象

溶胶与真溶液有很大差别,溶胶是多相体系。1869 年英国物理学家丁铎尔(Tyndall),在暗室中用一束聚焦的光照射溶胶时,在垂直光束的方向观察到溶胶中明亮的光柱,这种现象称为丁铎尔现象。

丁铎尔现象是由胶体离子对光的散射而形成的。在真溶液中,大部分光线直接投射过去,分散相粒子的直径 d 远小于波长 λ,光的散射非常微弱,因此真溶液无明显的丁铎尔现象。由于溶胶粒子的直径 d 小于波长 λ,光发生散射作用,溶胶粒子似乎成了发光点,形成明亮的光柱。散射光通常又被称为乳光。粗分散系中溶胶粒子的直径 d 大于 λ,大部分光线发生反射,使粗分散系混浊不透明。因此丁铎尔现象是溶胶的特征。

2. 布朗运动

1827 年英国植物学家布朗(Brown)在显微镜下观察悬浮在水中的花粉时,发现花粉微粒不停地做无规则的运动。不久后他又发现,溶胶中的胶粒在分散介质中也有这种不定向的、无规则的运动,这种运动被称为布朗运动。

布朗运动是由于不断做热运动的介质分子对胶粒撞击产生的。胶粒在每一瞬间不断受到不同方向、不同速度介质分子的冲击,受到的力不平衡,实验表明胶粒质量越小,温度越高,布朗运动越明显。布朗运动可抵抗重力的作用,使溶胶相对稳定而不易发生沉降。

沉降是分散相粒子在重力作用下逐渐下沉的现象。在溶胶中当扩散与沉降两种相反作用的速率相等时,达成沉降平衡。容器中的溶胶粒子将会按一定的溶度梯度分布,靠近容器的底部、单位体积溶胶中的分散相粒子数目越多;靠近容器的上方,单位体积溶胶中的分散相粒子数目越少。这种状况类似于大气层中气体的分布。

利用沉降平衡时,分散相粒子的分布规律不仅用来分离纯化蛋白质等生物大分子,也可研究测定溶胶或生物大分子的相对分子质量,但是分散相粒子沉降速率很慢,需要借助超速离心机来加速沉降平衡的建立。

如果把盛有溶胶的半透膜放入介质中,胶粒不能通过半透膜,而离子、分子能通过半透膜,可以将胶体溶液中混有的电解质的小离子或小分子分离出来,使胶体溶液净化,这种方法称为透析或渗析。而超滤是在减压(或加压)的条件下,使胶粒与分散介质、小分子杂质分开的方法,其装置是超过滤器。

3. 电泳

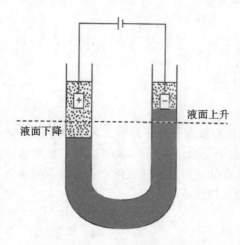

图 2-6 Fe(OH)$_3$ 溶胶电泳实验

在 U 形管中注入红棕色的氢氧化铁溶胶,小心地在液面上加一层 NaCl 溶液(用于导电),并使氯化钠溶液与溶胶间有一清晰的界面。然后在管的两端插入电极,接通直流电后,可以看到负极一端棕红色 Fe(OH)$_3$ 的溶胶界面上升而正极一端的界面下降,表明 Fe(OH)$_3$ 胶粒向负极移动。如图 2-6 所示。这种在外电场的作用下胶粒在介质中定向移动的现象称为电泳。胶粒具有电泳性质,说明胶粒带有电荷。根据电泳方向可以判断胶粒带有什么电荷,大多数金属氧化物、金属氢氧化物溶胶的胶粒带正电荷,为正溶胶;大多数金属硫化物、硅胶、金、银、硫等溶胶的胶粒带负电荷,为负溶胶。若上述实验改用黄色的硫化砷溶胶,则阳极附近溶液颜色逐渐变深,硫化砷胶粒向阳极移动,表明此溶胶粒带负电荷。

研究电泳现象不仅有助于了解溶胶的结构及其电学性质,而且在蛋白质、氨基酸和核酸等物质的分离和鉴定方面有重要的应用。在临床检验中,应用电泳方法分离血清中各种蛋白质、氨基酸,也可进行 DNA 测试,利用毛细管电泳芯片,可以进行 DNA 长度、序列和基因分型等分析,在遗传病的诊断中具有重要意义,为疾病的治疗提供依据。

二、胶团的结构

1. 溶胶粒子带电的原因

溶胶粒子带电主要是由于胶核选择性吸附离子所引起的。胶核是胶体粒子的中心,是某种物质的许多分子或原子的聚集体,胶核与分散介质之间存在巨大的相界面,可以选择性地吸附某种离子而带电。实验表明,与胶粒相同或相似组成的离子优先被吸附。例如,$Fe(OH)_3$ 胶核吸附溶胶中与其组成类似的 FeO^+ 而带正电荷,而溶胶中电性相反的 Cl^-(称为反离子)则留在介质中。

2. 胶团的结构

以 AgI 溶胶为例来讨论胶团的结构,如图 2-7 所示。用 $AgNO_3$ 溶液和 KI 溶液制备 AgI 溶胶,由 m 个 AgI 分子聚集成溶胶分散相粒子的核心,称为胶核。胶核选择性地吸附 $n(n<m)$ 个与其组成类似的离子,当 KI 过量时,胶核表面优先吸附 n 个 I^- 而带电,这些 I^- 决定胶体所带电荷的种类,带相反电荷的 K^+ 称为反离子,$(n-x)$ 个 K^+ 被紧密吸附在胶核表面,并与胶核表面的离子形成带电层,称为吸附层。胶核与吸附层构成胶粒,胶粒带 x 个负电荷。在吸附层外面,x 个 K^+ 则分布在胶粒的周围,形成了与吸附层电荷符号相反的另一个带电层,称为扩散层。这种由吸附层和扩散层构成的电性相反的两层结构称为双电层。胶粒和扩散层所带电荷符号

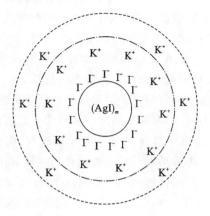

图 2-7 AgI 溶胶胶团结构

相反,电量相等,组成的 AgI 胶团呈电中性。在外电场中,胶粒能够定向移动,是独立运动的单位,通常所说的溶胶带电,是对胶粒而言的。

AgI 负溶胶的胶团结构可表示为

$$[(AgI)_m \cdot nI^- \cdot (n-x)K^+]^{x-} \cdot x\,K^+$$

$\underbrace{}_{\text{胶核}} \underbrace{}_{\text{吸附层}} \underbrace{}_{\text{扩散层}}$

胶粒

胶团

制备 AgI 溶胶时,若 $AgNO_3$ 过量,则胶核吸附 Ag^+ 而使胶粒带正电荷。AgI 正溶胶的胶团结构简式表示为

$$[(AgI)_m \cdot nAg^+ \cdot (n-x)NO_3^-]^{x+} \cdot xNO_3^-$$

胶团结构表明,胶核与吸附层合称为胶粒,胶粒与扩散层合称为胶团。整个胶团是电中性的,胶粒是带电的。因此电泳时,胶粒向与其电性相反的电极移动,而扩散层中带相反电荷的反离子就向另一电极移动,如临床生化检验中常用到的醋酸纤维素薄膜电泳、聚丙烯酰胺凝胶电泳等。

三、溶胶的稳定性和聚沉

(一)溶胶的稳定因素

溶胶能够在相对较长时间内稳定存在的性质称为溶胶的稳定性。溶胶之所以具有相对稳定性,主要取决于下列因素。

(1)胶粒带电 同种溶胶中胶粒带同性电荷,由于胶粒之间相互排斥而不易聚集。胶粒带电荷越多,斥力越大,胶粒越稳定。胶粒带电是溶胶具有相对稳定性的主要因素。

(2)胶粒表面水化膜的保护作用 胶核吸附层上的离子水化能力强,在胶粒周围形成一个水合双电层,胶团的水合双电层膜犹如一层弹性膜,使胶粒彼此隔开阻止彼此间的相互接近。水化膜越厚,溶胶就越稳定。

(3)胶粒的布朗运动 胶粒的布朗运动克服重力下沉而起到部分作用,能够促使胶粒在溶胶中分布均匀,保持相对稳定。

其中胶粒带电是最主要的原因,水化膜不是溶胶稳定的独立因素,如果胶粒不带电,水化膜也就不存在了。

(二)溶胶的聚沉

溶胶的稳定性是相对的、暂时的和有条件的,当消除溶胶的稳定因素,胶粒就会互相碰撞聚集成较大的颗粒而从介质中析出,从而产生沉淀。我们将胶粒聚集成较大颗粒而沉降的过程称为聚沉。要使溶胶聚沉,可以通过以下几个途径。

(1)加入电解质 溶胶对电解质很敏感。电解质对溶胶的聚沉作用主要是改变胶粒吸附层的结构,只要向溶胶中加入少量电解质,就会引起溶胶聚沉。其原因是胶粒扩散层中的反离子,由于受到电解质相同符号离子的排斥作用而进入吸附层,使胶粒所带的电荷数减少,甚至全部中和,导致胶粒间的斥力减小,水化膜随之变薄或消失,这样胶粒就会迅速凝聚而聚沉。例如,向 $Fe(OH)_3$ 溶胶中加入少量的 K_2SO_4 溶液,就会立即出现聚沉,析出红棕色的 $Fe(OH)_3$ 沉淀。

电解质对溶胶的聚沉作用主要取决于胶粒带相反电荷的离子的电荷数,这种离子称为反离子。反离子的氧化数越高,其聚沉能力越强。例如:对 $Fe(OH)_3$ 正溶胶的聚沉能力为电解质 $Na_3PO_4 > Na_2SO_4 > NaCl$;对 As_2S_3 负溶胶的聚沉能力为电解质 $AlCl_3 > CaCl_2 > NaCl$。

为了比较不同电解质对某一溶胶的聚沉能力,通常用聚沉值来衡量电解质对溶胶的聚沉能力。使一定量的溶胶在一定时间内完全聚沉所需电解质的最小浓度称为聚沉值,与聚沉能力成反比,其常用单位为 mmol/L。

长江三角洲的形成就是由于河水中的泥沙带的负电荷被海水中电解质中和而沉淀堆积而成;在豆浆中加入少量石膏($CaSO_4 \cdot 2H_2O$)溶液制成豆腐也是电解质中和了豆浆胶粒电荷的结果。

(2)加入带相反电荷的溶胶 将两种电性相反的溶胶按适当比例混合,也能引起溶胶聚沉,称为相互聚沉现象。与电解质对溶胶的聚沉作用不同的是,只有当一种溶胶的总电荷恰能中和另一种溶胶的总电荷时,才能发生完全聚沉,否则只能发生部分聚沉,甚至不聚沉。溶胶的相互聚沉具有实际意义,明矾净化水就是溶胶相互聚沉的实际应用,因为水中的胶体悬浮粒子一般是负溶胶,明矾 $KAl(SO_4)_2 \cdot 12H_2O$ 在水中水解形成 $Al(OH)_3$ 正溶胶。两种混合发生相互聚沉,再加上 $Al(OH)_3$ 絮状物的吸附作用,清除污物以达到净化水的目的。

(3)加热 很多溶胶加热时发生聚沉。升高温度胶粒的运动速率和碰撞概率增加,削弱了它对反离子的吸附作用,从而降低了胶粒所带电荷的水化程度,使粒子在碰撞时发生聚沉。例如,As_2S_3 溶胶加热至沸腾,就会析出金黄色的 As_2S_3 沉淀;对蛋白质胶体溶液加热时,能使蛋白质变性凝固,溶解度降低从而发生聚沉。

第七节 高分子溶液

一、高分子溶液概念

高分子化合物是指相对分子质量在 10000 以上,甚至高达几百万的化合物。它包括天然高分子化合物和合成高分子化合物两类。如蛋白质、核酸、淀粉、纤维素、橡胶及人工合成的尼龙、合成橡胶等。

高分子溶液是指高分子化合物溶解在适当的溶剂中所形成的均相体系,高分子溶液的分散相粒子的直径通常在胶体分散系的范围内,高分子溶液属于胶体分散系,但因其分散相粒子是单个分子,这些高分子与分散介质之间没有界面,是均相的、稳定的体系。高分子溶液在本质上虽然是溶液,但是它又不同于小分子构成的真溶液,某些性质与溶胶类似,如扩散慢、不能透过半透膜,既具有溶胶的某些性质,也有其自身的特性。

二、高分子溶液的特性

1. 稳定性高

高分子化合物溶液比溶胶稳定性高,在稳定性方面与真溶液相似。原因是高分子化合物溶液的稳定性与高分子化合物本身的结构有关。高分子化合物在溶液中的溶剂化能力很强,分子结构中有许多亲水能力很强的基团,如—OH、—COOH、—NH_2 等。当高分子化合物溶解在水中时,其表面能通过氢键与水形成一层水化膜,这层水化膜与溶胶粒子的水化膜相比,在厚度和紧密程度上都要大很多,是高分子化合物溶液具有稳定性的主要因素。

在溶胶中,加入适量的高分子溶液,可显著地增强溶胶的稳定性,当外界因素干扰时,也不易发生聚沉,这种现象称为高分子溶液对溶胶的保护作用。其原理是高分子化合物分子被胶粒吸附在表面,将整个胶粒包裹起来,形成保护层。由于高分子化合物含有亲水基团,在其外面又形成了一层水化膜,从而阻止了胶粒之间的聚集,提高了溶胶的稳定性。高分子溶液对溶胶的保护作用具有重要的生理意义。正常人血液中 $CaCO_3$、$Ca_3(PO_4)_2$ 等难溶的无机盐类都是以溶胶的形式存在的,由于血液中蛋白质等高分子化合物对这些盐类溶胶起到了保护作用,所以它们在血液中的浓度虽然比其在水中的溶解度大,但仍能稳定存在而不聚沉。若某些疾病使血液中蛋白质减少,将减弱其对溶胶的保护作用,则这些难溶盐就会在肾、胆囊等器官中沉积形成各种结石。医药用防腐剂胶体银如蛋白银,就是利用蛋白质的保护作用而制得的银溶胶;医用胃肠道造影剂硫酸钡合剂中就含有足量的起保护作用的阿拉伯胶;医药用乳剂,通常也是加入高分子溶液来提高其稳定性。

2. 黏度大

高分子化合物溶液的黏度比溶胶和真溶液要大得多,其原因是高分子化合物具有线状或分支状结构,在溶液中流动时受到的阻力很大,高分子化合物的溶剂化作用束缚了溶剂,又因高分子化合物高度溶剂化,使自由流动的溶剂减少,因而黏度较大。许多因素影响高分子化合物溶液的黏度,如浓度、温度、时间等。当浓度增大时,由于分子间距离靠近,相互吸引形成网状结构,介质充满于网眼间,而使介质流动困难,随着网状结构的发展,黏度骤增;放置时间延长使黏度增加,这是由网状结构逐步发展所引起的;温度升高,分子的热运动加快,削弱了分子间的联系,网状结构受到破坏,则会使其黏度降低。

3. 盐析

在高分子化合物溶液中加入大量电解质,使其从溶液中析出的过程称为盐析。高分子化合物溶液稳定的主要因素是其分子表面有很厚的水化膜,加入大量电解质才能将高分子化合物的水化膜破坏,使高分子化合物聚沉析出。盐析常用的电解质有 NaCl、Na_2SO_4、$(NH_4)_2SO_4$、$MgSO_4$ 等。不同种类和浓度的电解质,盐析的能力不同;不同的高分子化合物溶液盐析时,要求的电解质浓度也不一样,盐析所需电解质的最小浓度称为盐析浓度。可以利用逐渐增大电解质溶液浓度的方法,使不同蛋白质分段析出进行分离,这种操作称为分段盐析。利用这一性质,可对蛋白质进行分离。例如在血清中加入硫酸铵溶液,球蛋白在 2.0 mol/L 的硫酸铵溶液中即可沉淀析出,而血清蛋白却要在 3.0~3.5 mol/L 的硫酸铵溶液中才能沉淀。因此,可用盐析法分离纯化中草药中的有效成分,且盐析并不破坏蛋白质的结构,不会引起蛋白质变性。

4. 溶解过程的可逆性

在溶剂中,高分子化合物能自动溶解形成真溶液。用蒸发或烘干的方法可将高分子化合物从其溶液中分离出来。当再加入分散介质时可自动溶解,又能得到原来状态的真溶液。而胶体溶液聚沉后则不能再恢复到原来的状态。

三、凝胶

1. 凝胶的形成

在一定条件下,大多数高分子溶液在温度降低或黏度逐渐增大时,最后失去流动性,形成具有网状结构的半固体物质,称为凝胶,此过程称为胶凝。例如,将琼脂和动物胶等物质溶于热水中,冷却后形成凝胶。

凝胶形成的原因是分支形或线形的高分子化合物或胶粒连接成线状结构,线状结构相互交联成立体网状结构,将分散介质包围在网眼中,使其不能自由流动,形成半固体状态。由于交联不牢固表现的柔顺性,凝胶具有一定的弹性。凝胶是处于液体与固体之间的中间状态,兼有两者的性质,以整体形式存在。

根据凝胶的形态,凝胶可分为弹性凝胶和刚性凝胶两大类。由柔性的高分子化合物所形成的凝胶一般是弹性凝胶,如明胶、琼脂、聚丙烯酰胺凝胶等。这类凝胶干燥后,体积明显缩小,但仍具有弹性。而刚性凝胶网状骨架坚固,粒子间的交联强,大多数无机凝胶是刚性凝胶,如硅胶、氢氧化铝等。这类凝胶干燥后体积变化不明显,并且失去弹性而变脆。

根据凝胶中液体含量的多少可将凝胶分为冻胶和干凝胶。冻胶液体含量多在90%以上,如血块和肉冻等。液体含量少的干凝胶包括琼脂、明胶等。

知识拓展

凝胶

人体中约占体重三分之二的水,基本上保存在凝胶中,凝胶在生命中起着特别重要的作用。例如人体的肌肉、脏器、细胞膜、软骨、指甲、毛发都属于凝胶。体系中大量胶粒或高分子化合物通过范德华力互相联结,形成空间网状结构,溶剂固定在网状结构的孔隙中,不能自由流动。一方面它具有一定强度的网状骨架,可以维持一定的形态,另一方面可以使许多代谢物质通过它进行物质交换,因此凝胶与生物学、医学有着密切的关系。

2. 凝胶的主要性质

凝胶的性质主要有溶胀和离浆,体现在吸水和脱水两方面。

(1) 弹性 凝胶可分为弹性凝胶和刚性凝胶两类。弹性凝胶烘干后体积缩小很多但仍保持弹性,如皮肤、血管壁、明胶、琼脂等。刚性凝胶大多数是无机凝胶,如硅胶、氢氧化铝等,常用作吸附剂和干燥剂。虽然两者在干燥后具有较大差别,但在冻态时,弹性大致相同。

(2) 溶胀 将干燥的弹性凝胶放入适当的溶剂中,它能自动吸收溶剂而使体积增大,这种现象称为溶胀(膨润)。若这样的膨胀作用进行到一定程度可自动停止,称为有限溶胀。例如,植物的种子在水中的溶胀。溶胀现象对于药用植物的浸取很重要,一般只有在植物组织膨胀后,才能将有效成分提取出来。若凝胶的膨胀可一直进行下去,最终其网状骨架完全消失形成溶液,称为无限溶胀。例如,生物体中凝胶的溶胀能力随着年龄的增大而降低。刚性凝胶不具有这种性质。

(3) 离浆 胶体因胶凝作用可形成凝胶,但凝胶放置一段时间后,一部分液体会自动从凝胶中分离出来,使凝胶的体积逐渐缩小,这种现象称为离浆。离浆的原因是凝胶所形成网状结构上的粒子随时间延长进一步靠近,使网孔收缩将部分液体从网孔中挤出,但原来的几何形状保持不变。也可以将离浆看成胶凝过程的继续,临床化验用的血清是从放置的血液凝块中分离出来的。

(4) 触变作用 触变作用指某些凝胶受到振摇或搅拌等外力作用,网状结构被破坏变成具有较大流动性的溶液状态,去掉外力静置后又恢复成半固体凝胶状态的过程,其原因是凝胶通过范德华力形成的网状结构不稳定,当受到外力时网状结构被破坏,释放出液体;外力消失后高分子化合物或溶胶又交织成网络,包住液体形成凝胶。如沼泽地具有触变现象;临床使用的众多药物中有触变性药剂,使用时振摇数次后,即得均匀的溶液。其特点是比较稳定,便于储藏。

凝胶制品有着广泛的应用。如干硅胶是实验室常用的干燥剂;中成药"阿胶"是凝胶制剂。

本章小结

溶液	学习要点
概念	物质的量、摩尔质量、物质浓度、渗透现象、渗透压、高渗、低渗、等渗、分散系、表面张力、表面能、表面吸附物质、乳化作用、胶体性质、胶团结构、胶体稳定性和聚沉、高分子化合物、凝胶

溶液	学习要点
计算	物质的量的计算、浓度及其换算、渗透压计算
实践	溶液配制

目标检测

一、选择题。

1. 生理盐水的物质的量浓度为（　　）。
 A. 0.0154 mol/L　　B. 0.154 mol/L　　C. 15.4 mol/L　　D. 308 mol/L

2. 下列四种溶液中，与血浆等渗的是（　　）。
 A. 90 g/L NaCl 溶液　　　　　　B. 0.9 g/L NaCl 溶液
 C. 50 g/L 葡萄糖溶液　　　　　D. 50 g/L $NaHCO_3$ 溶液

3. 某患者需补充 $5.0×10^{-2}$ mol Na^+，所需生理盐水的体积为（　　）。
 A. 325 mL　　B. 128 mL　　C. 233 mL　　D. 300 mL

4. 18.7 g/L 的乳酸钠溶液的渗透浓度为（　　）。
 A. 278 mmol/L　　B. 308 mmol/L　　C. 153 mmol/L　　D. 298 mmol/L

5. 有三种溶液，分别是葡萄糖（$C_6H_{12}O_6$）、氯化钠（NaCl）和氯化钙（$CaCl_2$）溶液，它们的浓度均为 1 mol/L，按渗透压由高到低排列的顺序是（　　）。
 A. NaCl>$C_6H_{12}O_6$>$CaCl_2$　　　　B. $C_6H_{12}O_6$>$CaCl_2$>NaCl
 C. $CaCl_2$>NaCl>$C_6H_{12}O_6$　　　　D. $C_6H_{12}O_6$>NaCl>$CaCl_2$

6. 下列四种质量浓度相同的稀溶液，相同温度下渗透压最大的是（　　）。
 A. 蔗糖溶液　　B. 氯化钠溶液　　C. 氯化钾溶液　　D. 葡萄糖溶液

7. 需配制 0.1 mol/L 500 mL 的 $CuSO_4$ 溶液，称取 $CuSO_4·5H_2O$ 的质量为多少？（　　）
 A. 4 g　　B. 13 g　　C. 0.025 g　　D. 6.25 g

8. 100 mL 溶液中含 4 mg Ca^{2+}，则溶液中 Ca^{2+} 的浓度为（　　）。
 A. 0.1 mol/L　　B. 0.1 mmol/L　　C. 1 mol/L　　D. 1 mmol/L

9. 影响溶液渗透压的因素是（　　）。
 A. 浓度、温度　　B. 压力、密度　　C. 浓度、黏度　　D. 体积、温度

10. 医学上表示已知相对分子质量的物质的浓度时，常采用（　　）。
 A. 质量摩尔浓度　　B. 质量浓度　　C. 质量分数　　D. 物质的量浓度

11. 下列四种溶液中能使红细胞发生皱缩的是（　　）。
 A. 9.0 g/L NaCl 溶液　　　　　B. 100 g/L 葡萄糖溶液
 C. 50 g/L 葡萄糖溶液　　　　　D. 12.5 g/L $NaHCO_3$ 溶液

12. 用半透膜将 0.02 mol/L 蔗糖溶液和 0.02 mol/L NaCl 溶液隔开时，将会发生什么现象？（　　）
 A. 水分子从 NaCl 溶液向蔗糖溶液渗透　　　　B. 互不渗透
 C. 水分子从蔗糖溶液向 NaCl 溶液渗透　　　　D. 不确定

13. 下列物质的量浓度相同的四种稀溶液，渗透压最小的是（　　）。
 A. $CaCl_2$ 溶液　　B. NaCl 溶液　　C. 葡萄糖溶液　　D. $AlCl_3$ 溶液

14. 下列温度、质量浓度均相同的四种溶液，渗透压最大的是（　　）。
 A. KCl 溶液　　B. $C_6H_{12}O_6$ 溶液　　C. NaCl 溶液　　D. $C_{12}H_{22}O_{11}$ 溶液

15. 37 ℃时，NaCl 溶液和葡萄糖溶液的渗透压均等于 770 kPa，则两溶液的物质的量浓度的关系为

（　　）。

A. $c_{NaCl} = c_{葡萄糖}$　　B. $c_{NaCl} = 2c_{葡萄糖}$　　C. $2c_{NaCl} = c_{葡萄糖}$　　D. $2c_{NaCl} = c_{OS,葡萄糖}$

16. 下列使溶胶稳定的外在原因是（　　）。
   A. 胶粒的布朗运动　　　　　　　　B. 胶粒带电
   C. 高分子溶液的保护作用　　　　　D. 胶粒表面存在水化膜

17. 下列溶胶的胶粒带正电荷的是（　　）。
   A. 氢氧化铁溶胶　　　　　　　　　B. 硫化砷溶胶
   C. 碘化银溶胶（碘离子过量）　　　D. 硅胶溶液

18. 在 $Fe(OH)_3$ 溶胶中加入 KCl、K_2SO_4、K_3PO_4 电解质,使 $Fe(OH)_3$ 溶胶聚沉的能力从强到弱的顺序是（　　）。
   A. $K_3PO_4 > K_2SO_4 > KCl$　　　　B. $K_3PO_4 > KCl > K_2SO_4$
   C. $K_2SO_4 > KCl > K_3PO_4$　　　　D. $KCl > K_2SO_4 > K_3PO_4$

19. 如聚沉 As_2S_3 溶液(负溶胶),都用 0.1 mol/L 下列电解质,聚沉能力最大的是（　　）。
   A. K_2SO_4　　　B. K_3PO_4　　　C. $BaCl_2$　　　D. $AlCl_3$

20. 混合等体积的 0.1 mol/L $AgNO_3$ 和 0.08 mol/L KI 溶液,制成 AgI 溶胶,最易使其聚沉的电解质是（　　）。
   A. NaCl　　　B. $CaCl_2$　　　C. $MgCl_2$　　　D. KNO_3

二、填空题。

1. 若用生理盐水给某患者补充 4.5 g NaCl,则需体积为_____L。

2. 在 1000 mL Na_2SO_4 溶液中含有 28.4 g Na_2SO_4,Na_2SO_4 的物质的量浓度为_____,溶液中含有_____mol Na^+,_____mol SO_4^{2-}。

3. 100 mL 0.1 mol/L Na_2CO_3 溶液中含有 Na_2CO_3 _____g,该溶液的质量浓度为_____g/L。

4. 300 mL 乙醇溶液中,含乙醇 225 mL,该溶液中乙醇的体积分数为_____。

5. 正常人血浆的渗透浓度约为_____mOsmol/L。

6. 给患者大量输液时,必须输入_____溶液,如果输入大量的低渗溶液,会出现_____；当_____时会出现皱缩。

7. 渗透压产生的条件是_____和_____。

8. 根据分散相粒子的大小,分散系可分为_____分散系、_____分散系和_____分散系三类。

9. 用 $AgNO_3$ 溶液和 KBr 溶液制备 AgBr 溶胶时,若 $AgNO_3$ 过量,则胶粒带_____电荷。

10. 溶胶稳定的主要原因是_____、_____和_____。

三、简答题。

1. 渗透现象的产生需具备哪些条件？
2. 溶胶稳定性的原因和溶胶聚沉的方法各有哪些？
3. 举例说明盐析在日常生活中的应用。

四、计算题。

1. 用密度 $\rho = 1.19$ kg/L,$\omega(HCl) = 37\%$ 的浓盐酸 4.5 mL 配成 500 mL 溶液,求此溶液的物质的量浓度。

2. 将 9.0 g NaCl 溶于 1 L 纯水中配成溶液,计算该溶液的质量分数和质量摩尔浓度。

3. 配制 2.0 mol/L 的 H_2SO_4 溶液 100 mL,需要密度 $\rho = 1.84$ kg/L,$\omega(H_2SO_4) = 98\%$ 的浓硫酸多少毫升？

4. 试计算 10 mL 100 g/L KCl 注射液中所含 K^+ 和 Cl^- 的物质的量。

（广州卫生职业技术学院　李炎武）

第三章 化学反应速率和化学平衡

学习目标

1. 掌握:影响化学反应速率的因素,化学平衡的移动。
2. 熟悉:可逆反应和化学平衡,化学平衡常数。
3. 了解:化学反应速率的表示方法。

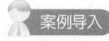

近年来,我国大多数城市频频出现雾霾天气,雾霾是对大气中各种悬浮颗粒物含量超标的笼统表述,是一种大气污染状态。汽车尾气中的CO和NO是两种污染环境的有害气体,理论上它们可以自发进行反应 $2CO(g)+2NO(g)\rightleftharpoons 2CO_2(g)+N_2(g)$,且反应进行得很完全,但在通常情况下反应速率极慢,如能加快它们的反应速率,将极大地减弱汽车尾气对环境的污染。

1. 化学反应速率有快有慢,我们怎样来表述?
2. 影响化学反应速率的因素主要有哪些?怎么影响的?
3. 对于一个可逆反应的化学反应,如何影响才能使它向我们希望的方向移动?

第一节 化学反应速率

一、化学反应速率的表示方法

不同的化学反应,其反应速率也不相同。有些反应进行得很快,如燃烧、爆炸、中和反应等,几乎瞬间完成,而有些反应如金属生锈、食品变质、木材的腐烂等则进行得很慢。即使是同一个化学反应,在不同的条件下,反应的快慢也不一样。

化学上用化学反应速率来衡量化学反应进行的快慢。化学反应速率是用单位时间内反应物浓度(常用物质的量浓度)的减少或者生成物浓度的增加来表示的。时间的单位则根据具体反应的快慢,可用 s(秒)、min(分)、h(小时)等来表示。所以化学反应速率的单位是 mol/(L·s)或 mol/(L·min)、mol/(L·h)等。例如:

$$N_2 + 3H_2 \rightleftharpoons 2NH_3$$

起始浓度/(mol/L)　　　　1.0　3.0　0.0
2 min 后浓度/(mol/L)　　0.8　2.4　0.4

以 N_2 的浓度变化表示合成氨的反应速率 v_{N_2} 为

$$v_{N_2}=\frac{|1.0-0.8|}{2}=0.1 \text{ mol/(L·min)}$$

同理，以 H_2 的浓度变化表示合成氨的反应速率 v_{H_2} 为 0.3 mol/(L·min)；以 NH_3 的浓度变化表示合成氨的反应速率 v_{NH_3} 为 0.2 mol/(L·min)。

因此，表示某一化学反应速率时，必须指明是采用哪一种物质的浓度变化来表示的。

由于化学反应中反应物和生成物之间的数量关系已为化学方程式所确定，所以，同一个反应可以选用反应中任何一种物质在单位时间内浓度的变化来表示整个化学反应速率。

实际上在整个反应过程中，随着反应物浓度的不断改变，反应速率也在不断改变，因此反应速率通常是指一定时间内的平均速率，而非瞬时速率。

二、影响化学反应速率的因素

化学反应速率的大小，首先取决于反应物的本性。这说明参加反应的物质的结构是决定化学反应速率的主要因素，这是内因；但即使是由相同的反应物质发生的反应，因为外界条件的改变，如反应物的浓度、反应的温度、压强、催化剂等，反应速率也不相同。可见，外在条件对化学反应速率也有较大的影响，这是外因。而它们恰好是影响化学反应速率的可控因素。下面主要讨论影响化学反应速率的这些可控因素。

（一）浓度对反应速率的影响

反应物的浓度对化学反应速率的影响非常大。

例如，在 2 支大试管中分别加入 4 mL 0.1 mol/L $Na_2S_2O_3$ 溶液和 2 mL 0.1 mol/L $Na_2S_2O_3$ 溶液和 2 mL H_2O，向这 2 支试管中，分别加入 4 mL 0.1 mol/L H_2SO_4 溶液。实验结果表明，2 支试管中均出现混浊现象，说明 $Na_2S_2O_3$ 与 H_2SO_4 发生了反应。

反应的化学方程式如下：

$$Na_2S_2O_3 + H_2SO_4 = Na_2SO_4 + SO_2\uparrow + S\downarrow + H_2O$$

由于硫的析出，溶液变混浊。但第 1 支试管中很快出现混浊，第 2 支试管中出现混浊较慢，说明反应物的浓度可以影响化学反应速率，反应物浓度高的化学反应速率大，反应物浓度低的化学反应速率小。

大量实验证明：当其他条件不变时，增大反应物的浓度，可以增大化学反应速率；减小反应物的浓度，可以减小化学反应速率。

（二）温度对反应速率的影响

除浓度外，温度也是影响反应速率的一个重要因素。常温下，煤在空气中是不会燃烧的，只有加热到一定温度时才能燃烧；又如氢气和氧气生成水的反应，常温下几乎不能进行，在 400 ℃时，氢和氧完全化合约需 80 天；在 500 ℃时大约只需要 2 h；在 1000 ℃时则立即发生爆炸。由此可见，温度越高，反应速率越快。

1884 年，荷兰化学家范特霍夫通过大量实验，总结出一条经验规律：温度每升高 10 ℃，化学反应速率增大 2~4 倍。

我们在进行化学实验时，绝大多数反应要在加热的情况下才能进行。许多医学检验如尿糖的测定等，也需要在加热的情况下进行。但为了防止食物及药品的变质，通常将其放置在阴冷处或冰箱里，以减慢反应的进行。

大量实验证明：当其他条件不变时，升高温度，可以增大化学反应速率；降低温度，可以减小化学反应速率。

（三）压强对反应速率的影响

压强仅对有气态物质参加的反应的反应速率有影响。当温度一定时，气体的体积与压强成反比。如果气体的压强增大到原来的两倍，气体的体积就缩小到原来的一半，即气体的浓度就增大为原来的两倍。所以，增大压强就是增加单位体积反应物的物质的量，即增大反应物的浓度。压强的影响实际上就是浓度的影响。

大量实验证明:对有气态物质参加的化学反应,当其他条件不变时,增大反应的压强,可以增大化学反应速率;减小反应的压强,可以减小化学反应速率。

由于固态或液态物质的体积几乎不受压强变化的影响,可以忽略不计,因此可以认为压强对固态或液态物质的反应速率是没有影响的。

(四)催化剂对反应速率的影响

例如,在 H_2O_2 溶液中加入少许 MnO_2 粉末,迅速产生大量气泡,产生的气体能使带有火星的火柴梗复燃。而加入 MnO_2 前,试管中几乎无气泡。说明 MnO_2 的加入,改变了 H_2O_2 的分解速率。这种能改变化学反应速率,而本身的化学组成和质量在反应前后都不发生变化的物质,称为催化剂。

催化剂影响化学反应速率的作用,称为催化作用。能使反应速率加快的催化剂称为正催化剂。在人体内存在的各种酶就是催化剂,如胃蛋白酶、淀粉酶、脂肪酶、氧化还原酶等,对人体的消化、吸收、新陈代谢等过程,都起着非常重要的催化作用。能减慢化学反应速率的催化剂称为负催化剂或阻化剂。如医学上保存 H_2O_2 溶液时,常在 H_2O_2 溶液中加入少量乙酰苯胺,以减慢 H_2O_2 的分解速率,乙酰苯胺就是阻化剂。

能够影响化学反应速率的因素,除了浓度、温度、压强、催化剂外,反应物间接触面积的大小、扩散作用、超声波、光照、辐射等也可以不同程度地影响化学反应速率。

第二节 化学平衡

化学反应速率只讨论了化学反应进行的快慢,并未说明化学反应完成的程度。但实际上很多反应进行时存在反应的限度。对于这样的化学反应,就需要讨论其反应程度,即化学平衡问题。

一、可逆反应和化学平衡

(一)不可逆反应和可逆反应

有些化学反应在一定条件下一旦发生就能进行到底,反应物能完全转化成生成物,即反应只向一个方向进行。只能向单方向进行的反应称为不可逆反应。如 $KClO_3$ 在 MnO_2 的催化下分解产生 O_2 的反应,就属于单方向进行的不可逆反应。

但大多数反应与上述反应不同,不仅反应物可以转变成生成物,而且生成物也可转变成反应物。在同一条件下,既能向正反应方向进行又能向逆反应方向进行的反应,称为可逆反应。为了表示反应的可逆性,可将反应式中的等号改成"$\rightleftharpoons$"符号。如合成氨气的反应:

$$N_2 + 3H_2 \rightleftharpoons 2NH_3$$

在可逆反应中,通常将从左向右进行的反应称为正反应,将从右向左进行的反应称为逆反应。

(二)化学平衡

在密闭容器中,可逆反应的正反应和逆反应都不能反应完全。在开始时,正反应的反应速率大于逆反应的反应速率,随着反应的进行,正反应的反应速率逐渐减小,逆反应的反应速率逐渐增大,当反应进行到一定程度时,正反应的反应速率与逆反应的反应速率相等,反应物的浓度与生成物的浓度不再改变(不一定相等),达到平衡状态。

在可逆反应中,当正反应的反应速率与逆反应的反应速率相等时,反应物和生成物的浓度不再随时间而改变的状态,称为化学平衡状态。

化学平衡状态的主要特点如下。

(1)正反应与逆反应仍在进行,只是速率相等而已,因而化学平衡是一种动态平衡。

（2）化学平衡状态是可逆反应进行的最大限度。在平衡状态时，反应物和生成物的浓度称为平衡浓度，只要反应条件不变，各反应物和生成物的浓度就保持不变。

（3）化学平衡是在一定条件下建立的暂时平衡，一旦条件改变，原有的化学平衡将遭到破坏，将在新的条件下达到新的平衡。

二、化学平衡常数

当可逆反应达到平衡状态，反应物和生成物的浓度不再随时间而改变时，平衡浓度之间的关系可根据质量作用定律和平衡时正、逆反应的反应速率相等来确定。如达到平衡时：

$$CO+H_2O \rightleftharpoons CO_2+H_2$$
$$v_{正}=K_{正}[CO][H_2O]$$
$$v_{逆}=K_{逆}[CO_2][H_2]$$

因为达到平衡时，有 $v_{正}=v_{逆}$

所以，有 $K_{正}[CO][H_2O]=K_{逆}[CO_2][H_2]$

移项得 $\dfrac{[CO_2][H_2]}{[CO][H_2O]}=\dfrac{K_{正}}{K_{逆}}=K$

在一定温度下，$K_{正}$ 和 $K_{逆}$ 都是常数，常数的比值也还是常数，这个常数称为化学平衡常数，简称平衡常数，用 K 表示。平衡常数 K 只随温度的变化而变化，与反应物或生成物的浓度无关。

平衡常数 K 的大小可以表示可逆反应进行的程度。K 大，表示反应达到平衡时，生成物的平衡浓度较大，反应进行得较完全。

三、化学平衡的移动

因为化学平衡是在一定条件下建立的暂时的、相对的、有条件的平衡，如果条件发生改变，平衡状态将遭到破坏，正、逆反应的反应速率将不再相等，直至在新的条件下达到新的平衡。这种因外界条件的改变，使可逆反应从一种平衡状态向另一种平衡状态转变，同时各物质的浓度也发生变化的过程，称为化学平衡的移动，简称平衡移动。

当新的平衡建立时，如果生成物浓度比原来平衡时的浓度增大，就称平衡向正反应方向移动（或向右移动）；如果反应物浓度比原来平衡时的浓度增大，就称平衡向逆反应方向移动（或向左移动）。

影响化学平衡移动的主要因素有浓度、温度和压强。

（一）浓度对化学平衡的影响

可逆反应达到平衡时，改变其中任一物质的浓度，都会使正、逆反应的反应速率不再相等，引起化学平衡向某一方向移动。移动的结果是反应物和生成物的浓度发生改变，反应将在新的条件下重新达到平衡。

例如，在一只小烧杯中，加入 10 mL 0.01 mol/L $FeCl_3$ 溶液，再加入 10 mL 0.01 mol/L KSCN 溶液，摇匀。把上述混合液分装在三支试管里。在第一支试管中滴加几滴饱和的 $FeCl_3$ 溶液，在第二支试管中滴加几滴饱和的 KSCN 溶液，并振荡，观察这两支试管中溶液颜色的变化，并与第三支试管进行比较。

反应的化学方程式如下：

$$FeCl_3+3KSCN \rightleftharpoons Fe(SCN)_3+3KCl$$
淡黄色　　无色　　　血红色　　无色

实验结果表明，第一、二支试管中溶液的红色明显加深，说明 $Fe(SCN)_3$ 浓度增大，平衡向右移动。

浓度对化学平衡的影响可总结如下：当其他条件不变时，增大反应物的浓度或减小生成物的浓度，化学平衡向正反应方向移动；增大生成物的浓度或减小反应物的浓度，化学平衡向逆反应方向移动。

（二）温度对化学平衡的影响

化学反应常伴随有放热或吸热的现象发生。在同一个可逆反应中如果正反应是放热的，那么逆反应一定吸热,而且放出和吸收的热量一定相等。

如图 3-1 所示,在两个连通的烧瓶里,盛有 NO_2 和 N_2O_4 达到平衡的混合气体,夹住橡皮管后,将一个烧瓶放入热水中,另一个烧瓶放入冰水中,观察现象。

反应的化学方程式如下:

$$2NO_2 \rightleftharpoons N_2O_4 + 56.9\ kJ/mol$$

红棕色　　无色

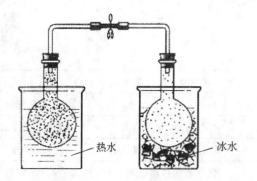

图 3-1　温度对化学平衡的影响

实验结果表明,浸在热水中的烧瓶中气体的颜色变深,表明随着温度升高,NO_2 的浓度增大,平衡向左移动(吸热的方向);浸在冰水中的烧瓶中气体的颜色变浅,表明随着温度降低,NO_2 的浓度减小,平衡向右移动(放热的方向)。

温度对化学平衡的影响可总结如下:当其他条件不变时,升高温度,平衡向吸热的方向移动;降低温度,平衡向放热的方向移动。

(三) 压强对化学平衡的影响

压强只对有气态物质参加,且反应前后气态物质的总体积不相等的化学平衡才有影响。因为增大(减小)压强使气体体积缩小(增大),也就是使气体物质浓度增大(减小)。因此,对于有气态物质参与的反应,压强对平衡的影响和浓度对平衡的影响实质上是相同的。

例如,在一个 50 mL 医用注射器里,吸入 20 mL NO_2 和 N_2O_4 达到平衡的混合气体,阻塞出口后,第一次把活塞往里推,第二次把活塞往外拉,观察比较注射器里混合气体的颜色变化。

反应的化学方程式如下:

$$2NO_2 \rightleftharpoons N_2O_4 + 56.9\ kJ/mol$$

2 体积　　1 体积

实验结果表明,第一次把活塞往里推后,注射器里混合气体的颜色变浅,表明随着压强增大,该化学平衡向生成 N_2O_4 的方向移动,即平衡向右移动(体积减小的方向);第二次把活塞往外拉后,注射器里混合气体的颜色变深,表明随着压强减小,该化学平衡向生成 NO_2 的方向移动,即平衡向左移动(体积增大的方向)。

由于固态或液态物质的体积几乎不受压强变化的影响,可以忽略不计,因此如果没有气态物质参加,可以认为压强对化学平衡是没有影响的。

对于反应前后气态物质的总体积相等的可逆反应,压强的改变对正、逆反应的反应速率的影响是相同的,此时改变压强不能使化学平衡移动。

压强对化学平衡的影响可总结如下:当其他条件不变时,增大压强,平衡向气体体积减小的方向移动;减小压强,平衡向气体体积增大的方向移动。

知识拓展

化学反应速率、化学平衡在医学中的应用

为防止有机药物在有效期内因保管不当而变质失效,药物的说明或标签上都会写明该药物的保存方法,如"密闭""避光""低温"或"阴凉干燥处"等,这其实就是为了控制药品发生化学变化的外部条件,尽量减慢药物发生质变的化学反应速率。药物在与空气长期接触后,可与空气中的氧气、二氧化碳、水蒸气等发生化学反应,故需要密闭保存;有些药物在光照下容易分解,需要避光保存;对受热容易分解或易水解的药物,则应保存在阴凉干燥处。例如,各种疫苗及生物活性制品,应保存在 2~10 ℃ 的冰箱中,这些疫苗及生物活性制品在短途运输时,也要放在盛有冰块的保温箱内。临床输氧抢救患者则是利用了化学平衡移动原理。

化学平衡

本章小结

化学反应速率和化学平衡	学习要点
概念	化学反应速率、可逆反应、化学平衡
影响化学反应速率的因素	浓度、温度、压强、催化剂
影响化学平衡的因素	浓度、温度、压强
化学平衡移动原理	外界条件改变时,平衡向减弱改变的方向移动

目标检测

目标检测
答案

一、填空题。

1. 化学反应速率通常用_____来表示,其常用的单位是_____或_____。
2. 影响化学反应速率的外在因素主要有_____、_____、_____和_____。
3. 在同一条件下,能同时_____进行的反应,称为可逆反应。
4. 影响化学平衡移动的因素主要有_____、_____和_____。
5. 催化剂能改变化学反应速率的作用,称为_____。能使反应速率加快的催化剂叫_____,能降低化学反应速率的催化剂叫_____。

二、选择题。

1. 化学平衡研究的对象是(　　)。
   A. 氧化还原反应　　B. 可逆反应　　C. 不可逆反应　　D. 所有的化学反应
2. 可逆反应达到平衡后,下列说法正确的是(　　)。
   A. 反应不再进行
   B. 正反应速率与逆反应速率相等
   C. 反应物浓度与生成物浓度相等
   D. 以上答案都正确
3. 在一定条件下,可逆反应 $CO+NO_2$(红棕色)$\rightleftharpoons CO_2+NO$ 已达平衡状态。如果降低温度,混合物颜色变浅,则说明该可逆反应(　　)。
   A. 向正反应方向移动
   B. 向逆反应方向移动
   C. 正反应方向是吸热反应
   D. 正反应方向是放热反应
4. 改变下列可逆反应平衡状态的压强,平衡不发生移动的是(　　)。
   A. $2SO_2+O_2 \rightleftharpoons 2SO_3$
   B. $H_2O+C(固) \rightleftharpoons CO+H_2$
   C. $CaCO_3(固) \rightleftharpoons CaO(固)+CO_2$
   D. $CO+NO_2 \rightleftharpoons CO_2+NO$
5. 已知反应 $2SO_2+O_2 \rightleftharpoons 2SO_3$ 达到平衡后,加入催化剂 V_2O_5,则平衡(　　)。
   A. 向左移动　　B. 向右移动　　C. 不移动　　D. 无法判断

三、简答题。

1. 如何改变反应物的浓度,可以使反应 $CO_2+C \rightleftharpoons 2CO$ 的化学平衡向右移动?如果升高温度可使平衡向右移动,则正反应是放热反应还是吸热反应?
2. 牙齿的损坏实际上是牙釉质成分 $Ca_5(PO_4)_3OH$ 溶解的结果。在口腔中存在如下化学平衡:$Ca_5(PO_4)_3OH \rightleftharpoons 5Ca^{2+}+3PO_4^{3-}+OH^-$,糖类物质在口腔中发酵时会产生 H^+。试运用化学平衡原理说明经常吃糖对牙齿的影响。

(皖西卫生职业学院　冯寅寅)

第四章 电解质溶液

学习目标

1. 掌握:弱电解质的解离平衡,缓冲溶液的概念、组成和缓冲作用的原理,缓冲溶液的配制方法。
2. 熟悉:溶液 pH 值的计算,酸碱质子理论。
3. 了解:缓冲溶液在医学上的意义。

案例导入

体液约占成年人体重的 60%。体液中除了水分以外,还有许多离子和其他化合物对维持人体正常的渗透压、酸碱平衡具有重要意义。

1. 体液为什么能维持酸碱平衡?体液中有哪些重要的缓冲对,它们是如何起作用的?
2. 爱吃醋或酸性食物的人会发生酸中毒吗?

电解质是指在水溶液中或在熔融状态下能导电的化合物。电解质的水溶液称为电解质溶液。人体体液中存在许多电解质离子,如 Na^+、K^+、Ca^{2+}、CO_3^{2-}、HPO_4^{2-} 等,这些离子是维持体内渗透平衡和酸碱平衡等不可缺少的成分,同时影响神经、肌肉等组织的生理功能,许多生理及病理现象与此有密切关系。因此,学习电解质溶液的知识对后续学习医学课程意义重大。

第一节 弱电解质的解离平衡

电解质根据在水溶液中导电能力的不同分为强电解质和弱电解质,强电解质在水溶液中全部解离,化合物以离子形式存在,具有良好的导电能力,强酸(如 H_2SO_4、HCl、HNO_3)、强碱(如 $NaOH$、KOH)和绝大多数的盐(如 $NaCl$、Na_2CO_3、Na_2SO_4)都是强电解质;而弱电解质在水溶液中只有一小部分解离,大部分仍以分子形式存在,其水溶液的导电能力较弱,弱酸(如 HAc)、弱碱(如 $NH_3 \cdot H_2O$)和极少数的盐是弱电解质。

一、弱电解质的解离平衡和解离常数

(一) 解离平衡

在弱电解质溶液中,弱电解质分子解离成离子,同时离子又相互结合成分子,其解离过程是可逆的。例如在醋酸溶液中,一部分 HAc 分子在水分子的作用下解离成 H^+ 和 Ac^-,同时部分 H^+ 和 Ac^- 又互相吸引、碰撞,重新结合生成 HAc 分子。在一定条件下,当 HAc 分子解离成 H^+ 和 Ac^- 的速率与 H^+ 和 Ac^- 结合成 HAc 分子的速率相等时,溶液中 HAc、H^+ 和 Ac^- 的浓度不再发生改变,体系处于一种动态

平衡状态。在一定条件下，弱电解质的分子解离成离子的速率与离子重新结合成分子的速率相等的状态称为解离平衡。

醋酸的解离平衡可表示如下：

$$HAc+H_2O \rightleftharpoons H_3O^+ +Ac^-$$

或简写为

$$HAc \rightleftharpoons H^+ +Ac^-$$

弱电解质的解离平衡是相对的、有条件的，跟其他化学平衡一样，遵循化学平衡的一般规律。当影响平衡的因素（温度、浓度等）改变时，解离平衡会被破坏，平衡发生移动，在新的条件下重新建立平衡。如在上述醋酸溶液中，加入硫酸，则 H^+ 浓度增大，将使解离平衡向左移动，直至建立新的平衡。若加入氢氧化钠，则醋酸解离出的 H^+ 与氢氧化钠中的 OH^- 结合生成难电离的 H_2O，减少了醋酸中的 H^+，将使解离平衡向右移动。

（二）解离常数

在一定温度下，弱电解质在水溶液中达到解离平衡时，解离所生成的各种离子浓度的幂次方乘积与溶液中未解离分子的浓度之比是一个常数，称为解离常数，用 K_i 表示。

弱酸的解离常数用 K_a 表示。如醋酸（HAc）的解离常数可表示为

$$HAc \rightleftharpoons H^+ +Ac^-$$

$$K_a=\frac{[H^+]\cdot[Ac^-]}{[HAc]}$$

弱碱的解离常数用 K_b 表示。如氨水（$NH_3\cdot H_2O$）的解离常数可表示为

$$NH_3\cdot H_2O \rightleftharpoons NH_4^+ +OH^-$$

$$K_b=\frac{[NH_4^+]\cdot[OH^-]}{[NH_3\cdot H_2O]}$$

根据化学平衡原理，解离常数与弱电解质的本性及温度有关，而与其浓度无关。对于多元弱酸、弱碱来说，其解离是分步进行的，每一步的解离都有其相应的解离常数，分别称为一级解离常数、二级解离常数、三级解离常数等，弱酸用 K_{a1}、K_{a2}、K_{a3} 表示，弱碱用 K_{b1}、K_{b2}、K_{b3} 表示。K_a 或 K_b 的大小可用来比较弱酸、弱碱的相对强弱。K_a 越大，酸性越强；K_b 越大，碱性越强。

二、解离度

不同的弱电解质在水溶液中的解离程度是不同的。弱电解质解离程度的大小，可用解离度来表示。在一定温度下，一定浓度的弱电解质溶液达到解离平衡时，已解离的弱电解质分子数与解离前弱电解质分子总数的百分比，称为该弱电解质的解离度，用 α 表示。

$$\alpha=\frac{已解离的电解质分子数}{电解质分子总数}\times 100\% \tag{4-1}$$

例如在 25 ℃时，0.1 mol/L 醋酸溶液中，每 10000 个分子里有 138 个分子解离成离子。它的解离度可表示如下：

$$\alpha=\frac{138}{10000}\times 100\%=1.38\%$$

电解质溶液解离度的大小，主要取决于电解质的本性，同时也与电解质溶液的温度和浓度有关。解离是吸热过程，温度越高，解离度越大；浓度越小，各离子结合成分子的机会越少，解离度越大。由于解离度的大小与温度、浓度有关，所以在表示弱电解质的解离度时，必须指出溶液的温度和浓度。当温度、浓度一定时，解离度为一常数，可用以衡量弱电解质的相对强弱。

三、同离子效应

在弱电解质溶液中加入一种与该弱电解质具有相同离子的强电解质，使弱电解质的解离度降低的现象称为同离子效应。如在试管中加入 1 mL 1.0 mol/L 的 HAc 溶液和甲基橙指示剂 2 滴，试管中的溶液呈红色，然后在试管中加入少量固体 NaAc，振荡溶解后可发现试管中溶液的红色逐渐褪去，最后

变成黄色。解离关系如下：

$$HAc \rightleftharpoons H^+ + Ac^-$$
$$NaAc \longrightarrow Na^+ + Ac^-$$

这是因为 NaAc 为强电解质，在溶液中全部解离，溶液中的 Ac^- 浓度增大，HAc 的解离平衡向左移动，达到新的解离平衡状态时，HAc 的解离度降低，H^+ 浓度减小。

弱电解质的解离平衡

第二节　酸碱质子理论

在化学发展史上，人们对酸、碱的认识是逐步深入的，通过对酸、碱的性质与组成及结构关系的研究，先后提出了一系列酸碱理论，主要有酸碱解离理论、酸碱质子理论和酸碱电子理论。

1887 年，瑞典化学家阿伦尼乌斯（Arrhenius）提出了酸碱解离理论，也称为阿伦尼乌斯酸碱理论。该理论认为，在水溶液中解离时产生的阳离子全部是 H^+ 的物质称为酸；解离时产生的阴离子全部是 OH^- 的物质称为碱。酸碱中和反应的实质是 H^+ 和 OH^- 反应生成 H_2O。酸碱解离理论解释了部分含有 H^+ 和 OH^- 的物质在水溶液中的酸碱性，但它把酸和碱只限于水溶液中，又把碱限制为氢氧化物，不能解释非水溶剂中的酸碱反应，也不能解释氨水的碱性和一些盐类溶液的酸碱性。为了解决这些矛盾，1923 年，丹麦化学家布朗斯特（Brønsted）和英国化学家劳瑞（Lowry）提出了酸碱质子理论。

一、酸碱的定义

酸碱质子理论认为：凡是能给出质子（H^+）的物质都是酸；凡是能接受质子（H^+）的物质都是碱；既能给出质子，又能接受质子的物质是酸碱两性物质。例如 HCl、NH_4^+ 等是酸；NH_3、CO_3^{2-}、OH^-、Ac^- 等是碱；H_2O、$H_2PO_4^-$、HCO_3^- 等是酸碱两性物质。酸碱质子理论指出了酸碱不是独立存在的，酸碱通过得失质子联系在一起构成共轭酸碱关系。

$$共轭酸 \rightleftharpoons 共轭碱 + H^+$$

酸给出一个质子后转变成其共轭碱，碱接受一个质子后转变成其共轭酸。这种组成上仅差一个质子的一对酸碱称为共轭酸碱对。如：

$$HAc \rightleftharpoons Ac^- + H^+$$
$$NH_4^+ \rightleftharpoons NH_3 + H^+$$
$$H_2CO_3 \rightleftharpoons HCO_3^- + H^+$$
$$HCO_3^- \rightleftharpoons CO_3^{2-} + H^+$$

关系式左边是酸，右边是碱，互为共轭关系。如 NH_4^+ 的共轭碱是 NH_3，NH_3 的共轭酸是 NH_4^+。以上关系式中，既能给出质子，又能够接受质子的物质为两性物质，如 HCO_3^-，其在共轭酸碱对 H_2CO_3-HCO_3^- 中为碱，在 HCO_3^--CO_3^{2-} 中为酸。类似的还有 $H_2PO_4^-$、HPO_4^{2-}、H_2O 等。

二、酸碱反应

根据酸碱质子理论，酸碱反应的实质是质子在两个共轭酸碱对之间的传递。质子在溶液中不能独立存在，当一种酸释放出质子时，必须有相应的碱接受质子。在反应中，酸给出质子转化为其共轭碱，碱接受质子转化为其共轭酸。例如：

$$HCl + NH_3 \rightleftharpoons Cl^- + NH_4^+$$
$$酸_1 \quad 碱_2 \quad 碱_1 \quad 酸_2$$

在质子传递反应中，总是由较强的酸和碱作用，向着生成较弱酸和碱的方向进行。如上述反应中，HCl 是强酸，将质子传递给 NH_3，转变为碱性较弱的共轭碱 Cl^-；NH_3 接受质子后转变为酸性较弱的共

酸碱质子理论

知识链接

轭酸 NH_4^+。

三、水的质子自递平衡

水是两性物质,水分子之间存在着质子的自递,这种发生在同种分子之间的自递反应称为质子自递反应。水的质子自递反应可用下式表示:

$$H_2O + H_2O \rightleftharpoons H_3O^+ + OH^-$$

简写为

$$H_2O \rightleftharpoons H^+ + OH^-$$

其平衡常数为

$$K = \frac{[H^+][OH^-]}{[H_2O]}$$

由于水是一种极弱的电解质,式中$[H_2O]$可看作一个常数,上式整理为

$$K = [H^+][OH^-]$$

实验测得,25 ℃时,纯水中$[H^+] = [OH^-] = 1.0 \times 10^{-7}$ mol/L。水的解离常数用K_w表示。

$$K_w = [H^+][OH^-] = 1.0 \times 10^{-14} \tag{4-2}$$

在一定温度下,K_w为常数,称为水的离子积常数,简称水的离子积。水的解离是吸热反应,温度越高,K_w越大。但K_w随温度变化不大,通常取值为1.0×10^{-14}。

水的离子积不仅适用于纯水,也适用于所有较稀的水溶液。在一定温度下,只要知道溶液中的$[H^+]$,就能计算出其中的$[OH^-]$,反之亦然。

四、共轭酸碱的强弱及其相互关系

在水溶液中,共轭酸碱对$HA\text{-}A^-$存在如下的质子传递反应:

$$HA + H_2O \rightleftharpoons H_3O^+ + A^-$$
$$A^- + H_2O \rightleftharpoons HA + OH^-$$

解离反应的平衡常数分别为 $K_a = \frac{[H_3O^+] \cdot [A^-]}{[HA]}$,$K_b = \frac{[HA] \cdot [OH^-]}{[A^-]}$,将上述两式相乘,可得到共轭酸碱对$K_a$和$K_b$之间的关系:

$$K_a \cdot K_b = K_w \tag{4-3}$$

由上式可知在共轭酸碱对中,共轭酸的酸性越强,其共轭碱的碱性就越弱;反之,共轭碱的碱性越强,其共轭酸的酸性就越弱。且已知K_a可计算出其共轭碱的K_b,反之亦然。

【例4-1】 已知25 ℃时,HAc 的 $K_a = 1.76 \times 10^{-5}$,求 Ac^- 的 K_b。

解:因为 HAc 与 Ac^- 互为共轭酸碱对,由式(4-3)可得

$$K_b = K_w / K_a = 1.0 \times 10^{-14} / 1.76 \times 10^{-5} = 5.68 \times 10^{-10}$$

答:Ac^- 的 K_b 为 5.68×10^{-10}。

第三节 溶液的酸碱性和pH值

一、溶液的酸碱性与H^+浓度的关系

K_w反映了水溶液中$[H^+]$和$[OH^-]$的关系。若溶液中的$[H^+] = [OH^-]$,则该溶液称为中性溶液;若溶液中的$[H^+] > [OH^-]$,则该溶液称为酸性溶液;若溶液中的$[H^+] < [OH^-]$,则该溶液称为碱性溶液。由于$[H^+] \cdot [OH^-] = K_w$,25 ℃时,$K_w = 1.0 \times 10^{-14}$,则溶液的酸碱性与$[H^+]$和$[OH^-]$的关系可表示如下:

中性溶液：$[H^+]=[OH^-]=1.0\times10^{-7}$ mol/L

酸性溶液：$[H^+]>1.0\times10^{-7}$ mol/L$>[OH^-]$

碱性溶液：$[H^+]<1.0\times10^{-7}$ mol/L$<[OH^-]$

溶液中$[H^+]$越大，$[OH^-]$越小，则酸性越强，碱性越弱；$[H^+]$越小，$[OH^-]$越大，则酸性越弱，碱性越强。对于任何水溶液，H^+与OH^-总是同时存在的，只是浓度大小不同而已，溶液的酸碱性可用$[H^+]$或$[OH^-]$来表示。

二、溶液的 pH 值

溶液的酸碱度可用$[H^+]$来表示。但对于稀溶液，由于$[H^+]$较小，应用不方便，常用 pH 值来表示溶液的酸碱度，pH 值是指溶液中 H^+ 浓度的负对数，即

$$pH=-\lg[H^+] \tag{4-4}$$

也可用 pOH 值表示溶液的酸碱度，pOH 值是指溶液中 OH^- 浓度的负对数，即

$$pOH=-\lg[OH^-] \tag{4-5}$$

25 ℃时，$pH+pOH=-\lg([H^+][OH^-])=-\lg(1.0\times10^{-14})=14$。

溶液的酸碱性与 pH 值的关系如下：

中性溶液：$pH=7$

酸性溶液：$pH<7$

碱性溶液：$pH>7$

pH 值的范围一般为 0～14。pH 值越小，溶液的酸性越强，碱性越弱；pH 值越大，溶液的酸性越弱，碱性越强。当$[H^+]$或$[OH^-]$大于 1 mol/L 时，溶液的酸碱性一般直接用$[H^+]$或$[OH^-]$来表示。

人体的体液都有一定的 pH 值范围，各种反应须在一定的 pH 值条件下进行，各种酶也只能在特定的 pH 值范围内才能表现出其催化活性。正常人体血液的 pH 值总是维持在 7.35～7.45 之间。临床上把血液的 pH 值小于 7.35 称为酸中毒；pH 值大于 7.45 称为碱中毒。

三、酸碱溶液 pH 值的计算

设有一元弱酸 HA 溶液，浓度为 c mol/L，则

$$HA \rightleftharpoons H^+ + A^-$$

起始浓度/(mol/L)　　c　　　　0　　　0

平衡浓度/(mol/L)　$c-c(H^+)$　$c(H^+)$　$c(A^-)$

$$K_a=\frac{c(H^+)\cdot c(A^-)}{c(HA)}=\frac{c(H^+)\cdot c(A^-)}{c-c(H^+)}$$

因为 $c(H^+)=c(A^-)$，所以

$$K_a=\frac{c^2(H^+)}{c-c(H^+)}$$

经整理可得

$$c(H^+)=\frac{-K_a+\sqrt{K_a^2+4c\cdot K_a}}{2}$$

当 $c/K_a \geqslant 500$ 时，$c-c(H^+)\approx c$，上式可简化为

$$c(H^+)=\sqrt{c\cdot K_a} \tag{4-6}$$

上式是计算一元弱酸溶液 H^+ 浓度的近似公式。

同理可得，计算一元弱碱溶液 OH^- 浓度的近似公式。

当 $c/K_b<500$ 时，可用如下公式：

$$c(OH^-)=\frac{-K_b+\sqrt{K_b^2+4c\cdot K_b}}{2}$$

当 $c/K_b\geqslant 500$ 时，可用最简公式：

$$c(OH^-) = \sqrt{c \cdot K_b} \tag{4-7}$$

【例 4-2】 求 0.010 mol/L HAc 溶液的 pH 值。(已知 25 ℃时，HAc 的 $K_a = 1.76 \times 10^{-5}$)

解：因 $c/K_a = 0.010/1.76 \times 10^{-5} = 568 > 500$，故可用最简公式计算：

$$c(H^+) = \sqrt{c \cdot K_a} = \sqrt{0.010 \times 1.76 \times 10^{-5}} = 4.2 \times 10^{-4} (\text{mol/L})$$

$$pH = -\lg c(H^+) = -\lg(4.2 \times 10^{-4}) = 3.38$$

四、酸碱指示剂

(一) 变色原理

酸碱指示剂是指在不同 pH 值的溶液中能显示不同颜色的化合物。酸碱指示剂一般是有机弱酸或有机弱碱，其分子与解离出的离子因结构不同而具有不同的颜色。下面以甲基橙为例来讨论酸碱指示剂的变色原理。

甲基橙是一种有机弱酸，它在水中解离存在下列平衡：

$$\text{HIn} \rightleftharpoons \text{H}^+ + \text{In}^-$$
甲基橙分子(红) 甲基橙离子(黄)

其中未解离的甲基橙分子和解离后所生成的离子具有不同的颜色，分别称为酸式色(红色)和碱式色(黄色)。当溶液 pH 值发生变化时，上述平衡发生移动，在酸性溶液中，平衡向左移动，主要以未解离的甲基橙分子形式存在，呈酸式色(红色)；在碱性溶液中，平衡向右移动，主要以离子形式存在，呈碱式色(黄色)。

(二) 变色范围

上述甲基橙的解离常数可用 K_{HIn} 表示：

$$K_{HIn} = \frac{[H^+][In^-]}{[HIn]}$$

则有

$$\frac{[In^-]}{[HIn]} = \frac{K_{HIn}}{[H^+]}$$

当 $[In^-] = [HIn]$ 时，甲基橙的红色和黄色各半，显橙色，此时 $pH = pK_{HIn}$，我们将此时溶液的 pH 值称为指示剂的理论变色点。

实验表明：当 $[HIn]/[In^-] \geq 10$，即 $pH \leq pK_{HIn} - 1$ 时，人眼只能看到酸式色；当 $[HIn]/[In^-] \leq 1/10$，即 $pH \geq pK_{HIn} + 1$ 时，人眼只能看到碱式色。当 pH 值由 $pK_{HIn} - 1$ 变到 $pK_{HIn} + 1$ 时，人眼就能明显地看到溶液由酸式色变为碱式色。所以，$pH = pK_{HIn} \pm 1$ 称为酸碱指示剂的理论变色范围。

但是，由于人眼对不同颜色的敏感度不同，指示剂的实际变色范围不一定是 $pK_{HIn} \pm 1$，通常是在 $pK_{HIn} \pm 1$ 附近。例如，酚酞的 $pK_{HIn} = 9.1$，理论变色范围应该是 8.1~10.1，但实际变色范围是 8.0~10.0，这是因为人眼对红色比较敏感。

表 4-1 列出了常用的酸碱指示剂的变色情况。

表 4-1 常用的酸碱指示剂的变色情况

酸碱指示剂	变色范围(pH)值	酸式色	中间色	碱式色
甲基黄	2.9~4.0	红	橙	黄
溴甲酚绿	3.8~5.4	黄	绿	蓝
甲基红	4.4~6.2	红	橙	黄
酚酞	8.0~10.0	无色	浅红	红
石蕊	5.0~8.0	红	紫	蓝

溶液 pH 值的粗略测定，可用酸碱指示剂、广泛 pH 试纸或精密 pH 试纸，较准确测定溶液的 pH 值，可以用 pH 计来完成。

溶液的酸碱性和 pH 值

第四节 缓冲溶液

人体各种体液的 pH 值都在一个恒定范围内,这是人体正常生理活动所必需的。人体内的许多生物化学反应,只有在一定的 pH 值条件下才能正常进行。人体体液在复杂的生命代谢过程中不断产生酸性、碱性物质,也摄入某些酸性或碱性物质,但正常人体血液的 pH 值能够一直维持在 7.35~7.45 之间,这是与体液的特殊组成和缓冲作用密不可分的。

一、缓冲溶液的概念

纯水和一般溶液不易保持恒定的 pH 值。在室温下,分别向 10 mL 纯水、10 mL 0.1 mol/L NaCl 水溶液、10 mL 0.1 mol/L HAc 与 0.1 mol/L NaAc 等体积的混合溶液中加入 1 滴 0.001 mol/L 的 HCl 溶液和 1 滴 0.001 mol/L 的 NaOH 溶液,三种溶液的 pH 值变化如表 4-2 所示。

表 4-2 加酸或碱后溶液 pH 值的变化

溶液	初始 pH 值	加 HCl 后溶液的 pH 值	加 NaOH 后溶液的 pH 值
纯水	7.0	<7	>7
NaCl 溶液	7.0	<7	>7
HAc 与 NaAc 的混合液	4.7	4.7	4.7

通过实验可知,在纯水和 NaCl 溶液中分别加入少量强酸或强碱,溶液的 pH 值都会发生明显变化,而 HAc 与 NaAc 混合溶液的 pH 值几乎不变。这说明纯水和 NaCl 溶液的 pH 值很容易受外界少量酸或碱的影响而发生变化。HAc 与 NaAc 混合溶液能抵抗外来少量强酸或强碱而保持本身的 pH 值几乎不发生变化。若向其中加入少量水稀释,其 pH 值也不发生变化。像这种能抵抗外来少量强酸、强碱或有限量稀释,而保持 pH 值几乎不变的作用称为缓冲作用,具有缓冲作用的溶液称为缓冲溶液。

二、缓冲溶液的组成

缓冲溶液之所以具有缓冲作用,是由于缓冲溶液中同时含有抗酸和抗碱两种成分。通常我们把这两种成分称为缓冲对或缓冲系。缓冲对实际上是一个共轭酸碱对,其中共轭酸为抗碱成分,共轭碱为抗酸成分。根据组成不同,可把缓冲对分为两种类型。

(一) 弱酸及其对应的共轭碱

(共轭酸)抗碱成分		(共轭碱)抗酸成分
HAc	-	NaAc
H_2CO_3	-	$NaHCO_3$
$NaHCO_3$	-	Na_2CO_3
NaH_2PO_4	-	Na_2HPO_4
Na_2HPO_4	-	Na_3PO_4

(二) 弱碱及其对应的共轭酸

(共轭碱)抗酸成分		(共轭酸)抗碱成分
$NH_3 \cdot H_2O$	-	NH_4Cl

三、缓冲作用原理

现以 HAc-NaAc 缓冲溶液为例来说明缓冲作用原理。

在 HAc-NaAc 缓冲溶液中,存在如下两个解离过程:

$$HAc \rightleftharpoons H^+ + Ac^-$$
$$NaAc \rightleftharpoons Na^+ + Ac^-$$

其中 HAc 为弱酸,仅有小部分解离生成 H^+ 和 Ac^-,大部分仍以 HAc 分子的形式存在;NaAc 为强电解质,在溶液中,全部解离成 Na^+ 和 Ac^-。由于同离子效应抑制了 HAc 分子的解离,HAc 分子几乎不发生解离,体系达到平衡时,溶液中存在大量的 HAc 和 Ac^-。

当向缓冲溶液中加入少量的强酸时,$[H^+]$增大,平衡向左移动,溶液中大量存在的共轭碱 Ac^- 与外加的 H^+ 结合生成 HAc 分子。建立新的平衡时,$[HAc]$略有增大,$[Ac^-]$略有减小,$[H^+]$几乎没有变化,即溶液的 pH 值几乎不变。此时,Ac^-起到了抗酸的作用,称为抗酸成分。抗酸作用的离子方程式为

$$Ac^- + H^+ \rightleftharpoons HAc$$

当向缓冲溶液中加入少量的强碱时,溶液中的 H^+ 结合 OH^- 生成 H_2O,使$[H^+]$减少,平衡向右移动,补充减少的 H^+。达到新的平衡状态时,$[HAc]$略有减小,$[Ac^-]$略有增大,而$[H^+]$几乎没有减小,溶液的 pH 值仍无明显变化。在这里 HAc 起到了抗碱的作用,称为抗碱成分。抗碱作用的离子方程式为

$$HAc + OH^- \rightleftharpoons Ac^- + H_2O$$

其他的缓冲溶液的缓冲作用原理与 HAc-NaAc 缓冲溶液的缓冲作用原理基本相同,都是由共轭酸碱对组成的,其中共轭酸为抗碱成分,共轭碱为抗酸成分。由于体系中有较多的抗酸成分和抗碱成分,可以消耗掉外来少量强酸和强碱,通过酸碱平衡移动,保持溶液的 pH 值基本不变。

四、缓冲溶液 pH 值的计算

每一种缓冲溶液都有一定的 pH 值。缓冲溶液的 pH 值是由缓冲对中共轭酸、碱的性质及浓度决定的。下面以弱酸及其共轭碱组成的缓冲溶液为例来推导其 pH 值的计算公式。

在弱酸 HA 及其共轭碱 A^- 组成的缓冲溶液中,存在着以下解离平衡:

$$HA \rightleftharpoons H^+ + A^-$$

弱酸 HA 的解离常数为

$$K_a = \frac{[H^+][A^-]}{[HA]}$$

则

$$[H^+] = K_a \frac{[HA]}{[A^-]}$$

上式两边同取负对数,得

$$pH = pK_a + \lg \frac{[A^-]}{[HA]} \tag{4-8}$$

式(4-8)称为亨德森-哈塞尔巴赫方程式,也称为缓冲公式。该式表明缓冲溶液的 pH 值取决于共轭酸的 K_a 和平衡时$[A^-]/[HA]$的值,该比值($[A^-]/[HA]$)称为缓冲比。不同的缓冲对具有不同的 pK_a,当组成缓冲溶液的缓冲对确定以后,pK_a一定,则缓冲溶液的 pH 值取决于缓冲比。加有限量水稀释时,共轭酸与共轭碱以相同比例稀释,缓冲比不变,所以溶液 pH 值几乎不变。但是如果过分稀释,不能维持缓冲系物质的足够浓度,缓冲溶液将丧失缓冲能力。

在缓冲溶液中,HA 为弱酸,解离度很小,加上 A^- 的同离子效应,使 HA 的解离度更小,HA 的解离可以忽略,达到平衡时,溶液中 HA 和 A^- 的浓度近似等于所配制缓冲溶液的共轭酸和共轭碱的初始浓度,即

$$[HA] \approx c_{HA} \quad [A^-] \approx c_{A^-}$$

则式(4-8)可写为

$$pH = pK_a + \lg \frac{c_{A^-}}{c_{HA}} \tag{4-9}$$

若以 $n_{共轭酸}$ 和 $n_{共轭碱}$ 分别表示一定体积缓冲溶液中所含的共轭酸和共轭碱的物质的量,根据物质的量浓度计算公式有

$$[共轭碱] = n_{共轭碱}/V$$
$$[共轭酸] = n_{共轭酸}/V$$

将此关系式代入式(4-9)可得

$$pH = pK_a + \lg \frac{n_{共轭碱}}{n_{共轭酸}} \tag{4-10}$$

对弱酸及其共轭碱来说，K_a 是弱酸的解离常数；同理，对弱碱及其共轭酸组成的缓冲溶液来说，K_a 也是共轭酸的解离常数，如 $NH_3 \cdot H_2O$-NH_4Cl 缓冲对中，K_a 为 NH_4^+ 的解离常数。NH_4^+ 的 K_a 与 $NH_3 \cdot H_2O$ 的 K_b 有如下关系：

$$K_a \cdot K_b = K_w$$

即
$$pK_a + pK_b = pK_w$$

则弱碱及其共轭酸组成的缓冲溶液的 pH 值计算公式为

$$pH = pK_w - pK_b + \lg \frac{[共轭碱]}{[共轭酸]} \tag{4-11}$$

由于 K_w 随温度变化而变化，所以运用此公式时要注意温度。

【例 4-3】 将 50 mL 0.10 mol/L 的 HAc 溶液与 50 mL 0.10 mol/L 的 NaAc 溶液混合配制成缓冲溶液，求此缓冲溶液的 pH 值。(已知 HAc 的 $pK_a = 4.75$)

解： HAc 溶液与 NaAc 溶液是等体积混合，则 HAc 与 NaAc 的浓度均为原浓度的 1/2，即

$$[HAc] = 0.10/2 = 0.05 (mol/L)$$
$$[NaAc] = 0.10/2 = 0.05 (mol/L)$$
$$pH = pK_a + \lg \frac{0.05}{0.05}$$
$$= 4.75 + \lg 1 = 4.75$$

答： 此缓冲溶液的 pH 值为 4.75。

根据例 4-3 可知，同体积、同浓度的共轭酸碱对配制的缓冲溶液的 $pH = pK_a$。

【例 4-4】 将 0.10 mol/L 的 NaH_2PO_4 溶液 10 mL 与 0.10 mol/L 的 Na_2HPO_4 溶液 5 mL 混合，求此混合液的 pH 值。(已知 H_3PO_4 的 $pK_{a1} = 2.12, pK_{a2} = 7.21, pK_{a3} = 12.67$)

解： 对于 NaH_2PO_4-Na_2HPO_4 缓冲对，应选择 pK_{a2} 计算。

$$n_{H_2PO_4^-} = 0.1 \times 10 = 1 \text{ (mmol)}$$
$$n_{HPO_4^{2-}} = 0.10 \times 5 = 0.5 \text{ (mmol)}$$
$$pH = pK_{a2} + \lg \frac{n_{HPO_4^{2-}}}{n_{H_2PO_4^-}} = 7.21 + \lg \frac{0.5}{1} = 6.91$$

答： 该混合液的 pH 值为 6.91。

【例 4-5】 将 0.4 g NaOH 固体投入 400 mL 0.1 mol/L 的 HAc 溶液中混合，求反应后混合液的 pH 值。(已知 HAc 的 $pK_a = 4.75$)

解： NaOH 与 HAc 混合后发生反应，且由题可知 HAc 过量，则反应生成的 NaAc 与反应剩余的 HAc 组成缓冲对：

$$NaOH + HAc \rightleftharpoons NaAc + H_2O$$

由于 HAc 过量，NaOH 完全反应，生成 NaAc 的量等于参加反应的 NaOH 的量；剩余 HAc 的量等于 HAc 总量减去 NaOH 的量。即

$$n_{NaAc} = n_{NaOH} = 0.4/40 = 0.01 \text{ (mol)}$$
$$n_{HAc} = 0.1 \times 0.4 - 0.01 = 0.03 \text{ (mol)}$$
$$pH = pK_a + \lg \frac{n_{Ac^-}}{n_{HAc}}$$
$$= 4.75 + \lg \frac{0.01}{0.03}$$
$$= 4.27$$

答:反应后混合液的 pH 值为 4.27。

五、缓冲容量

(一) 缓冲容量的定义

缓冲溶液的缓冲能力是有限的。当加入少量强酸、强碱或有限稀释时,其 pH 值能保持相对不变;若加入过量的强酸、强碱,缓冲溶液因抗酸成分和抗碱成分的过度消耗,其缓冲能力就会逐渐减弱,直至失去缓冲作用。在实际工作中,常用缓冲容量来定量地表示缓冲溶液缓冲能力的大小。

缓冲容量(β)是指使单位体积(1 L 或 1 mL)缓冲溶液的 pH 值改变 1 个单位,所需外加一元强酸或一元强碱的物质的量(mol 或 mmol)。

$$\beta = \frac{n}{|\Delta pH| \cdot V} \tag{4-12}$$

式中:n 表示外加一元强酸或一元强碱的物质的量;V 为缓冲溶液的体积;ΔpH 为加入一元强酸或一元强碱后 pH 值的改变量。

为使 β 恒为正值,取 ΔpH 的绝对值。使缓冲溶液的 pH 值改变 1 个单位,所需外加强酸或强碱的量越少,缓冲能力越小,缓冲容量也越小;相反,所需外加强酸或强碱的量越多,缓冲能力越大,缓冲容量也越大。

(二) 影响缓冲容量的因素

缓冲溶液的缓冲容量主要取决于缓冲溶液中抗酸成分和抗碱成分的总浓度及缓冲比。

(1) 总浓度:总浓度是指缓冲溶液中共轭酸和共轭碱的浓度之和。当缓冲比一定时,缓冲溶液的总浓度越大,抗酸成分和抗碱成分越多,缓冲容量就越大。

在稀释缓冲溶液时,缓冲比不变,pH 值也不变,但由于总浓度减小,所以缓冲容量降低,其缓冲能力也就减小了。

(2) 缓冲比:当缓冲溶液的总浓度一定时,缓冲容量随缓冲比的改变而改变。缓冲比越接近 1,缓冲容量越大,缓冲比为 1 时,缓冲容量最大;缓冲比越偏离 1,共轭酸、碱的浓度差越大,缓冲容量越小。

(3) 缓冲范围:实验证明,缓冲容量小到一定程度时,缓冲溶液就失去了缓冲作用。当缓冲比在 10/1 或 1/10 之间,即缓冲溶液的 pH 值在 pK_a+1 到 pK_a-1 之间时,溶液具有较大的缓冲作用。故将 $pH=pK_a\pm 1$ 称为缓冲溶液的缓冲范围。如 HAc-Ac$^-$ 缓冲体系 $pK_a=4.75$,其缓冲范围为 3.7~5.6,即 pH 值在 3.7~5.6 之间时的 HAc-Ac$^-$ 缓冲溶液具有较强的缓冲能力。

缓冲溶液

六、缓冲溶液的配制

要配制一定 pH 值的缓冲溶液,可以按以下步骤进行。

(一) 选择适当的缓冲对

(1) 使所配制缓冲溶液的 pH 值在所选缓冲对的缓冲范围($pH=pK_a\pm 1$)内。

(2) 所配制缓冲溶液的 pH 值应尽可能接近缓冲对的 pK_a,从而使缓冲溶液的缓冲比接近 1,所配制缓冲溶液的缓冲容量也尽可能大。

例如:要配制 pH=4.50 的缓冲溶液,可以选择 HAc-NaAc 缓冲对;若配制 pH=10.0 的缓冲液,可以选择 NaHCO$_3$-Na$_2$CO$_3$ 缓冲对。

(3) 选择药用缓冲对时,不能与主药发生配伍禁忌,缓冲对无毒且在储存期内要保持稳定;选择检验缓冲对时,不能对检验分析过程有干扰。

(二) 要有适当的总浓度

缓冲溶液的总浓度越大,抗酸成分和抗碱成分越多,其缓冲容量就越大。但总浓度过大也没有必要,一般总浓度在 0.05~0.2 mol/L 之间即可。

(三) 计算所需共轭酸碱的量

实际操作中,常用等浓度的共轭酸、共轭碱溶液来配制缓冲溶液,则缓冲比就等于共轭碱溶液、共轭

酸溶液的体积比,即

$$pH = pK_a + \lg \frac{V_{碱}}{V_{酸}} \qquad (4\text{-}13)$$

其中 $V_{酸}$、$V_{碱}$ 分别为共轭酸溶液、共轭碱溶液的体积。

(四) 配制并校正

根据计算,量取一定浓度的共轭酸、碱溶液,混合即可得到所需的 pH 值的缓冲溶液。根据上述方法配制的缓冲溶液,由于没有考虑到离子强度的因素,其 pH 值与实际要求的 pH 值有偏差。必要时需用 pH 计测定该缓冲溶液的 pH 值,外加少量相应的酸或碱校正,使其与要求的 pH 值一致。

【例 4-6】 如何配制 500 mL pH 值为 10.0 的缓冲溶液?

解:(1) 选择缓冲对:选择 $NaHCO_3$-Na_2CO_3 缓冲对,其 $pK_a = 10.3$。

(2) 选择浓度:为使配制的缓冲溶液有一定的缓冲容量,故选择浓度均为 0.10 mol/L 的 $NaHCO_3$ 与 Na_2CO_3 溶液配制。

(3) 计算:根据式(4-13),即

$$pH = pK_a + \lg \frac{V_{碱}}{V_{酸}}$$

有

$$10.0 = 10.3 + \lg \frac{V_{碱}}{500 - V_{碱}}$$

$$\lg \frac{V_{碱}}{500 - V_{碱}} = -0.3$$

解得

$$V_{碱} = 166 \text{ mL}, V_{酸} = 334 \text{ mL}$$

(4) 分别量取 166 mL 0.10 mol/L 的 Na_2CO_3 溶液和 334 mL 0.10 mol/L 的 $NaHCO_3$ 溶液混合,用 pH 计测定该缓冲溶液的 pH 值,并校正到 pH=10.0 即可。

在实际工作中,想要准确又方便地配制一定 pH 值的缓冲溶液,可以查阅手册,按标准方案配制,最后用 pH 计来测定和校正其 pH 值。

七、缓冲溶液在医学上的意义

缓冲溶液在医学上有广泛的应用。在体外,细胞的培养、组织切片和细菌的染色、血库中血液的保存、药剂的配制及仿生物体内环境的生物化学实验都需要在一定酸碱条件下进行。溶液酸碱度一旦超出所需范围,就会产生不良后果。因此选择合适的缓冲溶液,保持溶液酸碱度的相对稳定,在药理、病理和生物化学等相关实验中具有重要的意义。

人体内极为复杂的物质代谢反应都是受各种酶控制的,每一种酶只有在一定 pH 值范围内才具有活性。如胃蛋白酶的适宜 pH 值范围为 1.5~2.0,超出这个范围其活性就会大大降低。人体内各种体液都有一定的较稳定的 pH 值范围,超出正常范围太多,可能引起机体内许多功能失调。

在生命活动过程中,会不断地产生酸性物质,如碳酸、乳酸等;也会不断地产生碱性物质,如碳酸氢盐(HCO_3^-)、磷酸氢盐(HPO_4^{2-})等。另外,人们摄取的食物中也有相当数量的酸性或碱性物质。尽管如此,正常人血液的 pH 值总是保持在 7.35~7.45 的范围内,原因是血液中存在多种缓冲对,具有缓冲作用,与肺、肾共同发挥调节作用。人体血液中的缓冲对主要有以下几类。

血浆中:H_2CO_3-$NaHCO_3$、NaH_2PO_4-Na_2HPO_4、HPr-NaPr(Pr 代表蛋白质)。

红细胞中:H_2CO_3-$KHCO_3$、KH_2PO_4-K_2HPO_4、HHb-KHb(Hb 代表氧合血红蛋白)。

在这些缓冲对中,以 H_2CO_3-HCO_3^- 缓冲对最为重要,其浓度最高,缓冲容量最大。在血液中,H_2CO_3 主要以 CO_2 形式存在,与 HCO_3^- 之间存在以下平衡:

$$H_2CO_3 \rightleftharpoons H^+ + HCO_3^-$$

正常血浆中 H_2CO_3 和 $NaHCO_3$ 的缓冲比为 20:1,已超出体外缓冲溶液有效缓冲比范围,为什么还会有很强的缓冲能力呢?这是因为血液时刻都在不停地流动,它可以不断地把过量的 H_2CO_3 和 $NaHCO_3$ 送到肺和肾,因而可以保持血液的 pH 值相对稳定。例如,在细胞内物质分解代谢过程中,能产生一些非挥发性的酸,如硫酸、磷酸、乳酸等。当这些比 H_2CO_3 强的酸进入血浆时,主要由 $NaHCO_3$ 解离出的 HCO_3^- 发挥其抗酸作用,即 HCO_3^- 和 H^+ 结合成 H_2CO_3,从而使缓冲溶液中的解离平衡向左移动,过量的 H_2CO_3 将随血液经肺部时,分解为 H_2O 和 CO_2,并通过呼吸将 CO_2 排出体外,因此血浆具有抗酸作用,可保持自身的 pH 值基本恒定。当人体代谢产生的和食入的碱性物质进入血浆时,则由缓冲溶液中的 H_2CO_3 发挥其抗碱作用。从而使缓冲对 H_2CO_3-$NaHCO_3$ 中的 H_2CO_3 的解离平衡向右移动,以补充消耗的 H^+,同时生成 HCO_3^-。过量的 HCO_3^- 将随血液流经肾脏时进行生理调节,随着尿液排出体外,因此血浆的 pH 值保持基本恒定。

在红细胞内的缓冲对中,以血红蛋白和氧合血红蛋白最为重要。因为血液对 CO_2 的缓冲作用主要是靠它们实现的。例如,正常人体代谢产生的 CO_2 进入静脉血液后,绝大部分与红细胞内的血红蛋白离子发生下列反应:

$$CO_2 + H_2O + Hb^- \rightleftharpoons HHb + HCO_3^-$$

反应产生 HCO_3^- 由血液运送至肺,并与氧合血红蛋白反应:

$$HCO_3^- + HHbO_2 \rightleftharpoons HbO_2^- + CO_2 + H_2O$$

反应生成的 CO_2 从肺部呼出。这说明由于血红蛋白和氧合血红蛋白的缓冲作用,在大量 CO_2 从组织细胞运送到肺的过程中,血液的 pH 值不致受到太大的影响。

所以,由于血液中多种缓冲系的缓冲作用和肺、肾的调节作用,正常人血液的 pH 值才能够基本保持在恒定的狭窄范围(7.35~7.45)内。

本章小结

电解质溶液	学习要点
弱电解质的解离平衡	概念:弱电解质、解离平衡、解离度、解离常数、同离子效应 应用:使用平衡移动原理解释弱电解质的解离平衡和同离子效应
酸碱质子理论	概念:酸、碱、两性物质、共轭酸碱对、水的离子积常数 K_w 应用:使用质子理论判断物质的酸性、碱性及两性;计算共轭酸碱对的解离常数
溶液的酸碱性和 pH 值	概念:溶液酸碱性和 pH 值的关系 应用:计算强酸、强碱及一元弱酸、弱碱的 pH 值
缓冲溶液	概念:缓冲作用、缓冲溶液、缓冲原理、缓冲容量、缓冲比 应用:使用缓冲公式 pH=pK_a+lg[共轭碱]/[共轭酸]计算缓冲溶液 pH 值,配制缓冲溶液

目标检测

一、填空题。

1. 根据酸碱质子理论,凡能给出质子(H^+)的物质是_____,凡能够接受质子(H^+)的物质是_____,在组成上仅差一个质子的一对酸碱称为_____。

2. 在 $NH_3 \cdot H_2O$ 溶液中加入 NH_4Cl,溶液中的 NH_4^+ 浓度将_____,解离平衡向_____移动,导致其解离度_____,溶液 pH 值_____。

3. 缓冲容量的大小与_____和_____有关。

4. 溶液中的[H^+]越大,pH 值越_____,酸性越_____;[OH^-]越大,pH 值越_____,碱性越_____。

5. 0.05 mol/L H_2SO_4 溶液的 pH 值为_____,0.1 mol/L NaOH 溶液的 pH 值

为_____。

二、简答题。

1. 什么是同离子效应？举例讲解。

2. 按照酸碱质子理论，下列物质哪些是酸、碱或两性物质？哪些互为共轭酸碱对？

$HAc, HS^-, NH_3, HCO_3^-, H_2PO_4^-, HPO_4^{2-}, H_2O, CO_3^{2-}, Ac^-, NH_4^+$

3. 什么是缓冲溶液？缓冲溶液缓冲能力的大小与哪些因素有关？

4. H_2CO_3-$NaHCO_3$ 是血浆中最主要的缓冲对，简述其缓冲作用原理。

5. 简述配制缓冲溶液时，应遵循的原则和步骤。

三、计算题。

1. 已知 25 ℃时，$NH_3 \cdot H_2O$ 的 $K_b = 1.76 \times 10^{-5}$，求 0.1 mol/L $NH_3 \cdot H_2O$ 的 pH 值。

2. 将 0.10 mol/L HAc 溶液和 0.10 mol/L NaOH 溶液以 2∶1 的体积比混合，求此缓冲溶液的 pH 值。（已知 HAc 的 $pK_a = 4.75$）

3. 正常人体血浆中，$[HCO_3^-] = 24.0$ mmol/L、$[CO_2(aq)] = 1.20$ mmol/L。若某人因腹泻使血浆中 $[HCO_3^-]$ 减少到为原来的 70%，试求此人血浆的 pH 值，并判断是否会引起酸中毒。（已知 H_2CO_3 的 $pK_{a1} = 6.10$）

(郑州铁路职业技术学院　王洪涛)

第五章　氧化还原反应和电极电势

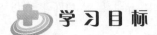

1. 掌握：氧化数，氧化还原反应，共轭氧化还原电对。
2. 熟悉：电极电势及其应用。
3. 了解：原电池组成、电极反应。

对氨基水杨酸钠是常用的抗结核病药。静脉滴注可用于治疗结核性脑膜炎及急性播散性结核病。本品仅对结核分枝杆菌有效。单独应用时结核分枝杆菌能迅速产生耐药性，因此本品必须与其他抗结核病药合用。链霉素和异烟肼与本品合用时能延缓结核分枝杆菌对前二者耐药性的产生。本品对不典型结核分枝杆菌无效。主要用作二线抗结核病药物。

注射用对氨基水杨酸钠用法用量：静脉滴注一日 4~12 g，小儿每日 0.2~0.3 g/kg。临用前加灭菌注射用水适量使溶解后再用 5% 葡萄糖注射液 500 mL 稀释，在避光下（在滴瓶外面用黑纸包上）2~3 h 滴完。变色后不可再用。

1. 静脉滴注的溶液为什么需要新配制的？
2. 滴注时为什么应避光？
3. 溶液变色为什么不得使用？

第一节　氧化还原反应

氧化还原反应是非常重要的化学反应，衣、食、住、行，生物有机体的发生、发展和消亡，各行各业的物质生产，大多数与氧化还原反应有关。按照反应过程中元素的氧化数是否发生变化可以将化学反应分为两类：反应前后氧化数变化的氧化还原反应和反应前后氧化数没有变化的非氧化还原反应。

一、氧化数

1970 年，国际纯粹与应用化学联合会（IUPAC）定义了氧化数的概念：在单质或化合物中，假设把每个化学键中的电子指定给所连接的两个原子中电负性较大的一个原子，这样所得的某元素一个原子的电荷数就是该元素的氧化数。

根据此定义，确定氧化数的规则有以下几点。
(1) 在单质中，元素的氧化数为零。
(2) 在离子化合物中，元素原子的氧化数等于该元素单原子离子的电荷数。

(3) 在结构已知的共价化合物中，把属于两原子的共用电子对指定给两个原子中电负性较大的原子时，分别在两个原子上留下的表观电荷数就是它们的氧化数。例如，在 H_2O 中，氧原子的氧化数为 -2，氢原子的氧化数为 $+1$。对于同种元素两个原子之间的共价键，该元素的氧化数为零。例如，在 H_2 中，氢原子的氧化数为 0。如该化合物中某一元素有两个或两个以上共价键，则该元素的氧化数为其各个键所表现的氧化数的代数和。

(4) 在结构未知的共价化合物中，某元素的氧化数可按下述规定由该化合物其他元素的氧化数算出：分子或复杂离子的总电荷数等于其中各元素氧化数的代数和。

(5) 某些元素在化合物中的氧化数有定值。一般来说，碱金属在化合物中的氧化数为 $+1$，碱土金属的氧化数为 $+2$。通常氧的氧化数为 -2，但在过氧化物（如 H_2O_2）中为 -1，除了在金属氢化物中 H 为 -1 外，氢在其他化合物中的氧化数皆为 $+1$。

根据上述规则，能简便地求得物质中任一元素的氧化数。

【例 5-1】 计算锰酸钾（K_2MnO_4）中锰的氧化数。

解：设 K_2MnO_4 中锰的氧化数为 x，根据氧化数规则有

$$2\times 1 + x + 4\times(-2) = 0$$

得

$$x = +6$$

氧化数和化合价虽然有一定关系，但它们是两个不同的概念。在很多化合物中，元素的氧化数与化合价往往在数值相同，但在一些共价化合物中，两者并不一致。例如，在 CH_4、CH_3Cl、CH_2Cl_2、$CHCl_3$ 和 CCl_4 中，碳的氧化数分别为 -4、-2、0、$+2$、$+4$，而碳的化合价都为 4。化合价是指元素在化合态时原子的个数比，只能是整数，氧化数是元素一个原子的形式电荷数，可以是整数，也可以是分数。如 Fe_3O_4 中铁的氧化数为 $+\dfrac{8}{3}$。

二、氧化还原反应

反应前后元素氧化数有变化的反应是氧化还原反应。氧化数升高的过程称为氧化，氧化数降低的过程称为还原。氧化数升高的物质称为还原剂，氧化数降低的物质称为氧化剂。

氧化还原反应的本质是电子的得失或偏移，即电子的转移。从这个角度看，氧化反应是物质失去电子的反应，还原反应是物质得到电子的反应。在氧化还原反应中，失去电子的物质称为还原剂，得到电子的物质称为氧化剂。例如：

$$\overset{+7}{2KMnO_4} + \overset{-1}{5H_2O_2} + 3H_2SO_4 =\!=\!= 2\overset{+2}{MnSO_4} + K_2SO_4 + 5\overset{0}{O_2}\uparrow + 8H_2O$$

氧化剂　　还原剂　　　　　　　　还原产物　　　　氧化产物

$KMnO_4$ 中 Mn 的氧化数从 $+7$ 降到 $+2$，本身是氧化剂被还原，使 H_2O_2 被氧化。H_2O_2 中 O 的氧化数从 -1 升到 0，本身是还原剂被氧化，使 $KMnO_4$ 被还原。H_2SO_4 虽然也参加了反应，但没有氧化数的变化，这类物质通常称为介质。

常见的氧化剂一般是一些氧化数容易降低的物质，如活泼的非金属单质 O_2、卤素等，以及氧化数高的离子或化合物，如 $KMnO_4$、$K_2Cr_2O_7$、浓 H_2SO_4 等。常见的还原剂一般是一些氧化数容易升高的物质，如碱金属、Al 和 Zn 等活泼的金属，以及氧化数低的离子或化合物，如 S^{2-}、KI、$SnCl_2$ 和 $FeSO_4$ 等。当一种元素有多种不同氧化数的化合态时，具有中间氧化数的化合态既可作为氧化剂，又可作为还原剂。例如 H_2O_2 中 O 的氧化数为 -1，当它与强氧化剂 Cl_2 或 $KMnO_4$ 作用时作为还原剂，氧元素的氧化数升高，由 -1 升至 0；而 H_2O_2 在酸性溶液中与 Fe^{2+} 或 I^- 作用时，又可作为氧化剂，氧元素氧化数降低，由 -1 降至 -2。

在多数氧化还原反应中，氧化剂和还原剂是两种不同的物质，也有的氧化还原反应中氧化剂和还原剂是同一种物质，例如：

$$2KClO_3 =\!=\!= 2KCl + 3O_2\uparrow$$

像这种氧化剂和还原剂是同一种物质的氧化还原反应称为自身氧化还原反应。

氧化数

某物质中同一元素同一氧化态的原子既被氧化又被还原的氧化还原反应称为歧化反应,它是一种特殊的自身氧化还原反应。例如:

$$Cl_2 + H_2O \rightleftharpoons HClO + HCl$$

三、氧化还原共轭关系

任何一个氧化还原反应都包括两部分,一个是氧化剂被还原,另一个是还原剂被氧化。例如:

$$Cu^{2+} + Zn \rightleftharpoons Cu + Zn^{2+}$$

由以下两部分组成:

$$还原反应 \quad Cu^{2+} + 2e \rightleftharpoons Cu$$
$$氧化反应 \quad Zn - 2e \rightleftharpoons Zn^{2+}$$

在氧化还原反应中,氧化剂与还原产物、还原剂与氧化产物各自组成共轭的氧化还原体系,这种共轭的氧化还原体系,我们称为共轭氧化还原电对,简称共轭电对。氧化还原电对中,氧化数高的物质称为氧化型物质,用符号 Ox 表示;氧化数低的物质称为还原型物质,用符号 Red 表示。通常共轭电对表示为 Ox/Red。例如,由 Zn^{2+} 和 Zn 组成的电对可表示为 Zn^{2+}/Zn,由 Cu^{2+} 和 Cu 组成的电对可表示为 Cu^{2+}/Cu。

在氧化还原电对中,氧化型物质与还原型物质之间存在下列转化关系:

$$Ox + ne \rightleftharpoons Red$$

电对中的氧化型物质得电子,在反应中作为氧化剂;电对中的还原型物质失电子,在反应中作为还原剂。氧化型物质的氧化能力与还原型物质的还原能力存在共轭关系,氧化型物质的氧化能力越强,其对应的还原型物质的还原能力就越弱;反之亦然。例如,在 MnO_4^-/Mn^{2+} 电对中,MnO_4^- 氧化能力强,是强的氧化剂,而 Mn^{2+} 还原能力弱,是弱的还原剂;在 Zn^{2+}/Zn 电对中,Zn^{2+} 是弱的氧化剂,而 Zn 是强的还原剂。

四、氧化还原反应在医学上的应用

氧化还原反应在自然界中普遍存在,对于生物体,尤其是人体和生命活动具有重要的意义。食物中的糖类、脂肪和蛋白质在体内与氧发生生物氧化,以满足生命活动如肌肉收缩、神经传导和物质代谢等的能量需要。例如,葡萄糖发生的氧化反应:

$$C_6H_{12}O_6 + 6O_2 \rightleftharpoons 6CO_2 + 6H_2O$$

虽然反应的原理与体外的氧化反应相同,但是过程要复杂得多。因为生物氧化是在体温条件下、近中性的含水环境中进行的一系列酶促反应;反应过程中释放的大部分能量合成高能磷酸化合物三磷酸腺苷(ATP),并将能量储存起来。一旦肌体活动需要,再由 ATP 通过水解提供能量。可见氧化还原反应在生物代谢过程中非常重要。

在卫生方面,许多氧化性物质(如过氧化氢、高锰酸钾、氯气、臭氧等)常作为净化剂和消毒杀菌剂。高锰酸钾在医药上和日常生活中广泛用于灭菌消毒。例如,用 0.1% 的高锰酸钾水溶液浸泡苹果、杨梅、樱桃等果品,5 min 就可杀死附着在外表的细菌,防止肠道感染,并能把残留在果皮外的各种农药杀虫剂氧化。黄瓜、番茄、胡萝卜等用上法处理,还可以杀死附着在瓜果上的蛔虫等寄生虫卵。医药上用高锰酸钾的稀水溶液来消炎、止痒、除臭和防止感染。5% 的高锰酸钾溶液还可以治疗烫伤。

知识链接

Note

第二节 电极电势

一、原电池

将 Zn 片放到 $CuSO_4$ 溶液中,发生下列置换反应:

$$Zn+Cu^{2+} \rightleftharpoons Cu+Zn^{2+}$$

反应的实质是金属 Zn 失去电子变成 Zn^{2+}，Cu^{2+} 得到电子变成金属 Cu，即还原剂把电子转移给氧化剂。由于这种电子的转移不是电子的定向移动，因而不能产生电流。

假如在氧化剂和还原剂之间连接导体，还原剂失去的电子可以通过导体传递给氧化剂，就可以产生电子的定向移动，从而产生电流，如图 5-1 所示。这种借助氧化还原反应将化学能转变成电能的装置称为原电池。

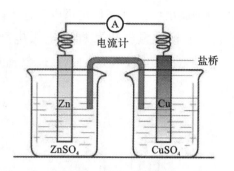

图 5-1　原电池示意图

原电池中，电子流出的电极称为负极，发生氧化反应；电子流入的电极称为正极，发生还原反应。电极中进行的半电池反应称为电极反应；总反应称为电池反应。Cu-Zn 原电池的电极反应和电池反应如下：

负极反应：　　　　　　$Zn-2e \rightleftharpoons Zn^{2+}$

正极反应：　　　　　　$Cu^{2+}+2e \rightleftharpoons Cu$

电池反应：　　　　　　$Cu^{2+}+Zn \rightleftharpoons Cu+Zn^{2+}$

每种原电池都是由两个半电池所组成的，例如，Cu-Zn 原电池就是由 Zn 和 $ZnSO_4$ 溶液、Cu 和 $CuSO_4$ 溶液所构成的两个半电池连接而成的。为了应用方便，通常用电池符号来表示一个原电池的组成，如 Cu-Zn 原电池可表示如下：

$$(-)Zn(s)|ZnSO_4(c_1)\|CuSO_4(c_2)|Cu(s)(+)$$

书写电池符号规定如下：

(1) 一般把负极写在左边，正极写在右边。

(2) 用"｜"表示两相界面，不存在界面时用","表示，"‖"表示盐桥。

(3) 用化学式表示电池物质的组成，并注明物质的状态，气体应注明分压，溶液应注明浓度，如不注明一般是指 101.3 kPa 或 1 mol/L。

(4) 某些氧化还原电对本身不是金属导体时，需外加一个能导电而本身不参与电极反应的惰性电极，如铂电极或石墨电极等。

二、电极电势

(一) 电极电势的产生

如果用导线把原电池的两个电极连接起来，检流计指针就会偏转，表明在两个电极之间存在电势差，也就是说两个电极的电势不同。那么，单个电极的电势是如何产生的呢？1889 年，德国化学家能斯特(Walther Hermann Nernst)提出了金属在溶液中的双电层理论，并用此理论定性地解释了电极电势产生的原因。下面以 Zn 电极为例来说明。

当把金属 Zn 放在 Zn^{2+} 溶液中时，会同时出现两种相反的趋向。一方面，Zn 表面上的 Zn^{2+} 由于受极性较大的水分子作用，有离开 Zn 表面而溶解于溶液中的趋向，Zn 的表面由于失去 Zn^{2+} 而带负电荷；另一方面，溶液中的 Zn^{2+} 碰撞到 Zn 的表面，受电子的吸引也可沉积到金属表面。此两过程可表示如下：

$$Zn \underset{\text{沉积}}{\overset{\text{溶解}}{\rightleftharpoons}} Zn^{2+}+2e$$

当溶解和沉积的速率相等时，则达到一种动态平衡。由于 Zn 比较活泼，其溶解趋势大于沉积趋势，结果 Zn 表面因自由电子过剩而带负电荷，Zn 附近溶液则具有带正电荷的剩余电量，而在 Zn 片和溶液间形成了双电层。像这种形成的双电层之间的电势差就是电极的电极电势。对于活泼性较差的金属如 Cu，当达到平衡时，沉积趋势大于溶解趋势，使金属带正电荷，而附近的溶液带负电荷，也构成双电层，产生电势差而具有电极电势。

不同的电极形成双电层的电势差不同,电极电势就不同。金属越活泼,溶解的倾向就越大,离子沉积的倾向越小,达到平衡时电极电势越低;反之,电极的电势越高。

(二)标准氢电极和标准电极电势

不同电极的电极电势不同,但迄今为止,人们还无法直接测出单个电极电势的绝对值。实际上,人们并不关心单个电极的绝对电极电势,而更关心的是不同电极的电极电势相对大小。

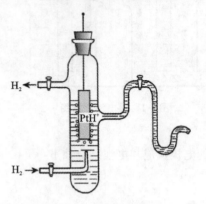

图 5-2 标准氢电极

为了比较不同电极电势之间的相对大小,通常采用标准氢电极作为比较的标准,称其为参比电极,并将其电极电势规定为零。标准氢电极如图 5-2 所示。

将表面镀上一层海绵状铂黑的铂片,放入 H^+ 活度为 1 mol/L 的酸溶液中,在 298.15 K 时不断通入压力为 101.3 kPa 的纯 H_2 流,使铂黑吸附 H_2 达到饱和,被铂黑吸附的 H_2 与溶液中的 H^+ 建立起如下平衡:

$$2H^+ + 2e \rightleftharpoons H_2(g)$$

在该条件下的电势差就是标准氢电极的电极电势,电化学上规定为零,可用符号表示为

$$H^+(1\ mol/L)\,|\,H_2(101.3\ kPa)\,|\,Pt \quad E^\ominus(H^+/H_2) = 0.0000\ V$$

E 右上角的"$\ominus$"表示组成电极的各物质均处于标准状态,即溶液浓度为 1 mol/L,气体压力为标准压力 101.3 kPa,固体或液体为纯净物质。

将其他任何电极与标准氢电极组成原电池,当测定原电池的电动势后,即可确定该电极的电势。若待测电极也处于标准状态,则测得的电极电势就称为该电极的标准电极电势。用符号 $E^\ominus$(氧化态/还原态)表示。

若组成原电池的两个电对均处于标准状态,那么两电极之间的电势差就是该原电池的标准电动势,用 $\varepsilon^\ominus$ 表示

$$\varepsilon^\ominus = E^\ominus_{正} - E^\ominus_{负}$$

如实验可测定下面电池的电动势。电极的正、负可由电位差计指针的偏转来确定。

$$(-)Zn\,|\,Zn^{2+}(1\ mol/L)\,\|\,H^+(1\ mol/L)\,|\,H_2(100\ kPa)\,|\,Pt(+) \quad \varepsilon^\ominus = 0.7618\ V$$
$$(-)Pt\,|\,H_2(100\ kPa)\,|\,H^+(1\ mol/L)\,\|\,Cu^{2+}(1\ mol/L)\,|\,Cu(+) \quad \varepsilon^\ominus = 0.3419\ V$$

由于 $\varepsilon^\ominus = E^\ominus_{正} - E^\ominus_{负}$,所以对于第一个电池

$$\varepsilon^\ominus = E^\ominus(H^+/H_2) - E^\ominus(Zn^{2+}/Zn) = 0.7618\ V$$
$$E^\ominus(Zn^{2+}/Zn) = -0.7618\ V$$

即锌电极的标准电极电势为 -0.7618 V。

对于第二个电池

$$\varepsilon^\ominus = E^\ominus(Cu^{2+}/Cu) - E^\ominus(H^+/H_2) = 0.3419\ V$$
$$E^\ominus(Cu^{2+}/Cu) = 0.3419\ V$$

即铜电极的标准电极电势为 0.3419 V。

可见,电极电势可以是正值,也可以是负值。锌电极的 $E^\ominus(Zn^{2+}/Zn) = -0.7618$ V,意味着标准锌电极的电极电势比标准氢电极的电极电势低 0.7618 V;同理,铜电极的 $E^\ominus(Cu^{2+}/Cu) = 0.3419$ V,意味着标准铜电极的电极电势比标准氢电极的电极电势高 0.3419 V。

根据上述方法,可以测定出各种电极的标准电极电势,通常列成标准电极电势表(附录)以供查用。

使用附录中数据时,应注意以下几点:

(1) 表中电对按氧化态/还原态顺序书写,电极反应按还原反应书写,即

$$Ox + ne \rightleftharpoons Red$$

电极电势的高低表明电子得失的难易,同时表明了氧化还原能力的强弱。电极电势越大,表明该电对氧化态物质结合电子的能力越强,即氧化能力越强;反之,电极电势越小,则表明该电对还原态物质失

去电子的能力越强,即还原态的还原能力越强。

(2) 标准电极电势值反映的是电对在标准状态下得失电子的倾向,是由物质本性决定的,与物质的化学计量数无关,也不因电极反应进行的方向而改变。例如

$$Ag^+ + e \rightleftharpoons Ag$$
$$2Ag^+ + 2e \rightleftharpoons 2Ag$$

其 $E^{\ominus}(Ag^+/Ag)$ 都是 0.7996 V。

(3) 标准电极电势表(附录)分酸表和碱表。在电极反应中,无论在反应物还是在产物中出现 H^+,皆查酸表;无论在反应物还是在产物中出现 OH^-,皆查碱表;电极反应中无 H^+ 或 OH^- 出现时,可以通过存在的状态来分析。例如,电对 Fe^{3+}/Fe^{2+},Fe^{3+} 和 Fe^{2+} 都只能在酸性溶液中存在,故查酸表。

三、能斯特方程式

标准电极电势是在 298 K,离子活度为 1 mol/L(气体压力为 101.3 kPa)的标准状态下测得的。而实际反应过程中,外界条件不一定是标准状态,所以电极电势也不一定为标准电极电势。实验表明,电极电势与浓度(或分压)、介质和温度之间的关系符合能斯特方程式。

对于任意电极反应:
$$aOx + ne \rightleftharpoons bRed$$

其能斯特方程式为

$$E = E^{\ominus} + \frac{RT}{nF} \ln \frac{c^a(Ox)}{c^b(Red)}$$

式中:E 为电极在任意状态时的电极电势;$E^{\ominus}$ 为电极在标准状态时的电极电势;R 为摩尔气体常数,8.314 J/(mol·K);n 为电极反应中转移的电子数;T 为热力学温度(K);F 为法拉第常数,96485 C/mol;a、b 分别为电极反应中氧化型 Ox、还原型 Red 有关物质的化学计量数。

氧化型与氧化态,还原型与还原态略有不同,如电极反应:

$$MnO_4^- + 8H^+ + 5e \rightleftharpoons Mn^{2+} + 4H_2O$$

MnO_4^- 为氧化态,$MnO_4^- + 8H^+$ 为氧化型,即氧化型包括氧化态和介质;Mn^{2+} 为还原态,$Mn^{2+} + 4H_2O$ 为还原型,还原型包括还原态和介质产物。

若将自然对数改为常用对数,温度为 298 K 时,能斯特方程式可简化为

$$E = E^{\ominus} + \frac{0.0592}{n} \lg \frac{c^a(Ox)}{c^b(Red)}$$

应用能斯特方程式时须注意以下几点。

(1) 如果电对中某一物质是固体、纯液体或水,它们的浓度为常数,不写入能斯特方程式中,例如:

$$Cu^{2+} + 2e \rightleftharpoons Cu$$

$$E(Cu^{2+}/Cu) = E^{\ominus}(Cu^{2+}/Cu) + \frac{0.0592}{2} \lg c(Cu^{2+})$$

$$MnO_4^- + 8H^+ + 5e \rightleftharpoons Mn^{2+} + 4H_2O$$

$$E(MnO_4^-/Mn^{2+}) = E^{\ominus}(MnO_4^-/Mn^{2+}) + \frac{0.0592}{5} \lg \frac{c(MnO_4^-) \cdot c^8(H^+)}{c(Mn^{2+})}$$

(2) 如果电对中某一物质是气体,其浓度用相对分压代替,例如:

$$2H^+ + 2e \rightleftharpoons H_2$$

$$E(H^+/H_2) = E^{\ominus}(H^+/H_2) + \frac{0.0592}{2} \lg \frac{c^2(H^+)}{p(H_2)/p^{\ominus}}$$

(3) 如果在电极反应中,除了氧化态、还原态物质外,还有参加电极反应的其他物质,如 H^+、OH^- 存在,则应把这些物质的浓度也表示在能斯特方程式中。

【例 5-2】 计算下列电极在 298 K 时的电极电势:

(1) $Pt|H^+(1.0 \times 10^{-2}\ mol/L), Mn^{2+}(1.0 \times 10^{-4}\ mol/L), MnO_4^-(0.10\ mol/L)$

(2) $Ag, AgCl(s)|Cl^-(1.0 \times 10^{-2}\ mol/L)$(电极反应为 $AgCl(s) + e \rightleftharpoons Ag(s) + Cl^-$)

(3) Pt,O_2(10.0 kPa)|OH^-(1.0×10^{-2} mol/L)

解:(1) $MnO_4^- + 8H^+ + 5e \Longrightarrow Mn^{2+} + 4H_2O$

$$E_{MnO_4^-/Mn^{2+}} = E^{\ominus}_{MnO_4^-/Mn^{2+}} + \frac{0.0592}{5}\lg\frac{[MnO_4^-][H^+]^8}{[Mn^{2+}]} = 1.36 \text{ V}$$

(2) $E_{AgCl/Ag} = E^{\ominus}_{AgCl/Ag} + 0.0592\lg\frac{1}{[Cl^-]} = 0.341 \text{ V}$

(3) $O_2 + 4e + 2H_2O \Longrightarrow 4OH^-$

$$E_{O_2/OH^-} = E^{\ominus}_{O_2/OH^-} + \frac{0.0592}{4}\lg\frac{p_{O_2}/p^{\ominus}}{[OH^-]^4} = 0.505 \text{ V}$$

知识拓展

二氧化氯消毒处理含溴离子水

对饮用水进行消毒处理使得人类的生活质量得到改善。水处理中最古老,也是应用最广泛的消毒杀菌方法为液氯消毒,但同其他有效氯制剂一样,会形成氯化消毒副产物三卤甲烷类等物质。为了避免三卤甲烷的形成,多种消毒杀菌方法应运而生,如臭氧消毒、二氧化氯消毒以及紫外消毒。紫外消毒虽然不会带进任何杂质,但其没有后续杀菌能力,且可能存在被杀灭细菌复活的现象,容易导致二次污染。臭氧由于其极强的氧化能力,能高效杀灭各类微生物,但是,与紫外消毒一样,臭氧消毒也没有后续杀菌能力;另外,在消毒过程中,部分有机物会被氧化成醛类等物质,同时也能将水中可能存在的微量Br^-氧化成溴酸盐(BrO_3^-)。

溴酸盐被国际癌症研究中心列为2B级的潜在致癌物(对人可能致癌),因此在饮用水以及瓶装水、矿泉水中对该物质的控制也越来越严格。

二氧化氯作为第四代消毒剂,是世界卫生组织和世界粮农组织推荐的A1级广谱、安全和高效消毒剂,并已成功应用于饮用水消毒处理。尽管分子中含有氯元素,但其与其他氯制剂的消毒机理不一样,二氧化氯主要是依靠其本身的氧化能力杀灭微生物,因此可以大大降低三卤甲烷等致癌副产物的产生。

饮用水、瓶装水和矿泉水的消毒处理一般都在中性条件下进行,从二氧化氯发生还原反应的电极电势来看,二氧化氯用量低于 1 mg/L 即可达到优秀的杀菌消毒效果,且能保持一定的后续消毒能力。在此条件下,二氧化氯的氧化能力不足以将Br^-氧化成BrO_3^-,该用量对人体不会造成不良伤害。

第三节 电极电势的应用

一、判断氧化剂还原剂的相对强弱

电极电势的相对大小反映了电对中氧化型物质得电子和还原型物质失电子能力的强弱。因此,根据电极电势的相对大小,可以比较氧化剂或还原剂的相对强弱。电对的电极电势越大,就意味着电对中氧化型物质越易得电子,是越强的氧化剂;而对应的还原型物质越难失电子,是越弱的还原剂。反之,电对的电极电势越小,电对中还原型物质越易失电子,是越强的还原剂;而对应的氧化型物质越难得电子,是越弱的氧化剂。

【例5-3】 下列物质:$FeCl_2$、$SnCl_2$、H_2、KI、Li、Mg、Al,在酸性介质中它们都能作为还原剂。试把这些物质按还原能力的大小排列,并注明它们的氧化产物。

解：$\varphi^{\ominus}$ 越小，还原能力越强。在酸性介质中，Fe^{2+}、Sn^{2+}、H_2、I^-、Li、Mg、Al 分别被氧化为 Fe^{3+}、Sn^{4+}、H^+、I_2、Li^+、Mg^{2+}、Al^{3+}，依据标准电极电势：

$Li \Longrightarrow Li^+ + e$ $E^{\ominus} = -3.040 \text{ V}$

$Mg \Longrightarrow Mg^{2+} + 2e$ $E^{\ominus} = -2.372 \text{ V}$

$Al \Longrightarrow Al^{3+} + 3e$ $E^{\ominus} = -1.662 \text{ V}$

$H_2 \Longrightarrow 2H^+ + 2e$ $E^{\ominus} = 0.000 \text{ V}$

$Sn^{2+} \Longrightarrow Sn^{4+} + 2e$ $E^{\ominus} = 0.151 \text{ V}$

$2I^- \Longrightarrow I_2 + 2e$ $E^{\ominus} = 0.5355 \text{ V}$

$Fe^{2+} \Longrightarrow Fe^{3+} + e$ $E^{\ominus} = 0.771 \text{ V}$

得还原能力为 $Li > Mg > Al > H_2 > Sn^{2+} > I^- > Fe^{2+}$。

用电极电势的大小来比较氧化剂和还原剂的相对强弱时，要考虑浓度及 pH 值等因素的影响。当电对处于非标准状态下，必须利用能斯特方程式计算出各电对的电极电势，然后再进行比较。当各电对的标准电极电势相差较大（一般大于 0.3 V）时，可以直接利用标准电极电势进行比较。

二、判断氧化还原反应进行的方向

氧化还原反应自发进行的方向一般为强氧化剂＋强还原剂 $\Longrightarrow$ 弱还原剂＋弱氧化剂，即 E 值大的氧化态物质能氧化 E 值小的还原态物质。要判断一个氧化还原反应进行的方向，可将该反应组成原电池，使反应物中氧化剂对应的电对为正极，还原剂对应的电对为负极，计算原电池的电动势。

若 $\varepsilon > 0$，即 $E_{正} > E_{负}$，反应正向自发进行。

若 $\varepsilon = 0$，即 $E_{正} = E_{负}$，反应处于平衡状态。

若 $\varepsilon < 0$，即 $E_{正} < E_{负}$，反应逆向自发进行。

当各物质处于标准状态时，则用标准电极电势或标准电动势来判断。

【例 5-4】应用电极电势表，判断标准状态下，下列反应中哪些能进行。若能进行，写出反应式。

(1) $Cd + HCl$ (2) $Ag + Cu(NO_3)_2$ (3) $Cu + Hg(NO_3)_2$ (4) $H_2SO_3 + O_2$

解：(1) $Cd + 2HCl \Longrightarrow CdCl_2 + H_2$ $E^{\ominus} = 0 - (-0.4030) = 0.4030 \text{ V} > 0$，能进行。

(2) $2Ag + Cu(NO_3)_2 \Longrightarrow 2AgNO_3 + Cu$ $E^{\ominus} = 0.3419 - 0.7996 = -0.4577 \text{ V} < 0$，不能进行。

(3) $Cu + Hg(NO_3)_2 \Longrightarrow Cu(NO_3)_2 + Hg$ $E^{\ominus} = 0.851 - 0.3419 = 0.5091 \text{ V} > 0$，能进行。

(4) $2H_2SO_3 + O_2 \Longrightarrow 2H_2SO_4$ $E^{\ominus} = 1.229 - 0.172 = 1.057 \text{ V} > 0$，能进行。

当两个电对的标准电极电势相差较小（一般小于 0.2 V）时，有可能通过改变氧化剂（或还原剂）的浓度或溶液的酸度来改变氧化还原反应进行的方向。如果两个电对的标准电极电势相差较大，则很难通过改变物质的浓度来改变反应进行的方向。

三、判断氧化还原反应进行的程度

将一个氧化还原反应设计成原电池后，可根据电池的标准电动势 $\varepsilon^{\ominus}$ 计算出该氧化还原反应的平衡常数 $K^{\ominus}$。298 K 时，有

$$\lg K^{\ominus} = \frac{n\varepsilon^{\ominus}}{0.0592}$$

根据该式，已知原电池的标准电动势 $\varepsilon^{\ominus}$ 和电池反应中转移的电子数 n，便可计算出氧化还原反应的平衡常数。$\varepsilon^{\ominus}$ 越大，$K^{\ominus}$ 越大，反应进行的趋势越大，达平衡时完成的程度越大。但是，$\varepsilon^{\ominus}$ 和 $K^{\ominus}$ 的大小只能反映氧化还原反应的自发倾向和完成程度，并不涉及反应速率。

电极电势的应用

Note

本章小结

氧化还原反应和电极电势	学习要点
氧化还原反应	氧化数、氧化还原反应、自身氧化还原反应、歧化反应、氧化剂、还原剂、共轭电对
电极电势	原电池的概念、组成及表示,电极电势的产生
电极电势应用	判断氧化剂还原剂的相对强弱,判断氧化还原反应进行的方向,判断氧化还原反应进行的程度

目标检测
答案

目标检测

一、选择题。

1. 根据标准电极电势表,在标准状况下,Fe^{3+}/Fe^{2+} 和 I_2/I^- 两个电对中,较强的氧化剂是( )。
   A. Fe^{3+} B. Fe^{2+} C. I_2 D. I^-

2. 在下列金属电对中,标准电极电势值最小的是( )。
   A. Fe^{3+}/Fe^{2+} B. Cu^{2+}/Cu C. Zn^{2+}/Zn D. Ag^+/Ag

3. 已知:$\varphi^{\ominus}(Fe^{3+}/Fe^{2+}) = 0.771$ V,$\varphi^{\ominus}(Br_2/Br^-) = 1.0873$ V,$\varphi^{\ominus}(H_2O_2/H_2O) = 1.776$ V,$\varphi^{\ominus}(Cu^{2+}/Cu) = 0.3419$ V,$\varphi^{\ominus}(Sn^{4+}/Sn^{2+}) = 0.151$ V。则下列各组物质在标准态下能够共存的是( )。
   A. Fe^{3+},Cu B. Fe^{3+},Br_2 C. Sn^{2+},Fe^{3+} D. H_2O_2,Fe^{2+}

4. 有一原电池:
   $$Pt|Fe^{3+}(1\ mol/L),Fe^{2+}(1\ mol/L) \parallel Ce^{4+}(1\ mol/L),Ce^{3+}(1\ mol/L)|Pt$$
   则该电池的电池反应是( )。
   A. $Ce^{3+}+Fe^{3+}\Longrightarrow Ce^{4+}+Fe^{2+}$ B. $Ce^{4+}+Fe^{2+}\Longrightarrow Ce^{3+}+Fe^{3+}$
   C. $Ce^{3+}+Fe^{2+}\Longrightarrow Ce^{4+}+Fe$ D. $Ce^{4+}+Fe^{3+}\Longrightarrow Ce^{3+}+Fe^{2+}$

二、指出下列物质中氯元素的氧化数。
NaCl　$NaClO_3$　$KClO_4$　HCl　KClO　Cl_2

三、根据标准电极电势进行判断。

1. 下列氧化剂由强到弱的顺序:
$CuCl_2$　$FeCl_3$　$KMnO_4$　I_2　Cl_2

2. 下列还原剂由强到弱的顺序:
$SnCl_2$　H_2　Mg　Cu　$FeCl_2$

四、判断下列反应在标准状态下自发进行的方向。

1. $Cu+2Fe^{3+}\Longrightarrow Cu^{2+}+2Fe^{2+}$

2. $Pb+Fe^{2+}\Longrightarrow Pb^{2+}+Fe$

(郑州铁路职业技术学院　彭秀丽)

Note

第六章 有机化合物概述

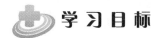

1. 掌握:有机化合物和有机化学的概念。
2. 熟悉:有机化合物的特性和结构。
3. 了解:有机化合物的分类。

案例导入

　　1882年,德国化学家维勒在实验室研究氰化物时,他将氰酸铵的水溶液加热得到了尿素。尿素原本被认为是人和哺乳动物在体内生成的有机化合物,由于人工合成了尿素,给"生命力"学说以重大打击,冲破了有机物和无机物的鸿沟。

　　1. 什么是有机化合物?
　　2. 有机化合物有哪些特性?
　　3. 有机化合物是如何分类的?

一、有机化合物和有机化学

　　人类使用有机物的历史很长,世界上几个文明古国很早就掌握了酿酒、造醋和制饴糖的技术。据记载,中国古代曾制取到一些较纯的有机物,如没食子酸(982—992年)、乌头碱(1522年以前)、甘露醇(1037—1101年)等;16世纪后期西欧制得了乙醚、硝酸乙酯、氯乙烷等。由于这些有机物都是直接或间接来自动植物体,因此,人们仅将从动植物体内得到的物质称为有机物。

　　到19世纪20年代,科学家先后用无机物人工合成许多有机物,如1828年德国化学家维勒无意中用加热的方法使无机物氰酸铵转化为有机物尿素,维勒的实验结果给予"生命力"学说第一次冲击。此后,人们相继合成了糖类和油脂等一系列有机化合物,"生命力"学说才逐渐被人们抛弃。人工合成有机物的发展,说明无机物和有机物之间的区别并不是生命和无生命的区别,这两者之间是可以相互转化的。但是它们在组成、结构和性质等方面确实有着不同之处。

　　对有机化合物的广泛研究证明,有机化合物中都含有碳元素,多数有机化合物中含有氢元素,只含有碳和氢两种元素的化合物称为碳氢化合物。有机化合物中也含有氧、氮、硫、磷和卤素等元素,这些化合物也可以看成是由碳氢化合物中的氢原子被其他的原子或原子团所取代而衍变过来的。因此,现代观点认为有机化合物是指碳氢化合物及其衍生物,简称有机物。少数物质如CO、CO_2、H_2CO_3、碳酸盐等,虽然也含有碳元素,但因它们的性质与无机物相似,通常把这些化合物归类为无机物。有机化学就是研究碳氢化合物及其衍生物的组成、结构、性质及其变化规律的科学。

二、有机化合物的特性

　　目前,有机化合物的种类已超过3000万种,它们种类繁多,性质不同,但由于有机物分子中碳原子与碳原子或其他原子主要以共价键相结合,决定了大多数有机物与无机物的不同特点。

(一)可燃性

绝大多数有机物(CCl_4等除外)可以燃烧。如汽油、棉花、油脂、酒精等。如果有机物仅含有碳和氢两种元素,则燃烧的最终产物是CO_2和H_2O,如含有其他元素,则还有这些元素的氧化物,而无机物一般不燃烧。利用这一性质,可区分有机物和无机物。

(二)熔点低

有机物的熔点通常比无机物低,一般在400 ℃以下。因为有机物在常温下为气体、液体或低熔点固体,有机物分子间的排列,是以微弱的范德华力吸引着,破坏这种引力所需要的能量较小,因此熔点较低。而无机物的晶格能通常是正负离子间的静电引力,破坏晶格需要较高的能量,因此熔点较高。例如,苯酚的熔点为40.8 ℃,NaCl的熔点为800 ℃。

(三)稳定性差

大多数有机物不如无机物稳定。有机物常因为温度、细菌、空气或光照的影响而分解变质,如维生素C片剂是白色的,但在空气中放置时间过久就会被空气氧化而变质呈黄色,失去药效。许多药物常注明有效期就是此原因。

(四)难溶于水,易溶于有机溶剂

物质的溶解性遵循相似相溶原理,即结构相似者一般都能相溶。多数有机物(乙醇、乙酸等除外)难溶于强极性的水,而易溶于极性很弱或非极性的有机溶剂,例如汽油不溶于水而易溶于乙醇、苯等有机溶剂中。

(五)反应速率慢,常伴有副反应发生

有机反应一般都是有机物分子间的反应,有的反应需要几天甚至更长的时间才能完成,往往需要加热或使用催化剂等措施来提高化学反应速率。而无机物的反应一般是瞬间进行的离子反应,反应速率很快。

另外,有机物反应时,化学键断裂的部位不是单一的,因此在主要反应进行的同时,常常伴有一些副反应发生,反应产物往往是混合物。因此在书写有机化学反应式时,反应式的右边只要求写出主要产物,反应式一般不需要配平,反应物和生成物之间用"$\longrightarrow$"连接。

三、有机化合物的分子结构

(一)碳原子的结构特点

1. 碳原子的价态

有机物分子中的原子,绝大多数是以共价键结合的,每种元素的原子都有特定的化合价。如碳原子总是四价,氧原子总是二价,氢原子总是一价等。

有机物是以碳原子为主体的化合物。碳原子位于元素周期表中第二周期,第ⅣA族,碳原子最外电子层上有4个电子,成键时既不易得电子,也不易失电子,因此碳原子易形成共价键,能形成四个共用电子对,因而有机物中的碳原子为四价。例如甲烷分子的电子式可表示为

$$\begin{array}{c} H \\ H : \overset{..}{\underset{..}{C}} : H \\ H \end{array}$$

如果用短线"—"表示一对共用电子,则甲烷分子的结构式为

$$\begin{array}{c} H \\ | \\ H-C-H \\ | \\ H \end{array}$$

这种图示不仅表示了有机物分子中原子的种类和数目,而且也表示了原子之间连接的顺序和方式。

这种能表示有机物分子中原子之间连接顺序和方式的图式,称为结构式。

2. 碳原子的结合方式

在有机物分子中,碳原子的四个共价键不仅能和氢原子或其他元素的原子结合,而且碳原子之间也可以通过共价键相互结合。两个碳原子之间共用一对电子形成的共价键称为碳碳单键。两个碳原子之间共用两对电子形成的共价键称为碳碳双键。两个碳原子之间共用三对电子形成的共价键称为碳碳三键。

碳碳原子之间的单键、双键、三键可表示如下：

单键　　　　　　双键　　　　　　三键

碳原子之间还可以相互连接成长短不同的各种链状和环状结构,这就构成了有机化合物的基本骨架。

有机物分子中的碳原子的结合方式很多,既可形成单键,又可形成双键或三键;既可形成链状结构,又可形成各种环状结构。这些结构上的特点,是有机物种类繁多的重要原因之一。

（二）同分异构现象

有些有机物,虽然分子组成相同,但分子结构不同,其性质也不同,就形成了不同的物质。例如分子式为 C_2H_6O 的化合物可以有两种不同的结构式,它们分别是两种性质不同的物质。

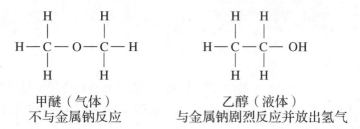

甲醚（气体）　　　　　　乙醇（液体）
不与金属钠反应　　　　　与金属钠剧烈反应并放出氢气

这种分子组成相同而结构不同的化合物,互称为同分异构体;这种现象称为同分异构现象。有机物中普遍存在着同分异构现象。这是有机物种类繁多的又一个重要原因。

四、有机化合物的分类

（一）按碳链骨架分类

1. 开链化合物（脂肪族化合物）

这类有机物分子中的碳原子间相互连接形成开放的链状结构,所以称为开链化合物。因为它们最早是从动物脂肪中发现的,又称为脂肪族化合物。例如：

$$CH_3CH_2CH_2CH_2CH_3 \qquad CH_3CH_2CH_2CH_2OH$$

戊烷　　　　　　　　　1-丁醇

2. 碳环化合物

碳环化合物是指碳原子相互连接成环状结构的化合物，根据环的结构不同，又分为两类。

（1）脂环族化合物　这类化合物在性质上类似于脂肪族化合物，故称为脂环族化合物。例如：

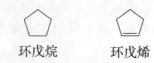

环戊烷　　环戊烯

（2）芳香族化合物　分子中含有苯环结构的碳环化合物。这类化合物最初是从植物中得到的具有芳香气味的物质，所以称为芳香族化合物。

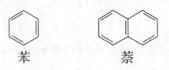

苯　　萘

3. 杂环化合物

杂环化合物是指由碳原子和其他原子（如 O、S 和 N 等）共同组成的环状化合物。例如：

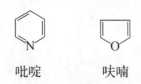

吡啶　　呋喃

知识拓展

天然有机化学

天然有机化学是研究动物、植物、昆虫、海洋生物及微生物代谢产物化学成分的学科，它也包括人与动物体内许多内源性成分的化学研究，它是在分子水平上揭示自然奥秘的重要学科，与人类的生存、健康和发展息息相关。天然产物的分离、结构解析和全合成，是天然产物化学的主要研究方向，每一个天然产物的发现无不凝聚着化学家们数载甚至数十载的汗水和心血。有机化学最早就是从天然产物研究开始的，改造自然也是有机化学发展的主要的目标之一，天然有机化学的发展史是有机化学发展史的重要组成部分。它主要包括生物碱、萜类化合物、甾族化合物、激素与信息素、海洋产物及其他。

（二）按官能团分类

决定一类有机物主要性质的原子或基团称为官能团。它是有机物分子中较活泼的部位。含有相同官能团的有机物性质基本相似，所以将有机物按相同官能团进行分类。一些有机物中常见的官能团及其有关化合物类别见表 6-1。

表 6-1　常见官能团及其有关化合物类别

官能团名称	官能团结构	化合物类别		实例	
碳碳双键	$>C=C<$	烯烃		$CH_2=CH_2$	乙烯
碳碳三键	$—C≡C—$	炔烃		$CH≡CH$	乙炔
卤素	$—X(F,Cl,Br,I)$	卤代烃		CH_3CH_2Cl	氯乙烷
羟基	$—OH$	醇		CH_3CH_2OH	乙醇
		酚		C_6H_5OH	苯酚

续表

官能团名称	官能团结构	化合物类别	实例	
醚键	—C—O—C—	醚	CH_3OCH_3	甲醚
醛基	—CHO	醛	CH_3CHO	乙醛
酮基	>C=O	酮	CH_3COCH_3	丙酮
羧基	—COOH	羧酸	CH_3COOH	乙酸

本章小结

有机化合物	学习要点
概念	有机物,有机化学,官能团
特征	可燃,熔点低,难溶于水,导电性差,反应速率小,产物复杂,有异构现象
分类	按碳骨架分类,按官能团分类

有机物概述

目标检测

一、名词解释。

1. 有机化合物 2. 同分异构体 3. 官能团

二、填空题。

1. 大多数有机化合物组成上含有_____、_____、_____、_____等元素。

2. 与多数无机物相比,有机物具有_____、_____、_____、_____、_____等特性。

3. 按碳链骨架不同,有机物可分为_____、_____、_____三大类。

4. 有机物种类繁多的原因有_____和_____。

三、请指出下列有机物中所含的官能团名称及其对应的化合物类别。

1. $CH_3\underset{\underset{CH_3}{|}}{C}=CHCH_3$ 2. $CH_3CH_2C\equiv CCH_3$ 3. $CH_3CH_2\underset{\underset{OH}{|}}{C}HCH_3$

4. $CH_3CH_2\underset{\underset{O}{\|}}{C}CH_3$ 5. 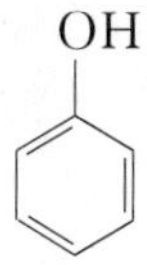 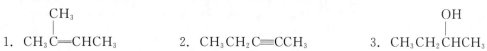 6. $CH_3CH_2CH_2COOH$

(皖西卫生职业学院 冯寅寅)

目标检测答案

第七章 烃和卤代烃

学习目标

1. 掌握：烷烃、烯烃、炔烃的结构、命名和化学性质,苯及同系物的结构、命名和化学性质,卤代烃的分类、命名和化学性质。
2. 熟悉：同分异构现象,亲电加成的反应机理、马氏规则的理论解释,取代基定位规则。
3. 了解：多环芳烃的结构、性质,脂环烃的命名和化学性质,多环芳烃的结构、性质。

案例导入

在激烈的体育比赛中,运动员肌肉挫伤或扭伤是经常的事,队员受轻伤时,队医随即对准球员的受伤部位喷射药剂,进行局部冷冻麻醉应急处理,马上就能参加比赛。这种药剂称为复方氯乙烷,主要用于运动中各种急性闭合性损伤,如肌肉拉、挫伤,关节扭挫伤以及骨折、脱臼整复。复方氯乙烷的主要成分是氯乙烷(C_2H_5Cl),应为标示量的 80.0%～120.0%,氯乙烷在药液中的浓度应为 44%～71.5%(g/g)。氯乙烷具有冷冻麻醉作用,从而使局部产生快速镇痛效果。

1. 氯乙烷是一种什么物质?
2. 可通过什么方式制得?
3. 它有哪些化学性质?

第一节 烷 烃

只由碳和氢两种元素组成的化合物,称为碳氢化合物,简称烃。分子中碳原子和碳原子之间都以单键相连,碳原子的其余价键都和氢原子相连的开链化合物,称为饱和链烃,简称烷烃。

一、烷烃的结构

最简单的烷烃是甲烷。分子式为 CH_4。甲烷是天然气和沼气的主要成分,为无色、无味的可燃气体。

甲烷分子中一个碳原子和 4 个氢原子形成了 4 个 C—H 单键。若用"—"表示一个共价键,则甲烷的分子结构可表示为

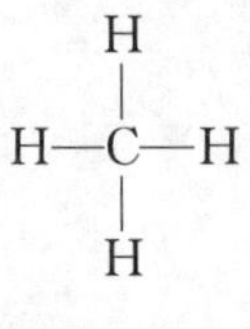

$$\begin{array}{c} H \\ | \\ H-C-H \\ | \\ H \end{array}$$

甲烷分子是一个正四面体的立体结构。碳原子位于正四面体的中心，4个氢原子位于正四面体的四个顶点上，4个C—H键之间的夹角（键角）都是109°28′。甲烷分子的正四面体结构如图7-1所示。

为了方便起见，也可以将结构式进行简化，简化的式子称为结构简式。除甲烷外，还有一系列性质与甲烷相似的烃，例如乙烷、丙烷、丁烷等，它们的结构式、结构简式和分子式见表7-1。

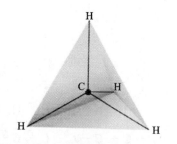

图7-1 甲烷的分子结构

表7-1 几种烷烃的结构式、结构简式和分子式

名称	结构式	结构简式	分子式	同系列差
甲烷	(见图)	CH_4	CH_4	—
乙烷	(见图)	CH_3CH_3	C_2H_6	CH_2
丙烷	(见图)	$CH_3CH_2CH_3$	C_3H_8	CH_2
丁烷	(见图)	$CH_3CH_2CH_2CH_3$	C_4H_{10}	CH_2

二、烷烃的同分异构体

在研究有机化合物的分子组成、结构和性质时发现，很多物质的分子组成相同，但结构和性质有差异。如分子式 C_4H_{10} 的烷烃有两种不同的结构式，C_5H_{12} 有三种不同的结构式，C_6H_{14} 有五种不同的结构式，分别如下。

C_4H_{10}：

正丁烷　　　　　　　　异丁烷

C_5H_{12}:

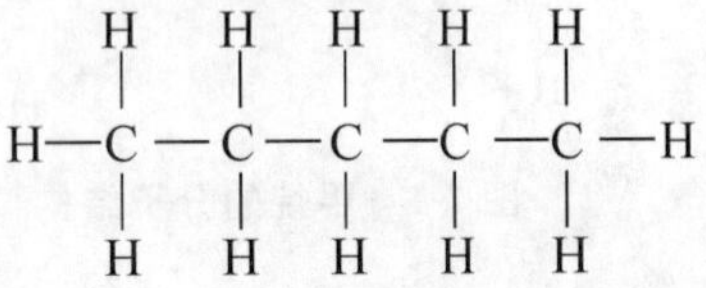

正戊烷 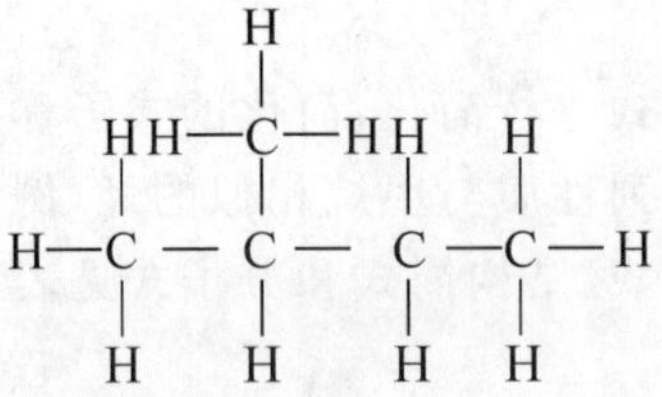　　　　　　　异戊烷 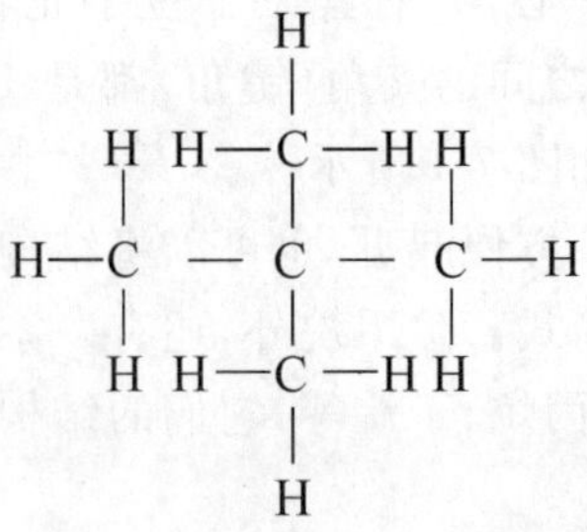　　　　　　　新戊烷

C_6H_{14}:

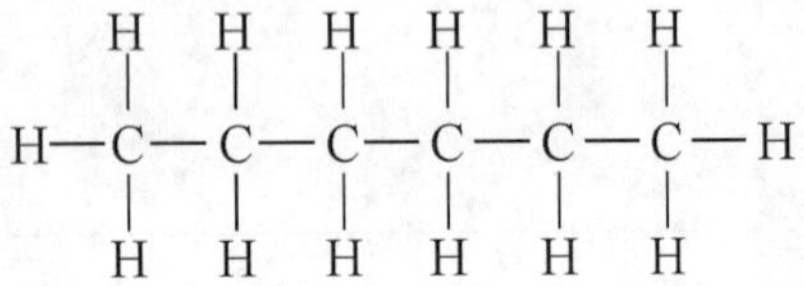

正己烷 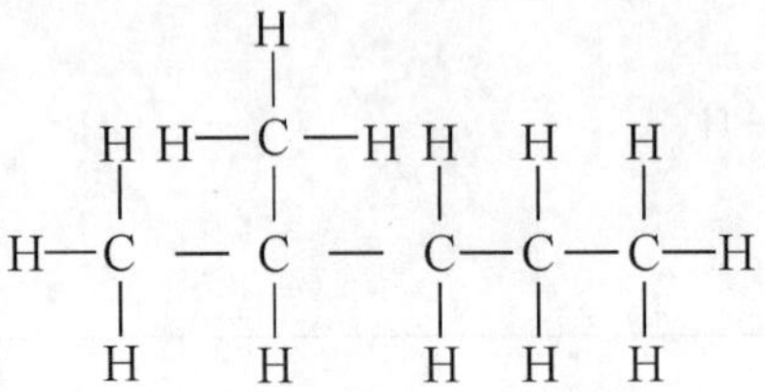　　　　　　　2-甲基戊烷 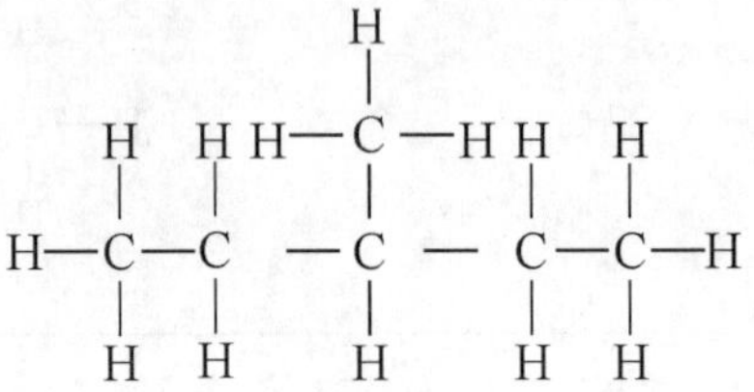　　　　　　　3-甲基戊烷

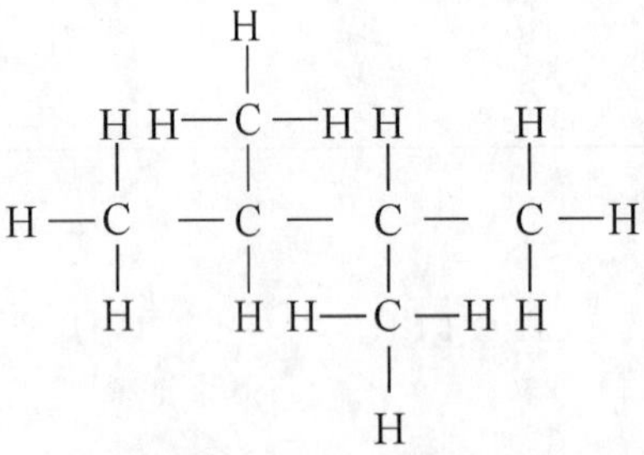

2,3-二甲基丁烷 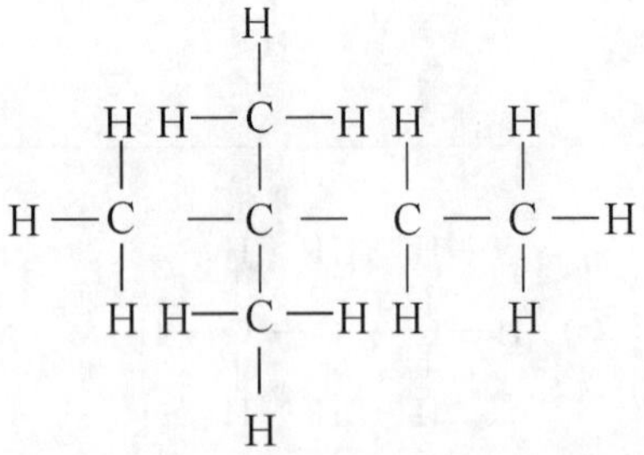　　　　　　2,2-二甲基丁烷

这种分子式相同,而结构式不同的化合物,称为同分异构体。随着烷烃分子中碳原子数目的增加,同分异构体的数目迅速增多。如 C_6H_{14} 有 5 种异构体,C_7H_{16} 有 9 种异构体,$C_{10}H_{22}$ 有 75 种异构体。

烷烃中的碳原子都是饱和碳原子,根据与它直接相连的其他碳原子数目不同,可将碳原子分为四类。

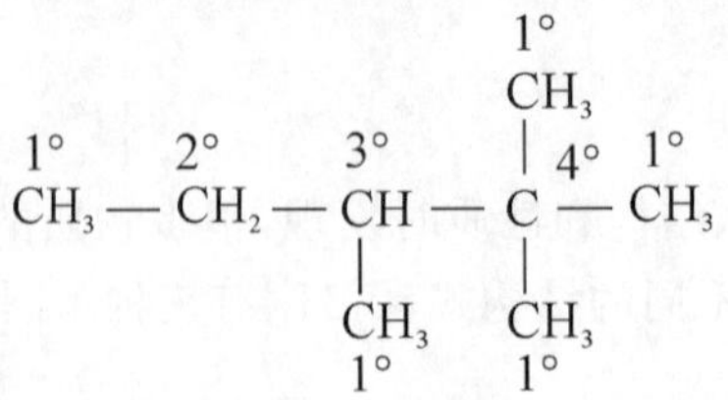

$$\begin{array}{c} & & & 1° \\ & & & CH_3 \\ 1° & 2° & 3° & | & 4° & 1° \\ CH_3 — CH_2 — CH & — & C & — CH_3 \\ & & | & | \\ & & CH_3 & CH_3 \\ & & 1° & 1° \end{array}$$

伯碳原子(又称一级碳原子,以 1°表示)是指只与 1 个其他碳原子直接相连的碳原子。
仲碳原子(又称二级碳原子,以 2°表示)是指只与 2 个其他碳原子直接相连的碳原子。
叔碳原子(又称三级碳原子,以 3°表示)是指与 3 个其他碳原子直接相连的碳原子。
季碳原子(又称四级碳原子,以 4°表示)是指与 4 个其他碳原子直接相连的碳原子。
另外,还把连接在伯碳原子、仲碳原子和叔碳原子上的氢原子分别称为伯氢原子(又称一级氢原子)、仲氢原子(又称二级氢原子)和叔氢原子(又称三级氢原子)。
不同类型的碳原子和氢原子所处的环境不同,其化学反应活性也有差别。

三、烷烃的命名

烷烃的命名有普通命名法和系统命名法两种。

（一）普通命名法

普通命名法适用于结构简单的烷烃。一到十个碳原子的烷烃分别用甲、乙、丙、丁、戊、己、庚、辛、壬、癸表示碳原子数目，再加上"烷"字，即为烷烃的普通命名。碳原子数目在十个以上的烷烃用小写中文数字命名，比如十一烷。为了区别同分异构体，常在烷烃名称前加"正""异""新"等，以示区别，直链烷烃称为"正某烷"，"正"字也可省略；把碳链链端第二个碳原子上连有一个甲基支链的烷烃称为"异某烷"；把碳链链端第二个碳原子上连有两个甲基支链的烷烃称为"新某烷"。例如：

$$CH_3-CH_2-CH_2-CH_2-CH_2-CH_3 \qquad CH_3-\underset{\underset{CH_3}{|}}{CH}-CH_2-CH_2-CH_3 \qquad CH_3-\underset{\underset{CH_3}{|}}{\overset{\overset{CH_3}{|}}{C}}-CH_2-CH_3$$

    正己烷   异己烷   新己烷

烷烃分子中去掉一个氢原子剩余的原子团称为烷基，通式为—C_nH_{2n+1}。烷基的名称由相应烷烃去掉"烷"字加上"基"字组成。例如，

甲烷 CH_4，甲基 CH_3-

乙烷 CH_3-CH_3，乙基 CH_3-CH_2-

丙烷 $CH_3-CH_2-CH_3$，正丙基 $CH_3-CH_2-CH_2-$

        异丙基 $CH_3-\underset{\underset{CH_3}{|}}{CH}-$

（二）系统命名法

系统命名法适用于结构相对复杂的烷烃，命名原则和步骤如下。

1. 选择主链

选择含碳原子数目最多的连续的最长碳链为主链，把主链以外的其他烷基看作主链上的取代基，按主链上碳原子的数目称为"某烷"，"某"字的叫法与普通命名法相同。

$$\overline{CH_3-\underset{\underset{\boxed{CH_3}}{|}}{CH}-CH_2-CH_2-CH_3} \text{ 主链}$$
          取代基

母体是戊烷，不是己烷。

$$\text{取代基 } \boxed{CH_3}\!-\!\!\underset{\underset{\underset{CH_3}{|}}{\underset{CH_2}{|}}}{\overline{CH}}\!-\!CH_2\!-\!CH_2\!-\!CH_3 \text{ 主链}$$

母体是己烷，不是庚烷。

2. 给主链编号

从靠近取代基的一端开始用阿拉伯数字 1，2，3，4……给主链上的碳原子依次编号，以确定取代基的位置。在此基础上，以保证各取代基有尽可能小的编号。例如：

$$\underset{\text{正确编号}}{\overset{1}{CH_3}-\overset{2}{CH}-\overset{3}{CH_2}-\overset{4}{CH_2}-\overset{5}{CH_3}} \qquad \underset{\text{错误编号}}{\overset{5}{CH_3}-\overset{4}{CH}-\overset{3}{CH_2}-\overset{2}{CH_2}-\overset{1}{CH_3}}$$
（主链上带有 CH_3 支链）

$$\underset{\text{正确编号}}{\overset{5}{CH_3}-\overset{4}{CH_2}-\overset{3}{CH}-\overset{2}{CH}-\overset{1}{CH_3}} \qquad \underset{\text{错误编号}}{\overset{1}{CH_3}-\overset{2}{CH}-\overset{3}{CH_2}-\overset{4}{CH}-\overset{5}{CH_2}-\overset{6}{CH_3}}$$

3. 写出全称

把取代基的位次与取代基的名称写在"某烷"之前,取代基的位次编号与取代基的名称之间用短线"-"隔开。

若主链上有几个相同的取代基,则将它们合并起来,用"二、三"等数字表示取代基的数目,取代基的位次要一一标明。表示位次的阿拉伯数字之间用","隔开,写在取代基前面;若有几个不同的取代基,则把简单的取代基写在前面,复杂的取代基写在后面,中间用"-"隔开。例如：

$$\overset{5}{CH_3}-\overset{4}{CH}-\overset{3}{CH_2}-\overset{2}{CH}-\overset{1}{CH_3}$$

命名为 2,3,5-三甲基庚烷。

$$CH_3-CH_2-CH-CH_2-CH_3 \\ | \\ CH-CH_3 \\ | \\ CH_3$$

命名为 2-甲基-3-乙基戊烷。

四、烷烃的性质

（一）烷烃的物理性质

随着分子中碳原子数目的增加,烷烃的物理性质呈现出规律性的变化。室温下,$C_1 \sim C_4$ 的直链烷烃为气体;$C_5 \sim C_{16}$ 的直链烷烃为液体;17 及 17 个碳原子以上的直链烷烃为固体。直链烷烃的熔点和沸点,随着相对分子质量的增大而升高。烷烃都比水轻,难溶于水,易溶于乙醇、乙醚、四氯化碳等有机溶剂。

（二）烷烃的化学性质

有机化合物的化学性质是由其结构所决定的。因烷烃分子中的化学键都是 σ 键,其键能较大,不易被极化。所以烷烃化学性质较稳定,不容易与极性试剂发生共价键异裂的离子型反应。例如,常温下烷烃不与强酸、强碱、强氧化剂、强还原剂、活泼金属等发生化学反应,但在一定条件下可以发生某些化学反应。

1. 氧化反应

烷烃可以在空气中燃烧,生成二氧化碳和水,同时放出大量的能量。例如：

$$CH_4 + 2O_2 \xrightarrow{\text{点燃}} CO_2 + 2H_2O \quad \Delta H = 891.0 \text{ kJ/mol}$$

上述反应也称为燃烧反应。

2. 卤代反应

有机化合物分子中的氢原子(或其他原子)或原子团被另一个原子或原子团所代替的反应称为取代反应。烷烃分子的氢原子被卤素原子取代的反应称为卤代反应,反应后生成的化合物称为卤代烃。烷烃在高温、光照或催化剂的作用下,能与卤素发生取代反应。例如甲烷在紫外光照射下与氯气发生取代反应,也称氯代反应,反应分步进行。

$$CH_4 + Cl_2 \xrightarrow[\text{或}\triangle]{\text{光照}(h\nu)} CH_3Cl + HCl$$
一氯甲烷

$$CH_3Cl + Cl_2 \xrightarrow{\text{光照}(h\nu)} CH_2Cl_2 + HCl$$
二氯甲烷

$$CH_2Cl_2 + Cl_2 \xrightarrow{\text{光照}(h\nu)} CHCl_3 + HCl$$
三氯甲烷/氯仿

$$CH_3Cl_3 + Cl_2 \xrightarrow{\text{光照}(h\nu)} CCl_4 + HCl$$
四氯化碳

甲烷的四种氯代物都不溶于水。常温下一氯甲烷为气体,二氯甲烷、三氯甲烷(氯仿)及四氯甲烷(四氯化碳)为液体,都可用作有机溶剂。

第二节 烯 烃

分子中含有碳碳双键和碳碳三键的开链烃称为不饱和链烃。不饱和链烃又分为烯烃和炔烃。烯烃是指分子中含有碳碳双键的不饱和链烃,烯烃的官能团是碳碳双键 $\overset{}{\underset{}{C}}{=}\overset{}{\underset{}{C}}$ 。

一、烯烃的结构

最简单的烯烃是乙烯,分子式是 C_2H_4。乙烯是无色、稍带甜味的气体,它对果实具有催熟作用,乙烯的结构式为

$$\begin{array}{c} H \\ \diagdown \\ C{=}C \\ \diagup \\ H \end{array} \begin{array}{c} H \\ \\ \\ H \end{array}$$

烯烃除乙烯外,还有丙烯、丁烯、戊烯等多种烯烃,它们分子中均有碳碳双键,在分子组成上也是相差一个或若干个 CH_2 同系列差,因而构成了烯烃的同系列。单烯烃的分子通式为 C_nH_{2n}。

二、烯烃的异构和命名

(一) 烯烃的同分异构现象

烯烃有碳碳双键,使烯烃的同分异构现象较烷烃复杂得多,除了有碳链异构之外,还有由于双键的位置不同而引起的位置异构,还有由于双键两侧的基团在空间的位置不同引起的顺反异构。例如丁烯有三种异构体。

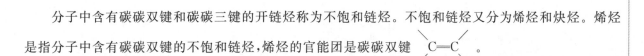

CH₃—CH₂—CH=CH₂   CH₃—CH=CH—CH₃   CH₃—C=CH₂ / CH₃

1-丁烯   2-丁烯   2-甲基-1-丙烯

(二) 烯烃的命名

烯烃的系统命名法与烷烃相似,其命名原则和主要步骤如下。

1. 选主链

选择含有碳碳双键在内的最长碳链作为主链,按主链碳原子的数目称为"某烯",多于十个碳原子的烯烃用中文数字加"碳烯"。

2. 编号

从靠近双键一端开始,给主链碳原子编号,把双键的位次写在某烯之前,中间用"-"隔开。例如:

$$CH_3-CH=CH-CH_2-CH_3$$
$$2\text{-}戊烯$$

3. 取代基的表示

将取代基的位置、数目和名称按由简单到复杂的顺序依次标在双键位次之前。例如

$$CH_3-CH=CH-CH-CH_3$$
$$\qquad\qquad\qquad\quad |$$
$$\qquad\qquad\qquad\ CH_3$$
$$4\text{-}甲基\text{-}2\text{-}戊烯$$

$$CH_2=C-CH_2-CH-CH_3$$
$$\qquad\ |\qquad\qquad\ \ |$$
$$\quad CH_2\qquad\quad CH_3$$
$$\quad\ |$$
$$\ CH_3$$
$$4\text{-}甲基\text{-}2\text{-}乙基\text{-}1\text{-}戊烯$$

若双键两端碳原子数相等,则从靠近支链的一端开始,给主链碳原子编号。例如:

$$CH_3-CH-CH=CH-CH_2-CH_3$$
$$\qquad\quad\ |$$
$$\quad\quad CH_3$$
$$2\text{-}甲基\text{-}3\text{-}己烯$$

三、烯烃的性质

由于烯烃分子中含有一个 π 键,比 σ 键易断裂,所以,烯烃的化学性质较活泼,化学反应主要发生在 π 键上(能发生加成、氧化、聚合等反应)或受 π 键影响的 α-碳原子上。

(一) 加成反应

有机化合物分子中的双键或三键中的 π 键断裂,加入其他原子或原子团的反应,称为加成反应。烯烃发生加成反应时,分子中双键上的 π 键断裂,试剂中的两个原子或原子团分别加到双键的两个碳原子上,形成两个新的 σ 键。烯烃在适当的条件下,能与氢气、卤素、卤化氢等发生加成反应。

1. 催化氢化

烯烃与氢在适当的催化剂(Pt、Pd、Ni)存在下可以发生加成反应,催化氢化得到烷烃,反应方程式如下:

$$CH_2=CH_2 + H_2 \xrightarrow{Ni/\triangle} CH_3-CH_3$$

根据反应吸收氢气的量可以测定不饱和度,测定有机化合物中碳碳双键的数目;另外为除去粗汽油中的少量烯烃杂质,可进行催化加氢反应,将少量的烯烃还原为烷烃,从而提高油品的质量。

2. 与卤素单质的加成

烯烃与卤素单质(Cl_2、Br_2)加成产物是邻二卤代物。例如:

$$CH_2=CH_2 + X_2 \xrightarrow{CCl_4} \underset{\underset{X}{|}}{CH_2}-\underset{\underset{X}{|}}{CH_2}$$

相同的烯烃和不同的卤素单质进行加成时,卤素的活性顺序为氟＞氯＞溴＞碘。氟与烯烃的反应太剧烈,往往使碳链断裂;碘与烯烃难以发生加成反应,所以一般烯烃与卤素单质的加成,实际上是指与溴或氯的反应。烯烃与氯或溴的加成是工业上和实验室中制备邻二卤化物最常用的一个方法。例如,工业上制备1,2-二氯乙烷是在40℃左右,氯化铁作为催化剂,乙烯与氯进行加成反应而得:

$$CH_2=CH_2 + Cl_2 \xrightarrow{FeCl_3} \underset{\underset{Cl}{|}}{CH_2}-\underset{\underset{Cl}{|}}{CH_2}$$

产物1,2-二氯乙烷除用作溶剂外,大量用作制备聚氯乙烯的中间体氯乙烯。

3. 与卤化氢的加成

烯烃与卤化氢的加成是亲电加成反应过程,反应也是分步进行的。试剂HX解离出H^+(亲电部分),首先进攻双键电子云密度较大的碳原子并与之结合生成碳正离子中间体,然后试剂中带负电荷的部分(X^-)再与碳正离子结合。烯烃与卤化氢的加成产物为卤代烷:

$$CH_2=CH_2 + HCl \longrightarrow \underset{\underset{Cl}{|}}{CH_3}-CH_2$$

在加成反应中,卤化氢HX含有2个不同的原子,为不对称试剂。若烯烃双键的2个碳原子连接的氢原子数不同,则属于不对称烯烃。不对称烯烃与不对称试剂发生加成反应时,可能有两种加成方式。如:

$$CH_3CH=CH_2 + HBr \longrightarrow \underset{Br\ \ H}{CH_3CH-CH_2} + \underset{H\ \ Br}{CH_3CH-CH_2}$$
$$\qquad\qquad\qquad\qquad\qquad\text{2-溴丙烷}\qquad\text{1-溴丙烷}$$

实际上得到的80%的产物是2-溴丙烷。大量实验证明,当不对称烯烃与卤化氢等不对称试剂加成时,氢原子总是加在含氢较多的碳原子上,这一规律称为马尔科夫尼科夫规则,简称马氏规则。

（二）氧化反应

烯烃能被氧化剂如高锰酸钾溶液氧化。在碱性或中性环境中,高锰酸钾的紫红色褪去,烯烃被氧化成邻二醇。此反应可用来鉴定不饱和烃。

$$R-CH=CH-R' \xrightarrow[KMnO_4]{H_2O/OH^-} \underset{OH\ \ OH}{R-CH-CH-R'} + MnO_2\downarrow$$

在酸性条件下氧化,反应进行得更快,得到碳链断裂的氧化产物(低级酮或羧酸):

$$R-CH=CH-R' \xrightarrow[KMnO_4]{H_2SO_4/\triangle} RCOOH + R'COOH$$

$$R-\underset{|}{C}=CH_2 \xrightarrow[KMnO_4]{H_2SO_4/\triangle} R-\overset{O}{\overset{\|}{C}}-CH_3 + CO_2 + H_2O$$

用酸性$KMnO_4$氧化,氧化产物与烯烃结构式的关系如表7-2所示。

表 7-2 烯烃结构与氧化产物的关系

烯烃结构	氧化产物
$CH_2=$	$CO_2 + H_2O$
$RCH=$	$RCOOH$
$\begin{array}{c}R-C=\\|\\R'\end{array}$	$\begin{array}{c}O\\\|\|\\R-C-R'\end{array}$

烯烃氧化反应的用途：鉴别烯烃；制备一定结构的有机酸和酮；推测原烯烃的结构。

(三) 聚合反应

在一定条件下，烯烃分子中的 π 键断裂，自身也能发生加成反应，生成较大分子化合物，这种由小分子化合物结合成大分子化合物的反应，称为聚合反应。例如：乙烯聚合生成聚乙烯。

$$nCH_2=CH_2 \xrightarrow[101.3 \sim 153 \text{ MPa}]{400\ ℃} \text{—}[CH_2-CH_2]_n\text{—}$$

参与聚合反应的小分子称为单体，如上例中的乙烯；聚合反应的产物称为聚合物，如上例中的聚乙烯。聚乙烯是一种性能优良、无毒、耐腐蚀的塑料，广泛运用于包装、日用品等生产。

知识链接

第三节 炔 烃

分子中含有碳碳三键（—C≡C—）的不饱和链烃称为炔烃，碳碳三键是炔烃的官能团。

一、炔烃的结构

最简单的炔烃是乙炔，俗称电石气。纯净的乙炔是具有芳香气味的气体。乙炔的分子式为 C_2H_2，结构式为

$$H-C≡C-H$$

除乙炔外，还有丙炔、丁炔、戊炔等一系列含有碳碳三键的化合物，组成了炔烃的同系列。与相同碳原子数目的烯烃相比，炔烃少了 2 个氢原子，炔烃的分子组成通式为 C_nH_{2n-2}。

二、炔烃的异构现象和命名

(一) 炔烃的异构现象

炔烃从丁炔开始有构造异构体存在，但它没有顺反异构体，构造异构体的产生主要是由碳链不同和三键在碳链中的位置不同而引起的。所以炔烃异构体的数目比相同碳原子数的烯烃少。例如，戊炔有三种同分异构体：

$$CH_3-CH_2-CH_2-C≡CH \quad CH_3-CH_2-C≡C-CH_3 \quad \begin{array}{c}CH_3-CH-C≡CH\\|\\CH_3\end{array}$$

　　　1-戊炔　　　　　　　　　2-戊炔　　　　　　　3-甲基-1-丁炔

(二) 炔烃的命名

炔烃的系统命名法与烯烃相似，命名时只需将名称中的"烯"字改成"炔"字即可。例如：

$$CH_3-CH_2-C≡CH \quad CH_3-CH_2-C≡C-CH_3 \quad \begin{array}{c}CH_3-CH-C≡CH\\|\\CH_3\end{array}$$

　　　1-丁炔　　　　　　　2-戊炔　　　　　　　3-甲基-1-丁炔

三、炔烃的性质

炔烃的碳碳三键中含有两个 π 键,化学性质较烯烃活泼。除了能发生加成、氧化和聚合反应外,还有一些特征反应。

(一)加成反应

1. 催化加氢

炔烃的碳碳三键中含有两个 π 键,在常用的催化剂如铂、钯的催化剂下,既可以与一分子氢加成生成烯烃,也可以与两分子氢加成生成烷烃。例如:

$$R-C\equiv C-R' + H_2 \xrightarrow{Pt/Pd} R-CH=CH-R'$$

$$R-C\equiv C-R' + 2H_2 \xrightarrow{Pt/Pd} R-CH_2-CH_2-R'$$

2. 与卤素单质加成

与烯烃相似,反应是分步进行的,先加一分子的卤素单质生成二卤代烃,然后继续加成得到四卤代烷烃。例如:

$$CH_3-C\equiv CH + Br_2 \longrightarrow CH_3-\underset{Br}{\overset{}{C}}=\underset{Br}{\overset{}{CH}} \longrightarrow CH_3-\underset{Br}{\overset{Br}{C}}-\underset{Br}{\overset{Br}{CH}}$$

炔烃与溴的反应,可使溴水的棕红色消褪,可用此反应鉴别炔烃。

炔烃与卤素单质的加成反应活性比烯烃小,反应速率慢。例如,烯烃可使溴的四氯化碳溶液立即褪色,炔烃却需要几分钟才能使之褪色,乙炔甚至需在光或氯化铁催化下才能加溴。所以当分子中双键与三键并存时,首先加成的是双键。

3. 与卤化氢加成

与烯烃一样,炔烃能与卤化氢加成,并遵循马氏规则。反应分两步走,控制试剂用量,可控制生成物,例如:

$$CH_3-CH_2-C\equiv CH + HBr \longrightarrow CH_3-CH_2-\underset{Br}{\overset{}{C}}=\underset{H}{\overset{}{CH}} + HBr \longrightarrow CH_3-CH_2-\underset{Br}{\overset{Br}{C}}-\underset{H}{\overset{H}{CH}}$$

同样,炔烃与卤化氢的加成反应活性比烯烃小。

4. 与水加成

与烯烃不同,炔烃在酸催化下直接与水反应是困难的,但在稀硫酸水溶液中,用汞盐作为催化剂,炔烃可以和水发生加成反应。例如,乙炔在 10% 硫酸和 5% 硫酸汞水溶液中发生加成反应,生成乙醛,这是工业上生产乙醛的方法之一。

$$CH\equiv CH + H_2O \longrightarrow [\underset{OH}{\overset{}{CH}}=\underset{H}{\overset{}{CH}}] \xrightarrow{重排} \underset{O}{\overset{}{CH}}-CH_3$$

反应时,首先是三键与一分子水加成,生成烯醇。烯醇很不稳定,容易发生重排,形成稳定的羰基化合物。炔烃与水的加成遵从马氏规则,因此除乙炔加水得到乙醛外,其他炔烃与水加成得到酮。

$$CH_3-C\equiv CH + H_2O \longrightarrow [CH_3-\underset{OH}{\overset{}{C}}=\underset{H}{\overset{}{CH}}] \xrightarrow{重排} CH_3-\underset{O}{\overset{}{C}}-CH_3$$

（二）氧化反应

炔烃与烯烃相似，可被高锰酸钾等氧化剂氧化，碳碳三键断裂，主要生成羧酸，端炔烃（碳碳三键在首位的炔烃）同时会生成二氧化碳。例如：

$$CH_3-CH_2-C\equiv C-CH_3 \xrightarrow{KMnO_4} CH_3CH_2COOH + CH_3COOH$$

$$CH_3-CH_2-C\equiv CH \xrightarrow{KMnO_4} CH_3CH_2COOH + CO_2 + H_2O$$

反应进行时，高锰酸钾的紫红色消褪。该反应可用于炔烃的检验。

（三）聚合反应

炔烃与烯烃一样可以发生聚合反应。使用不同的催化剂、在不同的反应条件下，聚合产物会不同。例如，把乙炔气体通入含有少量盐酸的氯化亚铜-氯化铵的水溶液中，2分子乙炔聚合生成乙烯基乙炔，乙烯基乙炔是合成橡胶的重要原料。

$$CH\equiv CH \xrightarrow[NH_4Cl]{Cu_2Cl_2} CH_2=CH-C\equiv CH$$

乙烯基乙炔合成氯丁橡胶单体2-氯-1,3-丁二烯，反应方程式如下：

$$CH_2=CH-C\equiv CH + HCl \longrightarrow CH_2=CH-\underset{\underset{Cl}{|}}{C}=CH_2$$

（四）生成金属炔化物的反应

碳碳三键在首位的炔烃，三键碳原子上的氢比较活泼，容易被金属取代生成金属炔化物。

端炔烃与某些重金属离子反应，生成重金属炔化物。例如，乙炔通入硝酸银的氨溶液或氯化亚铜的氨溶液时，分别生成白色的乙炔银沉淀和红棕色的乙炔亚铜沉淀：

$$CH\equiv CH + 2Ag(NH_3)_2NO_3 \longrightarrow AgC\equiv CAg\downarrow + 2NH_4NO_3 + 2NH_3\uparrow$$
白色

$$CH\equiv CH + 2Cu(NH_3)_2Cl \longrightarrow CuC\equiv CCu\downarrow + 2NH_4Cl + 2NH_3\uparrow$$
红棕色

此反应非常灵敏，现象明显，可用来鉴别乙炔和端炔烃。要注意金属炔化物在干燥状态下或受撞击会发生爆炸，因此实验后应立即用盐酸或硝酸将其分解。

第四节 脂 环 烃

脂环烃具有环状碳架结构，绝大多数都与开链烃（脂肪烃）有相似的化学性质。脂环烃及其衍生物广泛存在于自然界中，如从植物中提取的挥发油，有很多是脂环烃的衍生物。

一、脂环烃的结构

与链烃相似，脂环烃可分为饱和脂环烃和不饱和脂环烃。饱和脂环烃又称为环烷烃。不饱和脂环烃又称为环烯烃和环炔烃。其中环烷烃和环烯烃比较常见，而环炔烃比较少见。另外，按照分子中所含环的多少，还有单环脂环烃和多环脂环烃（由多个脂环共用一个或多个碳原子所构成的多环烃类）之分。本节主要介绍单环脂环烃。例如：

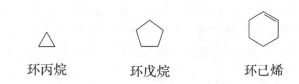

环丙烷　　　环戊烷　　　环己烯

二、脂环烃的命名

单环脂环烃的命名与链烃相似,只是在与环上碳原子数目相当的链烃名称之前加一个"环"字即可。如环上有取代基,应将环碳原子编号,并使环上取代基的位次尽可能小;对于不饱和脂环烃,给环碳原子编号时应使不饱和键取最低位次。环上有多个不同取代基时,应按照"顺序规则"将其由小到大依次列出。例如:

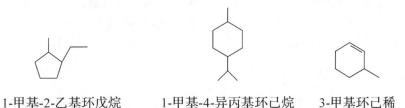

1-甲基-2-乙基环戊烷　　　1-甲基-4-异丙基环己烷　　　3-甲基环己烯

三、脂环烃的性质

脂环烃的物理性质与相应的开链烃相似。例如:环烷烃的熔点和沸点也随着相对分子质量的增加而增加,环丙烷、环丁烷在常温下是气体;环戊烷、环己烷等是液体,高级环烷烃是固体。不饱和脂环烃也有相似的变化规律。脂环烃都比水轻,不溶于水。

绝大多数的脂环烃化学性质与链烃没有本质区别。例如:环烷烃也能与卤素发生游离基取代反应;环烯烃的双键同样可以进行各种加成反应和氧化反应,不对称的环烯烃与卤化氢等不对称试剂加成时也遵循马氏规则。

但由于环状结构的存在,脂环烃还有一些特殊性质,主要表现在环的稳定性上。三元环和四元环的环烷烃不太稳定,五元环和六元环的环烷烃则比较稳定。

(一) 催化加氢反应

环烷烃在催化剂的作用下可以加氢打开,开环处的两端碳原子上分别加上 1 个氢原子生成相应的开链烷烃,加氢的难度随环的增大而增加。环丙烷比较容易加氢开环,而环己烷通常条件下不能加氢开环。例如:

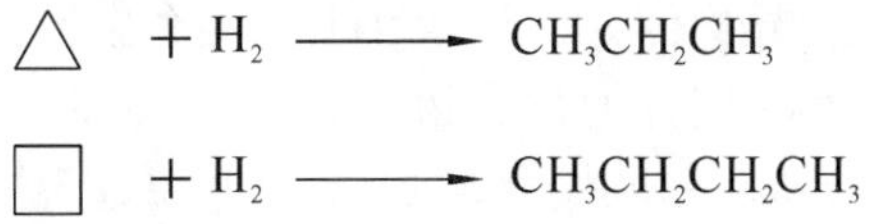

△ + H$_2$ ⟶ CH$_3$CH$_2$CH$_3$

□ + H$_2$ ⟶ CH$_3$CH$_2$CH$_2$CH$_3$

(二) 加卤素单质、卤化氢的反应

环丙烷及其衍生物在常温下即可与卤素单质、卤化氢等进行加成。例如:

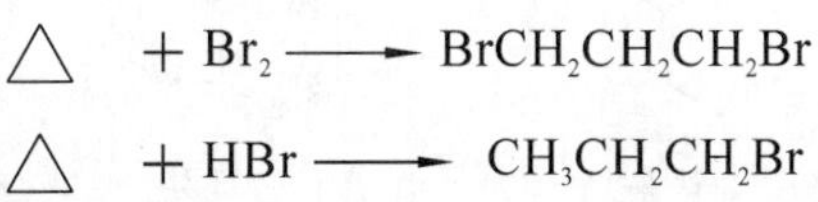

△ + Br$_2$ ⟶ BrCH$_2$CH$_2$CH$_2$Br

△ + HBr ⟶ CH$_3$CH$_2$CH$_2$Br

环丁烷与卤素单质或卤化氢在常温下一般不发生加成反应。环戊烷、环己烷与卤素单质或卤化氢不发生加成反应。在高温或日光下,环戊烷、环己烷等可与卤素发生取代反应,其反应过程与烷烃的卤代相同。例如:

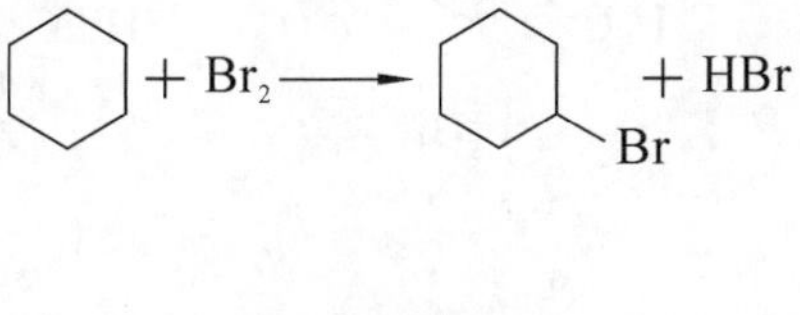

⬡ + Br$_2$ ⟶ ⬡-Br + HBr

综上所述,三元、四元环的环烷烃不稳定,容易开环发生加成反应,其加成反应的性质与烯烃相似。但与烯烃不同的是环丙烷在常温下不易被高锰酸钾等氧化剂氧化,可利用此性质鉴别烯烃和环丙烷衍生物。五元、六元环的环烷烃比较稳定,其化学性质与开链烷烃相似。环烷烃之所以有上述特性,与其分子结构的特殊性有关。

第五节 芳香烃

芳香烃是芳香族烃类化合物的简称,简称芳烃,是分子中含有一个或多个苯环结构的烃。芳香族化合物最早是指从天然树脂和香精油中获得的具有香味的物质。但目前已知的芳香族化合物中,大多数是没有香味的,因此,"芳香"这个词已经失去了原有的意义,只是由于习惯而沿用至今。最简单的芳香烃是苯。所以对苯的结构特点的探讨,有助于我们认识和掌握其他芳香烃的结构和性质。

一、苯的结构

苯的分子式是 C_6H_6,从分子式可以看出,苯是一个高度不饱和的化合物,但苯的化学性质与不饱和烃有很大区别。苯是一个较稳定的化合物,不易发生不饱和烃的加氢和亲电加成反应,也不易被高锰酸钾等氧化剂所氧化。这说明苯的结构不同于不饱和烃,一定具有比较特殊的结构。

经 X 射线衍射等近代物理学方法证明,苯分子是平面正六边形结构。6 个碳原子及 6 个氢原子都处于同一平面内,6 个碳原子结合成正六边形的碳环,6 个碳原子之间形成 6 个 C—C σ 键,每个碳原子又和氢原子形成 C—H σ 键。此外,6 个碳原子共同形成了一个闭合的大 π 键,它与普通 π 键不同,为 6 个碳原子所共享。因而在苯分子中没有一般意义的碳碳双键和碳碳单键之分,6 个碳碳键是完全等同的。所以苯环具有特殊的化学稳定性。为了表示苯分子结构的这种特点,可以用一个正六边形内加一个小圆圈表示。

1865 年,德国化学家凯库勒首先提出苯的分子结构为

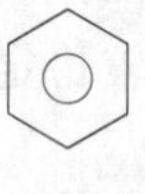

二、苯的同系物及命名

苯环上的氢原子被不同的烷基取代时,得到苯的烷基衍生物,也就是苯的同系物,通式为 C_nH_{2n-6},其中 $n \geq 6$。苯的同系物有一元取代物、二元取代物、三元取代物等。当 $n=6$ 时,为苯的分子式 C_6H_6。苯是最简单的单环芳烃,它没有同分异构体。由于苯环上的 6 个碳原子和 6 个氢原子是等同的,当环上无论哪个氢原子被甲基取代后,都得到同样的化合物甲苯。所以苯的一元取代衍生物也没有同分异构体(不包括侧链异构)。二元取代物和三元取代物,由于取代基位置不同,则出现同分异构现象。例如:

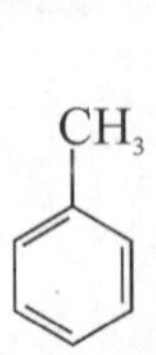

甲苯 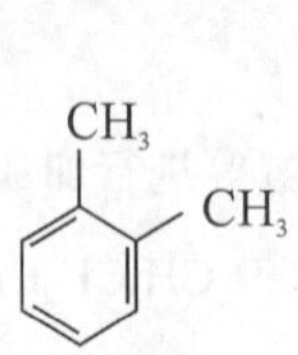　　邻二甲苯 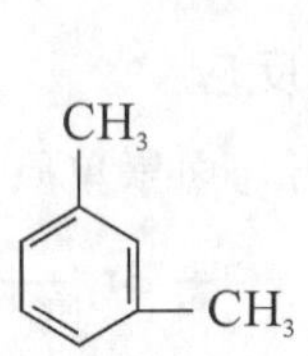　　间二甲苯 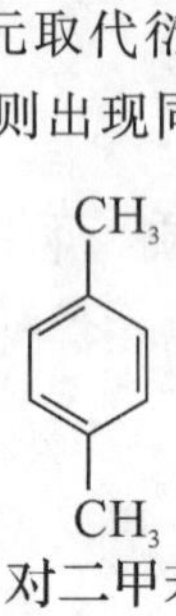　　对二甲苯

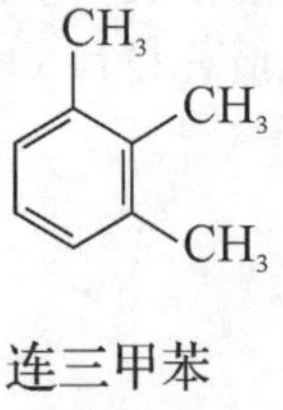

连三甲苯 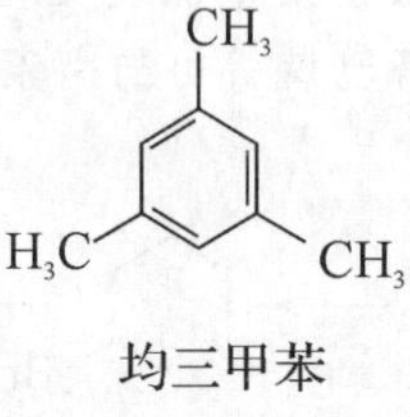　　均三甲苯 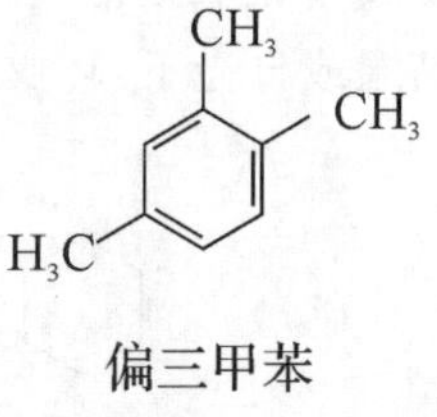　　偏三甲苯

烷基苯的命名以苯为母体,烷基为取代基;不饱和烃基苯则以不饱和烃为母体。例如:

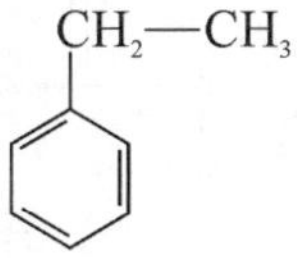

乙苯 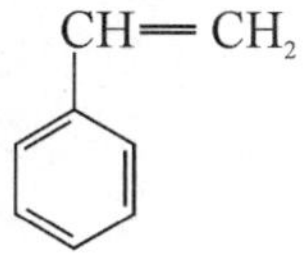 苯乙烯

二烃基苯的烃基在苯环上的位置不同可有3种同分异构体,即1,2-位取代或称邻位取代、1,3-位取代或称间位取代、1,4-位取代或称为对位取代。

三烃基苯的烃基在苯环上的位置不同也有三种同分异构体。命名时可用阿拉伯数字编号,当3个取代基相同时,还可用"连""偏""均"来表示取代的相对位置。

芳烃的芳环上去掉1个氢原子后余下的部分称为芳香烃基(简称芳基),用Ar表示;其中,苯环上去掉1个氢原子所得到的芳香烃基称为苯基(C_6H_5—),甲苯中去掉甲基上的1个氢原子得到的烃基称为苯甲基或苄基($C_6H_5CH_2$—)。

三、芳香烃的性质

(一) 物理性质

苯及其低级同系物都是具有特殊气味的无色液体,密度比水小,但比链烃、脂环烃稍大,均不溶于水,本身可以作为有机化合物的良好溶剂。苯及其同系物都有毒,长期吸入苯的蒸气会损坏造血器官及神经系统等。

(二) 化学性质

由于苯环具有闭合的共轭体系结构,性质非常稳定,其化学性质与烯烃有显著区别,主要表现在苯容易发生亲电取代反应,不容易发生加成反应和氧化反应,苯环的这种特性被称为芳香性。

1. 苯环上的取代反应

苯环上的氢原子被卤素、硝基、磺酸基、烷基和酰基等原子或基团取代的反应,是单环芳烃最重要的化学反应,在化工领域和药物合成中都有十分重要的用途。

(1) 卤代反应。

苯与卤素一般情况下不发生取代反应,但在铁粉或无水三卤化铁的催化作用下,苯与卤素发生取代反应生成卤代苯,同时放出卤化氢,此反应称为卤代反应,例如:

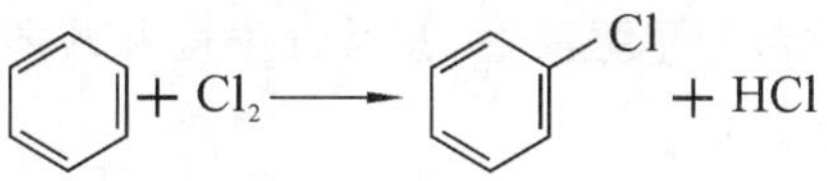

⌬ + Cl_2 ⟶ ⌬—Cl + HCl

不同的卤素与苯环发生取代反应的活泼次序:氟>氯>溴>碘。其中氟化反应剧烈,碘化反应缓慢,而生成的碘化氢是强还原剂,使反应成为以逆向反应为主的可逆反应。如果加入氧化剂如硝酸,使生成的碘化氢分解,或者加入硝酸银,使它变成碘化银沉淀,反应即可进行到底。

烷基苯在氯化铁或铁粉的作用下,比苯更容易发生氯代反应,主要生成邻位和对位取代物。例如:

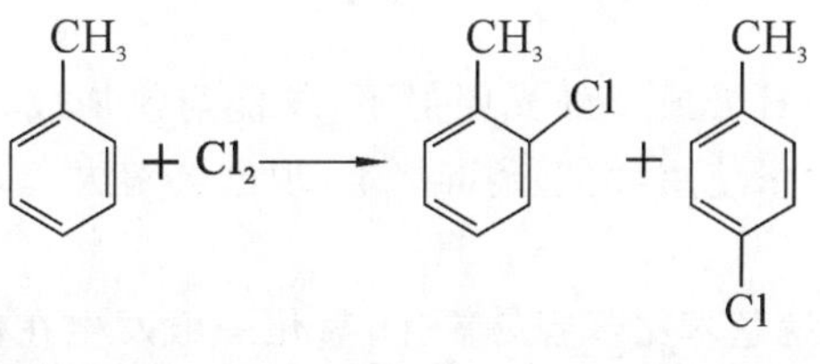

⌬-CH_3 + Cl_2 ⟶ ⌬(CH_3)-Cl(邻) + ⌬(CH_3)(对-Cl)

在较高温度或光照下,烷基苯也可与卤素作用,但取代的不是环上的氢原子,而是侧链上的氢原子,主要取代 α-氢原子。例如:

$$\underset{\text{CH}_3}{\underset{|}{\bigcirc}} \xrightarrow{Cl_2} \underset{\text{CH}_2Cl}{\underset{|}{\bigcirc}} \xrightarrow{Cl_2} \underset{\text{CHCl}_2}{\underset{|}{\bigcirc}} \xrightarrow{Cl_2} \underset{\text{CCl}_3}{\underset{|}{\bigcirc}}$$

(2) 硝化反应。

苯与浓硝酸和浓硫酸的混合物(也称混酸)于 50~60 ℃反应，苯环上的氢原子被硝基(—NO_2)取代，生成硝基苯，这类反应称为硝化反应。

$$\bigcirc + HNO_3 \xrightarrow[50\sim60\ ℃]{H_2SO_4} \underset{NO_2}{\bigcirc} + H_2O$$

在较高温度下，硝基苯继续与混酸作用，主要生成间二硝基苯。

$$\underset{NO_2}{\bigcirc} + HNO_3 \xrightarrow[100\ ℃]{H_2SO_4} \underset{NO_2}{\underset{NO_2}{\bigcirc}} + H_2O$$

烷基苯比苯易于硝化，反应条件比较缓和，主要生成邻位和对位取代物。例如：

$$\underset{CH_3}{\bigcirc} + HNO_3 \xrightarrow[30\ ℃]{H_2SO_4} \underset{CH_3}{\underset{NO_2}{\bigcirc}} + \underset{CH_3}{\underset{NO_2}{\bigcirc}}$$

(3) 磺化反应。

苯与浓硫酸于 70~80 ℃反应，苯环上的氢原子被磺酸基(—SO_3H)取代，生成苯磺酸，这类反应称为磺化反应。此反应是可逆的，即反应中生成的水也可使苯磺酸水解成苯。

$$\bigcirc + H_2SO_4 \xrightarrow{70\sim80\ ℃} \underset{SO_3H}{\bigcirc} + H_2O$$

苯磺酸极易吸潮，易溶于水，水溶液呈强酸性，其酸性强度和硫酸相当，苯磺酸在热水中易水解，所以生产和储存时常以苯磺酸钠形式存在。

2. 加成反应

由于苯环的特殊稳定性，加成反应比较困难，必须在催化剂、高温、高压或光照作用下才可能进行。例如在催化剂 Pt、Pd、雷尼镍(Raney Ni)等作用下，苯环能与氢加成。

$$\bigcirc + 3H_2 \xrightarrow{Ni/Pd/Pt} \bigcirc$$

这是环己烷的工业制法。在日光或紫外光照射下，苯能与氯加成，生成六氯环己烷($C_6H_6Cl_6$)，俗称六六六。六六六曾作为农药大量使用，由于残毒严重，现已被淘汰。

3. 氧化反应

苯环很稳定，不易被氧化。烷基苯比苯容易氧化，氧化一般发生在侧链上，只要苯环侧链与苯环直接相连的碳原子上有氢原子，不管碳链有多长，最后的氧化产物一般是苯甲酸。常用的氧化剂有酸性高锰酸钾溶液、酸性重铬酸钾溶液等。例如：

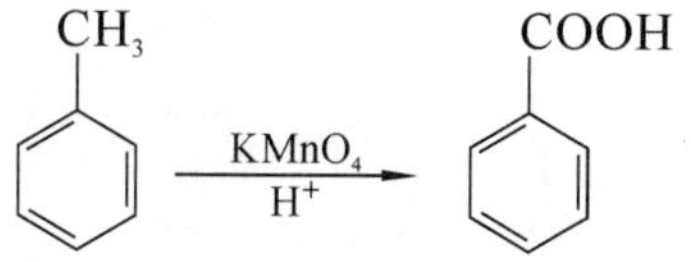

$$\underset{}{\underset{}{\text{C}_6\text{H}_5\text{CH}_3}} \xrightarrow[\text{H}^+]{\text{KMnO}_4} \underset{}{\text{C}_6\text{H}_5\text{COOH}}$$

四、稠环芳烃

稠环芳烃是 2 个或 2 个以上苯环通过共用相邻 2 个碳原子稠合而成多环芳烃,比较重要的有萘、蒽、菲等,它们均存在于煤焦油的高温分馏产物中。

(一) 萘

萘为白色片状晶体,其熔点为 80 ℃,沸点为 215 ℃,不溶于水,可溶于乙醇、乙醚、苯等有机溶剂,易升华。

萘的分子式为 $C_{10}H_8$,是由两个苯环稠合而成的稠环芳烃,其结构如下:

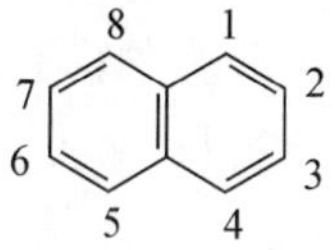

从萘的结构式中可以看出:它的 C1、C4、C5、C8 4 个碳原子所处的位置完全等同,称为 α-位;它的 C2、C3、C6、C7 4 个碳原子也完全等同,称为 β-位。由此可见,萘的一元取代物只有 α 和 β 两种异构体。一元取代物命名时用阿拉伯数字或 α、β 等区别取代基的位置,二元以上的取代物则用阿拉伯数字表示。例如:

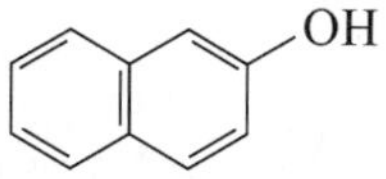

β-萘酚 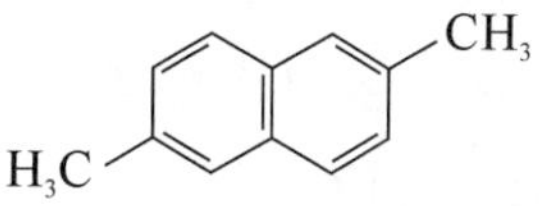　　　　　　2,6-二甲基萘

(二) 蒽和菲

蒽为无色片状晶体,熔点为 216 ℃,沸点为 340 ℃。菲为具有光泽的无色结晶,熔点为 101 ℃,沸点为 340 ℃。蒽和菲的分子式都为 $C_{14}H_{10}$,两者互为同分异构体,蒽的结构式和碳原子编号如下:

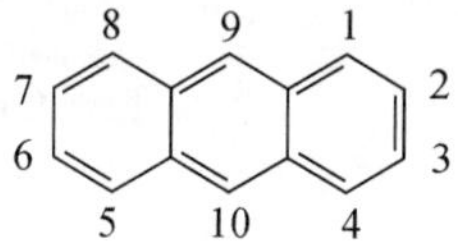

其中的 1、4、5、8 碳原子的位置是等同的,称为 α-位;2、3、6、7 碳原子的位置等同,称为 β-位;9、10 碳原子的位置等同,称为 γ-位。

菲的结构中也有三个苯环,但苯环的稠合方式与蒽不同,其结构式和碳原子编号如下:

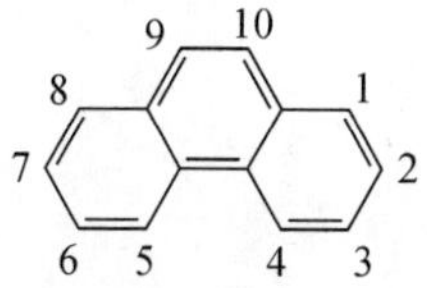

医学上比较重要的甾族化合物的基本结构环戊烷多氢菲可以看作是由氢化菲和环戊烷所组成的。甾族化合物是广泛存在于动植物体内,具有重要生理作用的一大类多环化合物,如人体中的胆固醇、胆酸、性激素、维生素 D 等都是甾族化合物。环戊烷多氢菲的结构如下:

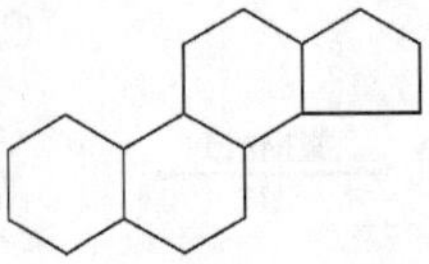

第六节 卤代烃

一、卤代烃的分类和命名

烃分子中的一个或几个氢原子被卤原子取代所得到的化合物称为卤代烃。根据烃基结构不同,卤代烃可分为脂肪族卤代烃、卤代脂环烃和芳香族卤代烃。脂肪族卤代烃又根据饱和程度分为饱和卤代烃和不饱和卤代烃;按碳原子类型分,卤代烃可分为伯卤代烃、仲卤代烃和叔卤代烃;按卤原子种类,可分为氟代烃、氯代烃、溴代烃、碘代烃;按卤原子数目,可分为一元卤代烃、二元卤代烃、多元卤代烃。

结构简单的卤代烃可用普通命名法命名,通常用卤原子作为取代基,称为"某卤烃"。例如:

CHI_3 $CH_2=CHBr$ （氯化苄结构）

三碘甲烷 溴乙烯 氯化苄

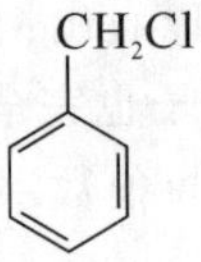

也可以烃基作为取代基,称为"某基卤"。例如:

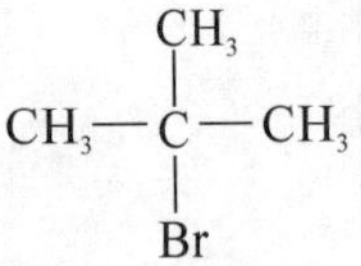

叔丁基溴 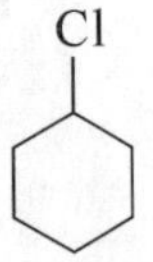 环己基氯 乙烯基溴

卤代烃的系统命名法与相应烃的命名原则相同,把卤代烃看作烃的衍生物,以烃为母体,卤原子只作为取代基。例如:

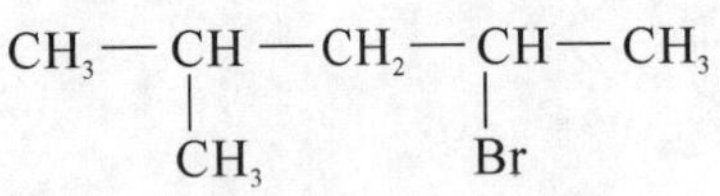

2-甲基-4-溴戊烷 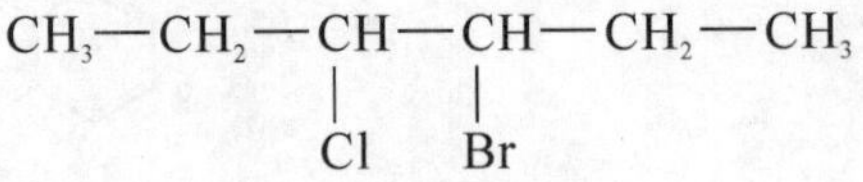 3-氯-4-溴己烷

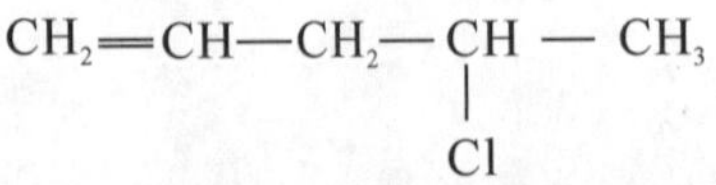

4-氯-1-戊烯 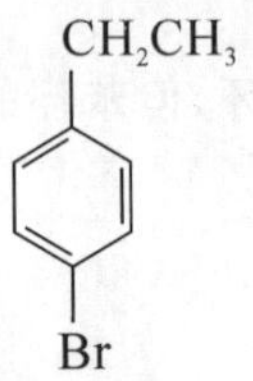 4-溴乙苯

二、卤代烃的性质

(一)物理性质

常温常压下,除了个别卤代烷烃,如氯甲烷、氯乙烷、溴甲烷是气体外,大多数卤代烷烃为液体。纯净的卤代烷烃是无色的,但是溴代烷烃和碘代烷烃在光照或长期放置时,会缓慢分解产生溴和碘而带有

颜色。一卤代烷烃具有不愉快的气味，其蒸气有毒！

卤代烷烃的沸点随着相对分子质量的增大而升高。分子式相同而结构不同的卤代烷烃中，直链卤代烷烃的沸点最高，支链越多，沸点越低；卤原子相同，随着烃基部分碳原子数目的增加，沸点升高；卤原子不同、烷基相同的卤代烷烃中，随着卤原子相对原子质量的增大，沸点逐渐升高，因此氟代烷烃的沸点最低，碘代烷烃的沸点最高。

一卤代烷烃的相对密度大于含相同碳原子数的烷烃。一氟代烷烃、一氯代烷烃的相对密度小于1，一溴代烷烃、一碘代烷烃和多卤代烷烃的相对密度大于1。烷基相同的卤代烷烃中，氟代烷烃的相对密度最低，碘代烷烃的相对密度最高。卤原子相同的卤代烷烃的相对密度随着烷基碳原子数目的增加而降低，这是由于卤原子在分子中所占比例（质量）逐渐减小。卤代烷烃不溶于水，溶于弱极性或非极性的乙醚、苯或烃等有机溶剂。某些卤代烷烃本身是很好的溶剂，如二氯甲烷、氯仿、四氯化碳等，通常用来从水中提取有机物。随着卤原子数目的增多，卤代烷烃的可燃性降低，如 CCl_4 常被用作灭火剂。

（二）化学性质

1. 取代反应

（1）水解反应。

伯卤代烷烃与水作用，卤原子被—OH取代，生成醇。此反应可逆，为了增大反应的速率，提高水解产率，加入 NaOH 中和反应生成的 HX。例如：

$$CH_3-CH_2-CH_2Br + NaOH \xrightarrow[\triangle]{H_2O} CH_3-CH_2-CH_2OH + NaBr$$

（2）醇解反应。

伯卤代烷烃与醇钠作用，醇钠电离出的烷氧基（RO—）将伯卤代烷中的卤原子取代，生成醚。例如：

$$CH_3-CH_2-CH_2Br + CH_3-CH_2-ONa \xrightarrow[回流]{乙醇} CH_3-CH_2-CH_2-O-CH_2-CH_3 + NaBr$$

2. 消除反应

卤代烷（例如 $CH_3CH_2CH_2—Br$）分子中，β-氢原子带有一定的酸性，因而在强碱的作用下易于消除β-氢原子和卤原子而生成烯烃。例如：

$$CH_3CH_2CH_2Br + NaOH \xrightarrow{\triangle} CH_2=CHCH_3 + NaBr + H_2O$$

卤代烷烃在强碱的醇溶液中发生消除反应的速率大小顺序如下：

叔卤代烷烃＞仲卤代烷烃＞伯卤代烷烃

仲卤代烷和叔卤代烷在脱去卤化氢时，有可能得到两种不同的消除产物。例如：

$$CH_3C(CH_3)(Br)CH_2CH_3 + KOH \xrightarrow[\triangle]{C_2H_5OH} CH_2=C(CH_3)CH_2CH_3 + CH_3C(CH_3)=CHCH_3$$
29%　　　　　　71%

$$CH_3CHBrCH_2CH_3 + KOH \xrightarrow[\triangle]{C_2H_5OH} CH_2=CHCH_2CH_3 + CH_3CH=CHCH_3$$
19%　　　　　　81%

实验证明，卤代烷烃消除卤化氢时，氢原子是从含氢较少的β-碳原子上脱去的。这个经验规律称为扎伊采夫（A. M. Saytzeff）规则。

3. 与金属反应

一元卤代烷烃是极性化合物,能与多种金属如 Mg、Li、Al 等在无水乙醚作用下反应生成金属有机化合物(金属与碳直接相连的化合物),此化合物称为格利雅(V. Grignard)试剂(R-MgX),简称格氏试剂。

$$R-X + Mg \xrightarrow{\text{无水乙醚}} R-Mg-X$$
烷基卤化镁

$$CH_3CH_2Br + Mg \xrightarrow{\text{无水乙醚}} CH_3CH_2-Mg-Br$$

制备格氏试剂时,卤代烷烃的活性顺序是碘代烷烃＞溴代烷烃＞氯代烷烃。碘代烷烃太贵,氯代烷烃的活性较小,因此,在实验室里一般采用溴代烷烃来制备格利雅试剂。

格利雅试剂的性质与无机碱的性质相似,金属-碳键具有较大的离子性。烷基负离子碱性极强,是一个很好的亲核试剂,它可以从酸、水、醇,甚至氨气中夺得氢离子,分解为烷烃。例如:

$$CH_3CH_2-Mg-Br + H_2O \longrightarrow CH_3CH_3 + HO-Mg-Br$$

$$CH_3CH_2-Mg-Br + HX \longrightarrow CH_3CH_3 + X-Mg-Br$$

$$CH_3CH_2-Mg-Br + H-OR \longrightarrow CH_3CH_3 + RO-Mg-Br$$

$$CH_3CH_2-Mg-Br + NH_3 \longrightarrow CH_3CH_3 + H_2N-Mg-Br$$

本章小结

烃卤代烃	学习要点
概念	烃,同系物,同分异构体,伯、仲、叔、季碳原子,马氏规则,扎伊采夫规则,共轭效应
烷烃	结构:C—C 命名:烷烃的系统命名法 性质:卤代反应
烯烃	结构:官能团 C=C 命名:烯烃的系统命名法 性质:加成反应、氧化反应、聚合反应
炔烃	结构:官能团 —C≡C— 命名:炔烃的系统命名法 性质:加成反应、氧化反应、聚合反应、端基炔氢的性质
脂环烃	分类:单环脂环烃和多环脂环烃 性质:小环似烯、大环似烷
芳香烃	结构:苯环 性质:取代反应、加成反应、氧化反应
卤代烃	分类:根据烃基、根据卤素连接的碳原子的种类、根据卤素原子数目分类 性质:水解反应、消除反应、与金属反应

目标检测

一、写出下列化合物的同分异构体。

1. C_6H_{14} 2. C_5H_{10} 3. C_5H_8 4. C_8H_{10}

二、命名下列化合物。

1. $(CH_3)_3C-C(CH_3)_3$

2. $(CH_3CH_2)_3CH$

3. $CH_3-\underset{\underset{CH_3}{|}}{CH}-\underset{\underset{CH_3}{|}}{CH}-CH_2-CH_3$

4. $CH_3-\underset{\underset{CH_3}{|}}{CH}-CH=\underset{\underset{CH_3}{|}}{C}-CH_2-CH_3$

5. $CH_3-\underset{\underset{CH_3}{|}}{CH}-C\equiv CH$

6. $CH_3-CH=CH-\underset{\underset{CH_3}{|}}{CH}-CH_3$

7. 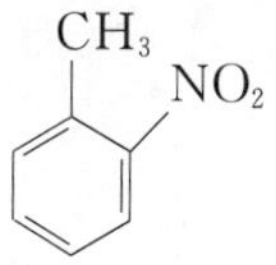 （邻甲基硝基苯结构式）

8. 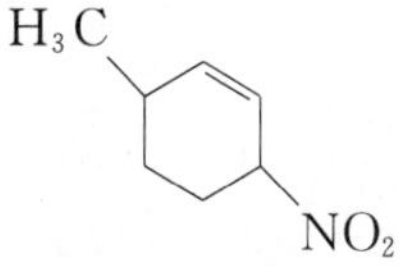 （4-甲基-1-硝基环己烯结构式）

三、写出下列化合物的结构式。

1. 2,3-二甲基戊烷   2. 3-甲基-1-丁烯   3. 新戊烷
4. 3,3-二甲基-1-丁炔 5. 环丁烷   6. 1-甲基环己烯
7. 邻甲乙苯   8. 苯乙烯   9. 3-氯-1-戊烯
10. 2-甲基-4-氯戊烷

四、完成下列各反应式。

1. $CH_3-CH_2-\underset{\underset{CH_3}{|}}{C}=CH_2 + HBr \longrightarrow$

2. $(CH_3)_2C=CH-CH_3 + KMnO_4 \xrightarrow{H^+}$

3. $CH_3-C\equiv C-CH_2-CH_3 + KMnO_4 \xrightarrow{H^+}$

4. $CH_3CH_2C\equiv CH + AgNO_3（银氨溶液）\longrightarrow$

5. $CH_3-C\equiv CH \xrightarrow{HBr} \xrightarrow{HBr}$

6. 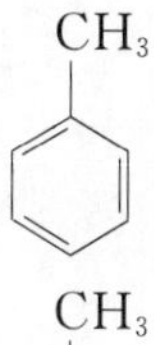 （甲苯） $+ Cl_2 \xrightarrow{光照}$

7. 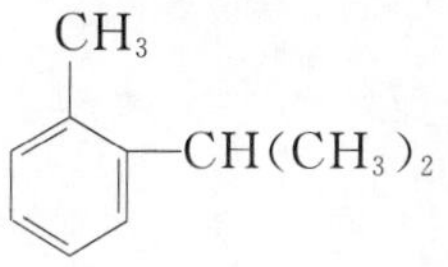 （邻甲基异丙苯） $+ KMnO_4 \xrightarrow{H^+}$

8. 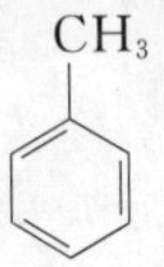 +HNO₃ $\xrightarrow{H_2SO_4}$

9. $CH_3-CH_2-\underset{\underset{Cl}{|}}{CH}-CH_3 \xrightarrow[\triangle]{KOH,乙醇}$

10. $CH_3-CH_2-\underset{\underset{Cl}{|}}{CH}-CH_3 \xrightarrow[\triangle]{KOH,H_2O}$

五、用化学方法鉴别下列各组化合物。

1. 丁烷、2-丁烯和 1-丁炔

2. 苯和甲苯

六、某烯烃经高锰酸钾溶液氧化后,得到的氧化产物为 CH_3CH_2COOH 和 CH_3COOH,试推测该烯烃的结构式。

(上海震旦职业学院　王文华)

第八章 醇、酚、醚

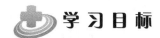

1. 掌握:醇、酚、醚的结构、分类、命名和主要化学性质。
2. 熟悉:醇、酚、醚的物理性质,伯、仲、叔醇及苯酚的化学鉴别。
3. 了解:重要的醇、酚、醚在医学上的应用。

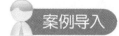

  饮酒驾驶和醉酒驾驶都是危害公共安全的违法驾驶行为,检查机动车驾驶人员是否饮酒是交警的重要工作之一。快速检查酒驾可用经硫酸酸化处理的三氧化铬(CrO_3)硅胶检查司机呼出的气体,根据硅胶颜色的变化(硅胶中的+6价铬能被酒精蒸气还原为+3价铬,颜色发生变化,喝的酒越多颜色越深,橙黄变灰绿),可以判断司机是否酒后驾车。
  1. 人为什么会醉酒?
  2. 乙醇是如何与酸化过的三氧化铬(CrO_3)发生颜色反应的?

  烃分子中的一个或几个氢原子被其他原子或原子团取代后的产物,统称为烃的衍生物。醇、酚、醚都是烃的含氧衍生物,可用通式表示:醇 R—OH;酚 Ar—OH;醚(Ar)R—O—R′(Ar)。
  醇、酚、醚是重要的有机化合物,在医药上有广泛应用,可用作溶剂、消毒剂、麻醉剂等。

第一节 醇

一、醇的分类和命名

  醇从结构上可以看作是脂肪烃、脂环烃或芳香烃侧链上的氢原子被羟基(—OH)取代后生成的化合物。醇的羟基称为醇羟基,是醇的官能团。

（一）醇的分类

(1) 根据羟基所连烃基的不同,醇可分为脂肪醇、脂环醇和芳香醇。脂肪醇又可分为饱和脂肪醇和不饱和脂肪醇。
  ①羟基与脂肪烃基连接的醇称为脂肪醇,其中羟基所连的是饱和烃基的称为饱和脂肪醇,所连的是不饱和烃基的称为不饱和脂肪醇。例如:

      饱和醇：CH_3—OH CH_3—CH_2—OH
         甲醇   乙醇

不饱和醇：$CH_2{=}CH{-}CH_2{-}OH$

烯丙醇

②羟基与脂环烃基相连的醇称为脂环醇。例如：

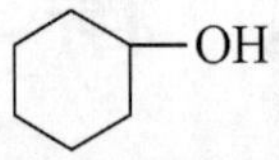

环己醇

③羟基与芳香烃基侧链上的碳原子相连的醇称为芳香醇。例如：

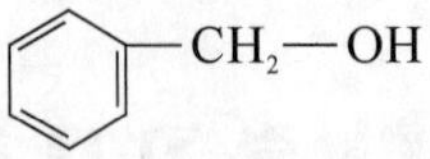

苯甲醇

（2）根据羟基所连接的碳原子的种类不同，醇可分为伯醇（1°）、仲醇（2°）和叔醇（3°）。例如：

伯醇	$RCH_2{-}OH$	$CH_3CH_2CH_2{-}OH$	正丙醇
仲醇	$\begin{matrix}R\\R'\end{matrix}{>}CH{-}OH$	$\begin{matrix}CH_3CHCH_2CH_3\\ \mid\\ OH\end{matrix}$	仲丁醇
叔醇	$\begin{matrix}R'\\ \mid\\ R{-}C{-}OH\\ \mid\\ R''\end{matrix}$	$\begin{matrix}CH_3\\ \mid\\ CH_3{-}C{-}OH\\ \mid\\ CH_3\end{matrix}$	叔丁醇

（3）根据分子中所含羟基的数目不同，醇可分为一元醇、二元醇和多元醇。例如：

$CH_3{-}OH$	$\begin{matrix}CH_2{-}OH\\ \mid\\ CH_2{-}OH\end{matrix}$	$\begin{matrix}CH_2{-}OH\\ \mid\\ CH{-}OH\\ \mid\\ CH_2{-}OH\end{matrix}$
甲醇	乙二醇	丙三醇

（二）醇的命名

结构简单的醇采用普通命名法，结构复杂的醇则采用系统命名法。

1. 普通命名法

普通命名法即在相应的烃基名称后加“醇”字，去掉“基”字。例如：

$CH_3CH_2CH_2CH_2{-}OH$	$\begin{matrix}CH_3CH_2CHCH_3\\ \mid\\ OH\end{matrix}$	$\begin{matrix}CH_3\\ \mid\\ CH_3{-}C{-}CH_3\\ \mid\\ OH\end{matrix}$	$\begin{matrix}CH_3CHCH_2{-}OH\\ \mid\\ CH_3\end{matrix}$
正丁醇	仲丁醇	叔丁醇	异丁醇

2. 系统命名法

（1）选择含有羟基的最长碳链为主链，按主链上碳原子的数目称为某醇。

（2）从靠近羟基的一端开始给主链碳原子编号，羟基的位置用阿拉伯数字表示，写在醇名称的前面，羟基的位次是1时，可省略。多元醇命名时，把羟基的数目用中文数字标出。

（3）把取代基的位次、数目、名称写在羟基位次之前。

(4) 不饱和醇命名时，主链应是包含羟基和不饱和键的最长碳链，根据主链所含碳原子的数目称为某烯(炔)醇。编号从靠近羟基的一端开始，并分别在烯(炔)醇前面表示出其位次。

(5) 脂环醇命名时，可在脂环烃基的名称后面加"醇"字来命名，再从连接羟基的环碳原子开始编号，并使环上取代基编号位次之和最小。

(6) 芳香醇命名时，以侧链脂肪烃基为母体，将苯基作为取代基来命名。

例如：

$$\underset{\text{2-甲基丙醇}}{CH_3-\underset{\underset{CH_3}{|}}{CH}-CH_2OH} \qquad \underset{\text{2-丁醇}}{CH_3-\underset{\underset{OH}{|}}{CH}-CH_2-CH_3} \qquad \underset{\text{3-甲基丁醇}}{\underset{\underset{OH}{|}}{CH_2CH_2}\ \underset{\underset{CH_3}{|}}{CHCH_3}}$$

$$\underset{\text{3-乙基-3-丁烯-2-醇}}{CH_3\underset{\underset{OH}{|}}{CH}-\underset{\underset{C_2H_5}{|}}{C}=CH_2} \qquad \underset{\text{环己醇}}{\bigcirc-OH} \qquad \underset{\text{苯甲醇}}{\bigcirc-CH_2OH}$$

二、醇的性质

(一) 物理性质

低级醇为挥发性无色透明液体，具有酒香味，易溶于水。4~11 个碳原子的醇为油状液体，12 个碳原子以上的醇为蜡状固体。醇的水溶性和羟基与水分子形成氢键的程度有关，低级醇中，醇与水分子间氢键的相互吸引力足以抵消醇分子间的吸引力而溶于水。随着碳原子数的增多，烃基部分的范德华力增大，同时大的烃基对羟基有空间屏蔽作用，阻碍醇羟基与水分子形成氢键，醇与水分子间的相互吸引力便减弱，在水中的溶解度也减小，因此高级醇不溶于水而溶于有机溶剂。一元饱和醇的密度虽比相应的烷烃密度大，但仍比水轻。

醇的沸点除随相对分子质量增加而增大外，还有一个显著的特点，即低级醇的沸点比相对分子质量相近的烷烃要高得多。例如甲醇(相对分子质量 32)的沸点是 65 ℃，而乙烷(分子量 30)的沸点只有 −88 ℃。这是因为醇分子中羟基可形成氢键，因此液态醇是分子缔合体。要使醇从液态变成气态必须提供能量使氢键断裂(氢键的键能约为 25.94 kJ/mol)，使之成为单个分子。因此，醇的沸点比相对分子质量相近的烷烃高得多。

(二) 醇的化学性质

醇的化学性质主要由其官能团羟基决定，反应主要发生在羟基以及与其相连的碳原子上。由于氧的电负性较大，所以醇中的 C—O 键和 O—H 键都有较大极性，容易受外来试剂进攻，是醇易于发生化学反应的两个部位，常发生取代反应或消除反应。另外，受羟基的影响，α-碳上的氢原子表现出一定的活性，容易被氧化和脱氢。醇的主要反应部位如图 8-1 所示。

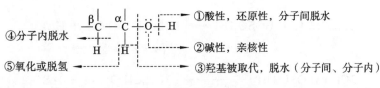

图 8-1 醇的主要反应部位

1. 与活泼金属的反应

醇与水一样，羟基中的氢可被金属 K、Na 等取代生成醇钠，同时放出氢气。

$$2R-OH + 2Na \longrightarrow 2R-ONa + H_2\uparrow$$

Na与醇的反应比与水的反应缓慢得多,反应所生成的热量不足以使氢气发生燃烧和爆炸,故常利用醇与Na的反应销毁残余的金属钠。

三种不同结构的醇与碱金属反应的活性顺序:伯醇＞仲醇＞叔醇。

醇钠(RONa)为白色固体,是有机合成中常用的碱性试剂,化学性质相当活泼,遇水分解为醇和氢氧化钠,所以使用醇钠时必须采用无水操作。

$$R-ONa + H-OH \longrightarrow R-OH + NaOH$$

其他活泼金属,如镁、铝等也可与醇作用生成醇镁和醇铝。异丙醇铝 $Al[OCH(CH_3)_2]_3$ 和叔丁醇铝 $Al[OC(CH_3)_3]_3$ 在有机合成上有重要的用途。

2. 羟基被取代——取代反应

(1) 与氢卤酸反应。

醇与氢卤酸作用时,醇中的羟基可被卤素原子取代生成卤代烃和水。

$$R-OH + HX \longrightarrow R-X + H_2O$$

醇与氢卤酸的反应速度与氢卤酸的类型及醇的结构有关。

氢卤酸的活性顺序:HI＞HBr＞HCl。

一般情况下,氢碘酸和氢溴酸能比较顺利地与醇进行反应,而盐酸与醇的反应较困难,需要加无水氯化锌作为催化剂。浓盐酸和无水氯化锌的混合物称为卢卡斯(Lucas)试剂。将三种醇分别加入盛有卢卡斯试剂的试管中,经振荡后可发现,叔醇立即反应,生成油状氯代烷,它不溶于酸中,溶液呈混浊后分为两层,反应放热;仲醇2~5 min后反应,放热不明显,溶液分为两层;伯醇经室温放置1 h仍无反应,必须加热才能反应。因此可利用卢卡斯试剂区别伯、仲、叔醇。

$$CH_3-\underset{\underset{CH_3}{|}}{\overset{\overset{CH_3}{|}}{C}}-OH + HCl \xrightarrow[20\ ℃,1\ min]{ZnCl_2} CH_3-\underset{\underset{CH_3}{|}}{\overset{\overset{CH_3}{|}}{C}}-Cl + H_2O$$

$$CH_3CH_2\underset{\underset{OH}{|}}{C}HCH_3 + HCl \xrightarrow[20\ ℃,10\ min]{ZnCl_2} CH_3CH_2\underset{\underset{Cl}{|}}{C}HCH_3 + H_2O$$

$$CH_3CH_2CH_2CH_2-OH + HCl \xrightarrow[20\ ℃,数小时]{ZnCl_2} CH_3CH_2CH_2CH_2-Cl + H_2O$$

使用卢卡斯试剂时必须注意,有些伯醇如烯丙型醇及苯甲型醇,也可以很快发生反应,这是因为p-π共轭,很容易形成碳正离子进行反应。

各类醇与卢卡斯试剂反应速率大小顺序:烯丙型醇、苯甲型醇＞叔醇＞仲醇＞伯醇。

(2) 与含氧无机酸的反应。

醇与含氧无机酸如硝酸、亚硝酸、硫酸等作用,脱去水分子生成无机酸酯。

与硫酸的反应:

$$CH_3CH_2OH + HOSO_2OH \rightleftharpoons CH_3CH_2OSO_2OH + H_2O$$
$$\text{硫酸氢乙酯(酸性酯)}$$

$$2CH_3CH_2OSO_2OH \xrightarrow{减压蒸馏} (CH_3CH_2O)_2SO_2 + H_2SO_4$$
$$\text{硫酸二乙酯(中性酯)}$$

与硝酸的反应:

$$\begin{array}{c}CH_2-OH\\|\\CH-OH\\|\\CH_2-OH\end{array} + 3HO-NO_2 \xrightarrow{H_2SO_4} \begin{array}{c}CH_2-O-NO_2\\|\\CH-O-NO_2\\|\\CH_2-O-NO_2\end{array} + 3H_2O$$

三硝酸甘油酯

多数硝酸酯受热后因剧烈分解而爆炸。乙二醇二硝酸酯和甘油三硝酸酯（硝化甘油）都是烈性炸药。硝化甘油还能用于血管舒张、治疗心绞痛和胆绞痛。

醇也可以和磷酸作用，生成磷酸酯。人体内有多种磷酸酯，例如：

$$\begin{array}{ccc}
\text{R}-\text{O}-\overset{\overset{O}{\uparrow}}{\underset{\underset{OH}{|}}{P}}-OH & \text{R}-\text{O}-\overset{\overset{O}{\uparrow}}{\underset{\underset{OH}{|}}{P}}-\text{O}-\text{R} & \text{R}-\text{O}-\overset{\overset{O}{\uparrow}}{\underset{\underset{O-R}{|}}{P}}-\text{O}-\text{R}\\
\text{磷酸烷基酯} & \text{磷酸二烷基酯} & \text{磷酸三烷基酯}
\end{array}$$

它们在生物体内具有重要意义。组成细胞的重要物质如核酸、磷脂以及糖代谢的中间产物都含有磷酸酯结构；体内重要的能源物质如 ATP（三磷酸腺苷）、一些重要的酶如辅助酶 A 等也都含磷酸酯结构。

3. 脱水反应

醇与浓硫酸共热发生脱水反应。脱水反应有两种方式，一种是分子内脱水生成烯烃，另一种是分子间脱水生成醚。

$$CH_3CH_2OH \xrightarrow[170\ ℃]{浓H_2SO_4} CH_2=CH_2 + H_2O$$

$$2CH_3CH_2OH \xrightarrow[140\ ℃]{浓H_2SO_4} CH_3CH_2OCH_2CH_3 + H_2O$$

从上面的反应可以看出，反应温度对脱水反应的产物有很大的影响，低温有利于发生取代反应生成醚，高温有利于发生消除反应生成烯烃。

醇的分子内脱水反应，同样遵守扎依采夫规律。例如：

$$CH_3CHCH_2CH_2CH_3 \underset{OH}{} \begin{cases} \longrightarrow CH_3CH=CHCH_2CH_3 \quad \text{2-戊烯(主要产物)} \\ \longrightarrow CH_2=CHCH_2CH_2CH_3 \quad \text{1-戊烯(次要产物)} \end{cases}$$

不同类型的醇分子内脱水反应的难易程度相差很大，反应的活性顺序：叔醇＞仲醇＞伯醇。

因为叔醇的分子内脱水反应特别容易，所以叔醇只能分子内脱水生成烯烃，而不能分子间脱水生成醚。

4. 氧化反应

在醇分子中，由于羟基的影响，α-H 原子较活泼，容易发生脱氢和加氧氧化。

（1）加氧氧化。

伯醇或仲醇用重铬酸钾或高锰酸钾等氧化剂氧化，伯醇氧化生成醛，醛继续被氧化生成羧酸。

$$\underset{\text{伯醇}}{RCH_2OH} \xrightarrow{[O]} \underset{\text{醛}}{RCHO} \xrightarrow{[O]} \underset{\text{羧酸}}{RCOOH}$$

$$\underset{\text{丙醇}}{CH_3CH_2CH_2OH} \xrightarrow[H^+]{K_2Cr_2O_7} \underset{\text{丙醛}}{CH_3CH_2CHO} \xrightarrow[H^+]{K_2Cr_2O_7} \underset{\text{丙酸}}{CH_3CH_2COOH}$$

仲醇氧化生成酮。

$$R-\underset{OH}{\underset{|}{C}}-R' \xrightarrow[H^+]{K_2Cr_2O_7} R-\underset{O}{\underset{\|}{C}}-R'$$

仲醇　　　　　酮

伯醇和仲醇被重铬酸盐的酸性溶液氧化时,在几秒内即可发生明显的颜色变化(由 $Cr_2O_7^{2-}$ 的橙色转变成 Cr^{3+} 的绿色),叔醇则无此反应。此原理可用于检查驾驶员是否酒后开车。伯醇、仲醇较易氧化是因为两者分子中的 α-碳原子上都连有氢原子,这些氢原子由于受相邻羟基的影响,比较活泼,容易被氧化生成羰基化合物。叔醇因 α-碳上没有氢原子,在上述条件下不被氧化,但在强氧化剂的作用下,则发生碳链断裂,生成较小分子的羧酸或酮的混合物。

(2) 脱氢氧化。

伯、仲醇的蒸气在高温下通过活性铜或银催化剂时发生脱氢反应,生成醛和酮。叔醇因分子中没有 α-氢原子,不发生脱氢反应。

$$R-\underset{H}{\underset{|}{C}}-O-H \xrightarrow[\triangle]{CuO或Ag_2O} R-\underset{}{\overset{H(R')}{C}}=O + H_2$$

醛(酮)

脱氢反应常见于机体代谢过程中,某些含有羟基的化合物在脱氢酶的作用下脱氢氧化成羰基化合物,是体内生物氧化的重要方式。例如,乙醇主要在肝内通过酶的作用氧化生成乙酸,并被细胞利用,但肝不能转化过量的乙醇,饮酒过量时大量乙醇仍继续在血液中循环,最终引起酒精中毒。

5. 多元醇的特性

具有两个相邻羟基的多元醇与新制的氢氧化铜反应,可使氢氧化铜沉淀溶解形成深蓝色溶液。常利用此反应鉴别含有邻二羟基结构的多元醇。例如:

$$\begin{matrix} CH_2-OH \\ | \\ CH-OH \\ | \\ CH_2-OH \end{matrix} + \begin{matrix} HO \\ Cu \\ HO \end{matrix} \longrightarrow \begin{matrix} CH_2-O \\ | \diagdown \\ CH-O Cu \\ | \\ CH_2-OH \end{matrix} + 2H_2O$$

甘油铜(蓝色)

醇的性质

三、医药中常见的醇

(一) 甲醇

甲醇最早由木材干馏而得,故又称为木醇。甲醇为无色透明液体,沸点为 64.5 ℃,能与水或大多数有机溶剂混溶。甲醇有毒,误服 10 mL 可导致失明,30 mL 使人中毒死亡。这是因为甲醇被肝脏的脱氢酶氧化成甲醛,甲醛对视网膜有毒,其进一步氧化产物甲酸又不能被机体很快利用而潴留于血中,使血液 pH 值下降,导致中毒而致命。

(二) 乙醇

乙醇是无色、易燃液体,沸点为 78.5 ℃,俗称酒精。乙醇用途广泛,是一种重要的合成原料。临床上使用 75% 的乙醇溶液作为外用消毒剂,长期卧床患者用 50% 的乙醇溶液涂擦皮肤,有收敛作用,并能促进血液循环,可预防褥疮。医药上使用乙醇配制成酊剂,如碘酊,俗称碘酒,就是碘和碘化钾的乙醇溶液。乙醇也常用于制取中草药流浸膏或提取其中的有效成分。

(三) 丙三醇

丙三醇俗名甘油,是无色黏稠有甜味的液体,沸点为 290 ℃。油脂水解可得甘油,是制皂工业的副产品。甘油有润肤作用，但因它有很强的吸湿性，对皮肤产生刺激，所以使用时先用适量水稀释。甘油三硝酸酯（俗称硝酸甘油）是缓解心绞痛的药物。

（四）苯甲醇

苯甲醇又名苄醇，是芳香醇中最简单的醇，存在于植物的香精油中，为无色液体，沸点为205 ℃，具有芳香气味，微溶于水，可与乙醇、乙醚混溶。苯甲醇具有微弱的麻醉作用和防腐功能。含苯甲醇的注射用水称为无痛水，如用作青霉素钾盐的溶剂，可减轻注射时的疼痛。

（五）肌醇

肌醇又名环己六醇，为白色结晶性粉末，熔点为225～227 ℃，味甜，易溶于水，不溶于无水乙醇、氯仿、乙醚等有机溶剂。

肌醇是一种机体生长所必需的物质，具有与维生素 B_1、生物素等相类似的作用。目前，肌醇已被列入食品营养强化剂，在多种食品中广泛使用，市场上流行的全营养素、维生素功能饮料等均添加了肌醇。肌醇因能促进肝脏和其他组织中的脂肪代谢，也能降低血脂，可作为肝炎的辅助治疗药物，用于治疗脂肪肝。

（六）甘露醇和山梨醇

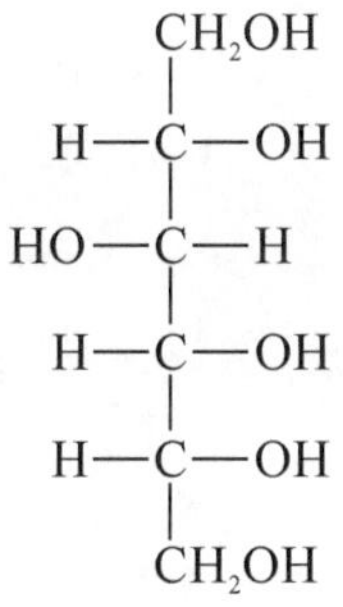

甘露醇 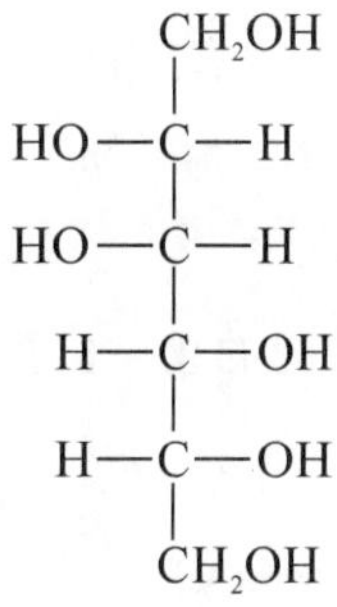　　　　　　山梨醇

甘露醇又名己六醇，为白色结晶性粉末，略有甜味，易溶于水。甘露醇广泛存在于植物中，许多蔬菜及果实中都含有它。甘露醇在临床上用作渗透性利尿剂（脱水剂），常用的20％甘露醇溶液是高渗溶液，可以使脑实质及周围组织脱水，而水则随药物从尿中排出，从而降低颅内压，以消除水肿。气温较低时甘露醇易结晶，可用 80 ℃热水温热，使之溶解。

山梨醇为甘露醇的异构体，作用与甘露醇相似但较弱。适用于治疗脑水肿及青光眼，也可用于心肾功能正常的水肿少尿的治疗。

第二节　酚

一、酚的分类和命名

羟基直接连在芳环上的化合物称为酚。结构通式为 Ar—OH，酚中的羟基称为酚羟基，是酚的官能团。

（一）酚的分类

根据酚羟基的数目，酚可分为一元酚、二元酚和多元酚。

（二）酚的命名

1. 一元酚的命名

以苯酚为母体，苯环上的其他原子、原子团或烃基为取代基，它们与羟基的相对位置用阿拉伯数字表示,编号从酚羟基所连接的苯环碳原子开始,遵循系统命名法原则进行命名;也可用邻、间、对等字表示取代基与酚羟基的相对位置。例如:

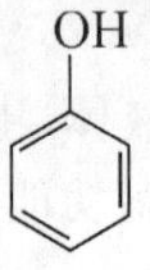

苯酚 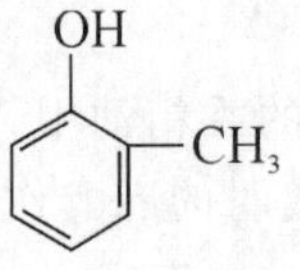　　　邻甲苯酚 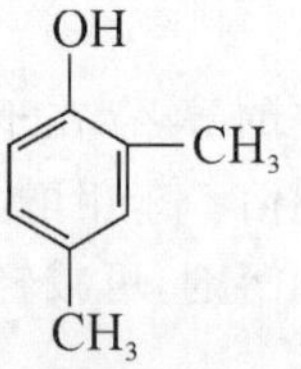　　　2,4-二甲苯酚 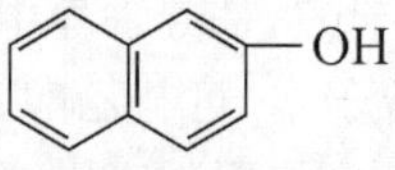　　　β-萘酚

2. 二元酚的命名

以苯二酚为母体,酚羟基间的相对位置用阿拉伯数字或邻、间、对等字表示。例如:

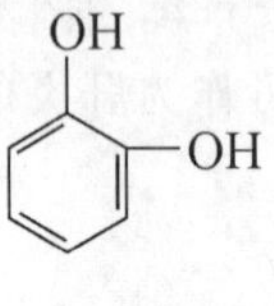

邻苯二酚　　　间苯二酚　　　对苯二酚
1,2-苯二酚　　　1,3-苯二酚　　　1,4-苯二酚

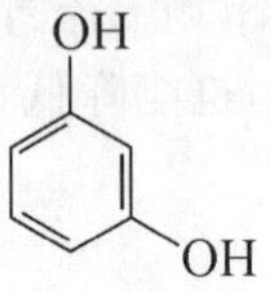

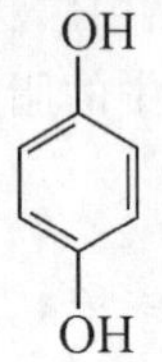

3. 三元酚的命名

以苯三酚为母体,酚羟基间的相对位置用阿拉伯数字或连、偏、均等字表示。例如:

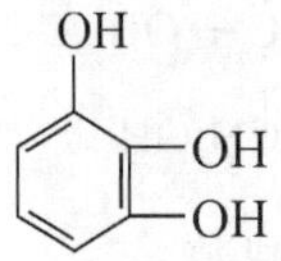

1,2,3-苯三酚　　　1,3,5-苯三酚　　　1,2,4-苯三酚
连苯三酚　　　均苯三酚　　　偏苯三酚

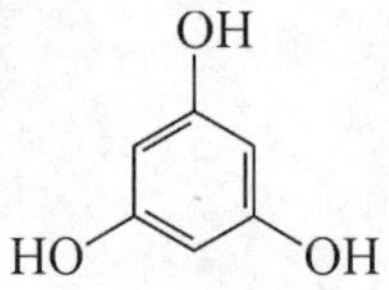

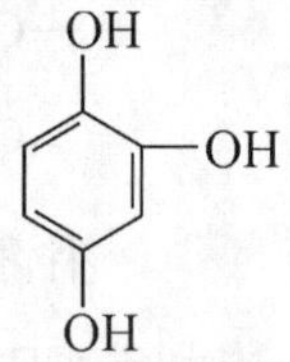

对于结构复杂的酚,可把酚羟基作为取代基来命名。例如:

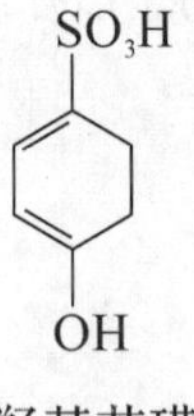

对羟基苯磺酸 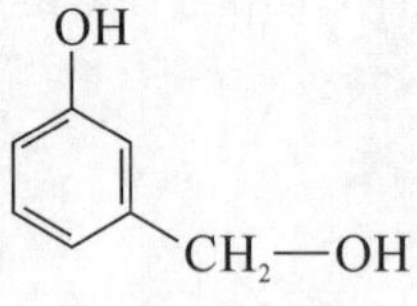　　　间羟基苯甲醇

二、酚的性质

(一) 物理性质

大多数酚为无色晶体,有特殊气味。由于在空气中易被氧化,所以酚常带有不同程度的黄色或红色。酚分子间以及酚与水分子间能形成氢键,所以其熔点、沸点均比相应的芳香烃高。同时在水中也有一定的溶解度,一元酚微溶于水,多元酚水溶性则相应增大。酚能溶于乙醇、乙醚等有机溶剂。

(二) 化学性质

苯酚分子中,氧原子的价电子是以 sp^2 杂化轨道参与成键的。酚羟基中氧原子上的一对未共用电子对所在的 p 轨道与苯环上六个碳原子的 p 轨道相互平行,侧面重叠形成一个大的 p-π 共轭体系,如图

8-2 所示。

p-π 共轭体系的形成,使得氧原子上的电子云向苯环偏移,使苯环电子云密度增加,特别是羟基的邻位和对位上增加较多,所以苯酚容易发生亲电取代反应,并多取代在邻位、对位。电子向苯环转移的结果,使羟基氧原子周围的电子云密度降低,氧对氢氧间的电子云吸引增强,—OH 键极性增加。

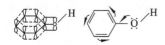

图 8-2 酚的电子结构和 p-π 共轭

酚结构的特殊性,决定了酚除具有醇的某些性质外,还具有不同于醇的特有性质。如酚的酸性比醇强,酚羟基难以像醇那样被卤素原子取代,酚容易被氧化,酚羟基使芳环活化而易进行亲电取代反应等。

1. 弱酸性

酚类化合物具有明显的弱酸性,它不仅能和活泼金属反应,而且能和强碱发生中和反应生成盐。

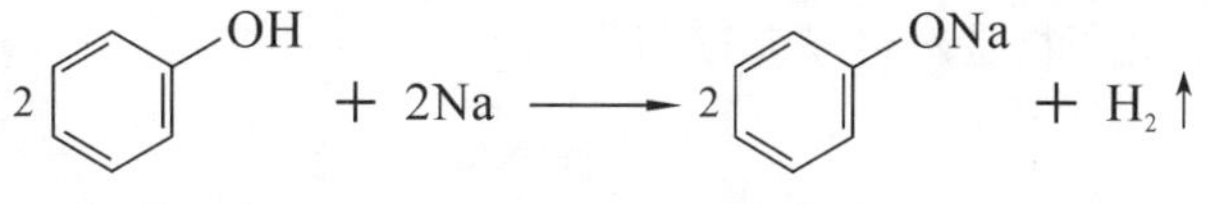

$$2\ C_6H_5OH + 2Na \longrightarrow 2\ C_6H_5ONa + H_2\uparrow$$
（苯酚）　　　　　　　　　（苯酚钠）

$$C_6H_5OH + NaOH \longrightarrow C_6H_5ONa + H_2O$$

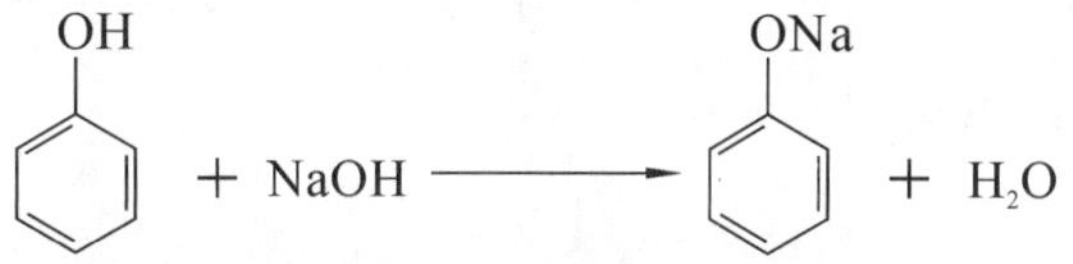

苯酚的酸性很弱,其酸性大于醇和水,但比碳酸弱,只能溶于氢氧化钠或碳酸钠溶液,而不溶于碳酸氢钠溶液。向酚钠溶液中通入 CO_2 时,由于碳酸的酸性比苯酚强,所以苯酚被析出而出现混浊。

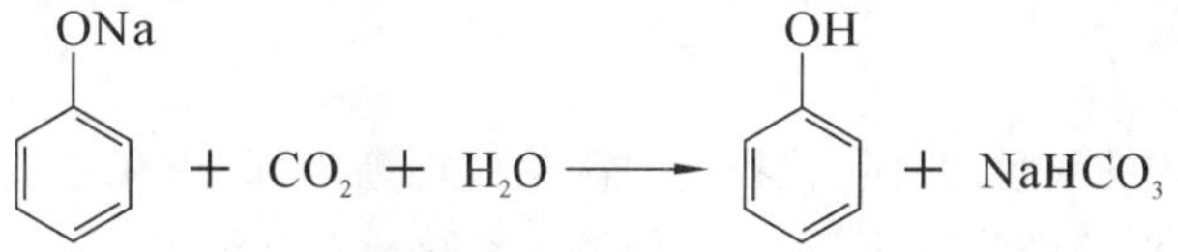

$$C_6H_5ONa + CO_2 + H_2O \longrightarrow C_6H_5OH + NaHCO_3$$

酚类物质的酸性强弱,与芳环上取代基种类密切相关。一般来说,吸电子基团(如—X、—NO_2)的存在可降低苯环电子云的密度,从而使酚的酸性增强;反之,斥电子基团会使酚的酸性减弱。

2. 与三氯化铁的显色反应

酚能与三氯化铁发生显色反应,不同的酚与 $FeCl_3$ 溶液作用呈现不同的颜色,可以鉴别酚的存在。如苯酚、间苯二酚和 1,3,5-苯三酚与三氯化铁溶液作用显紫色;甲酚生成蓝色;邻苯二酚、对苯二酚生成绿色。

$$6Ar\text{—}OH + FeCl_3 \longrightarrow H_3[Fe(OAr)_6] + 3HCl$$
　　　　　　　　　　　　　　　　蓝紫色

与 $FeCl_3$ 的显色反应并不限于酚,具有烯醇式结构的脂肪族化合物也有此反应。

3. 苯环上的亲电取代反应

羟基是强的邻对位定位基,由于羟基与苯环形成 p-π 共轭体系,增加了苯环上的电子云密度,尤其是羟基的邻对位更加明显,所以苯酚比苯更容易发生亲电取代反应。

(1) 卤代反应。

苯酚溶液与溴水作用立即生成 2,4,6-三溴苯酚的白色沉淀。

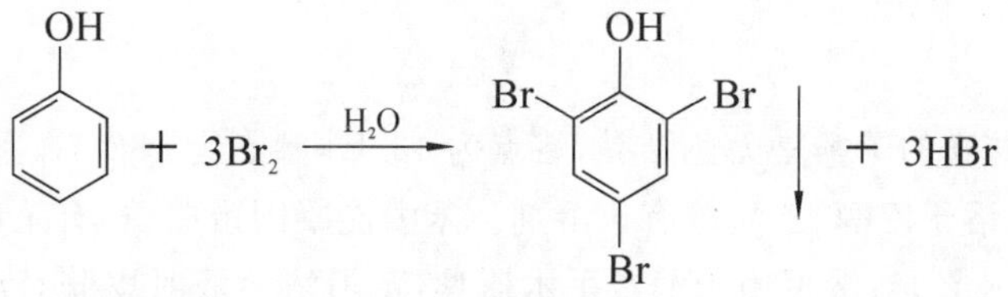

$$C_6H_5OH + 3Br_2 \xrightarrow{H_2O} \text{2,4,6-三溴苯酚} \downarrow + 3HBr$$

此反应非常灵敏,极稀的苯酚溶液就能呈现明显的混浊,可用此反应来检验苯酚的存在。

(2) 硝化反应。

苯酚比苯容易发生硝化,在室温下即可与稀硝酸反应生成邻硝基苯酚和对硝基苯酚的混合物。

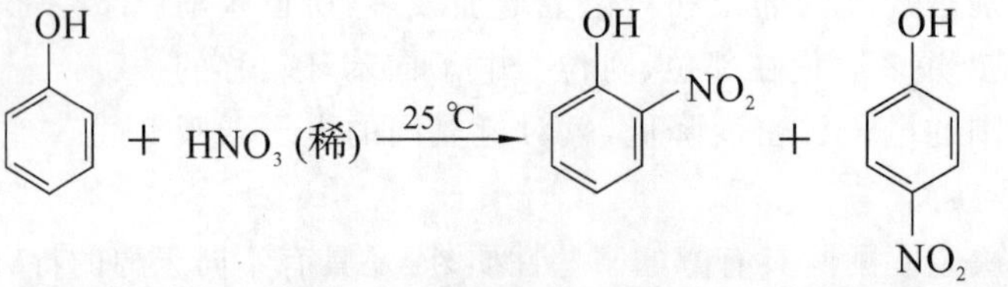

$$\text{C}_6\text{H}_5\text{OH} + \text{HNO}_3(稀) \xrightarrow{25\ ℃} \text{邻-O}_2\text{N-C}_6\text{H}_4\text{OH} + \text{对-O}_2\text{N-C}_6\text{H}_4\text{OH}$$

硝基酚类的酸性比苯酚强,引入硝基越多,酸性越强。例如 2,4,6-三硝基苯酚的酸性与盐酸相当。

(3) 磺化反应。

酚类化合物的磺化反应较易进行。浓硫酸在室温下就可使苯酚磺化,产物主要是邻羟基苯磺酸。在 100 ℃下进行磺化时,主要产物是对羟基苯磺酸。

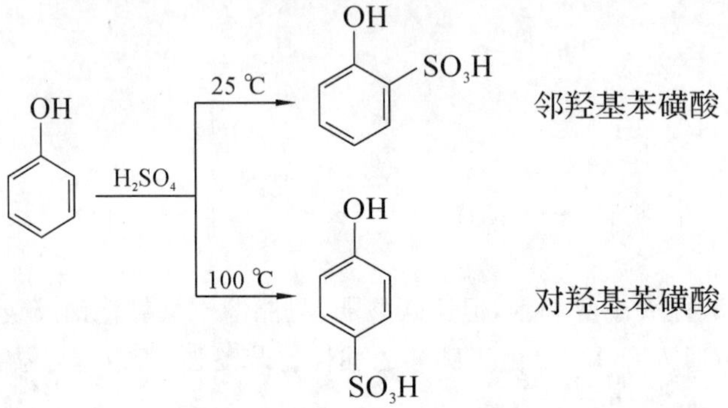

$$\text{C}_6\text{H}_5\text{OH} \xrightarrow[100\ ℃]{\text{H}_2\text{SO}_4,\ 25\ ℃} \text{邻羟基苯磺酸 / 对羟基苯磺酸}$$

4. 氧化反应

酚类易被氧化,氧化物的颜色随着氧化程度的深化而逐渐加深,由无色变为粉红色、红色以致深褐色。如用重铬酸钾的酸性溶液作为氧化剂,苯酚能够被氧化成对苯醌。

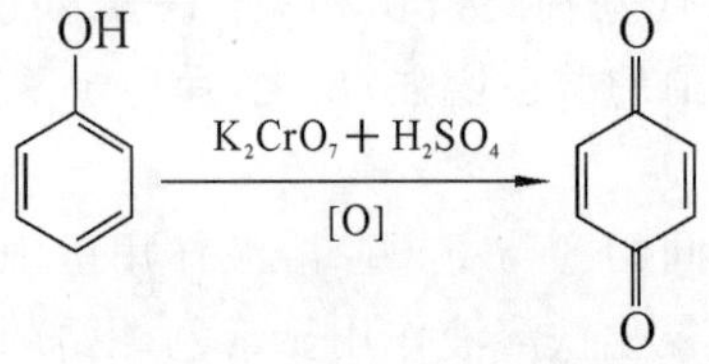

$$\text{C}_6\text{H}_5\text{OH} \xrightarrow[[\text{O}]]{\text{K}_2\text{Cr}_2\text{O}_7 + \text{H}_2\text{SO}_4} \text{对苯醌(棕黄色)}$$

邻位或对位的二元酚则比苯酚更容易氧化成相应的醌。

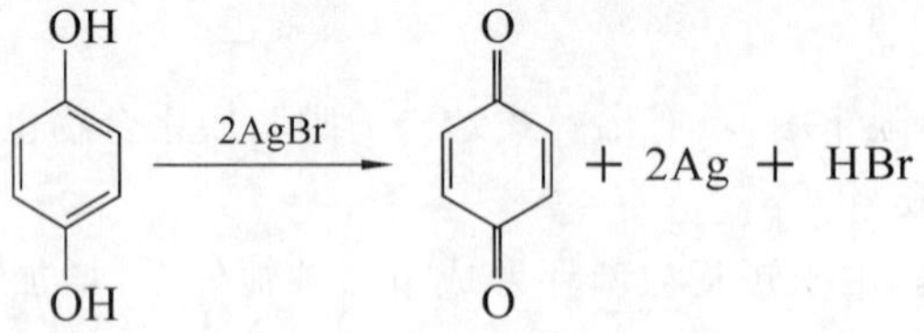

$$\text{对苯二酚} \xrightarrow{2\text{AgBr}} \text{对苯醌} + 2\text{Ag} + \text{HBr}$$

对苯二酚是常用的显影剂。酚易被氧化的性质常用来作为抗氧剂和除氧剂。

三、医药中常见的酚

(一) 苯酚

苯酚俗称石炭酸。纯净的苯酚是无色结晶,熔点为 43 ℃,沸点为 182 ℃,室温下稍溶于水,在 68 ℃以上时可以与水混溶,易溶于乙醇、乙醚等有机溶剂。苯酚能凝固蛋白质,有杀菌能力,医药上用作消毒剂,其 0.03~0.05(3‰~5‰)溶液可用于消毒手术器具,苯酚浓溶液对皮肤有腐蚀性。苯酚易被氧化,故应避光储存于棕色试剂瓶中。

(二) 甲酚

甲基苯酚简称甲酚,又称煤酚,它是下面三种异构体的混合物。

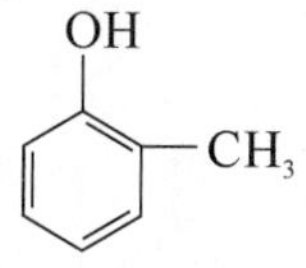

邻甲酚　　　　　间甲酚　　　　　对甲酚
(沸点191 ℃)　　(沸点203 ℃)　　(沸点202 ℃)

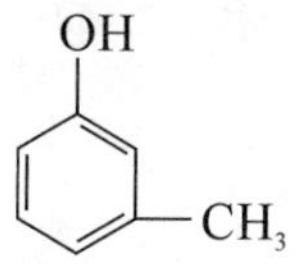

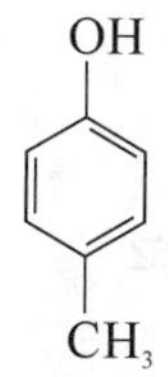

由于三种异构体的沸点相近,一般不易分离,故实际常使用它们的混合物。煤酚的杀菌能力比苯酚强,但难溶于水,故常配成47%～53%的肥皂溶液,称为煤酚皂溶液,俗称"来苏尔",临用时加水稀释,供消毒用。

(三) 苯二酚

苯二酚有邻、间、对三种异构体,它们都是无色结晶。邻苯二酚又称儿茶酚,存在于许多植物中,它的重要衍生物肾上腺素有升高血压和止喘的作用。间苯二酚又称树脂酚或雷琐辛,由人工合成。具有杀灭细菌和真菌的作用,刺激性较小,在医药上用于治疗皮肤病,如湿疹、癣病等。对苯二酚俗名氢醌,存在于植物中。具有很强的还原性,常用作显影剂。

(四) 维生素E

维生素E又名生育酚,是天然存在的酚,广泛存在于植物中,在麦胚油中含量最多,豆类及蔬菜中也很丰富。维生素E在自然界中有多种异构体(α、β、γ、δ等),其中α-生育酚活性最高,其结构如下:

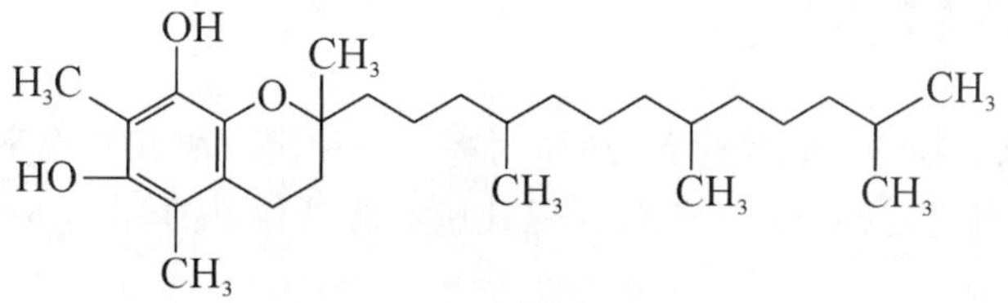

α-生育酚

维生素E为黄色油状物,熔点为2.5～3.5 ℃,在无氧条件下对热稳定。临床用于治疗先兆性流产和习惯性流产。此外,维生素E可作为一种自由基的清除剂,减少自由基对机体的损伤而具有延缓衰老的作用。

(五) 萘酚

萘酚有α和β两种异构体。

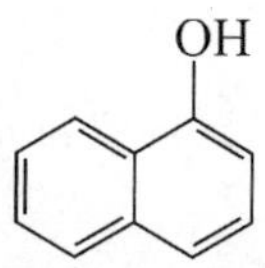

α-萘酚(熔点96 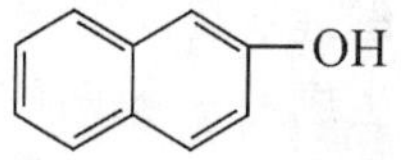 ℃)　　β-萘酚(熔点122 ℃)

α-萘酚为黄色晶体,β-萘酚为无色晶体,都难溶于水,可溶于有机溶剂,性质与苯酚相似,呈弱酸性,与三氯化铁作用分别产生紫色、绿色沉淀。两者都是合成染料的原料,β-萘酚还具有抗细菌、霉菌和寄生虫的作用。

第三节 醚

一、醚的分类和命名

醚可看作是醇或酚羟基上的氢原子被烃基取代的化合物。醚的官能团为醚键(C—O—C)。醚分子中与氧相连的两个烃基相同的称为单醚；两个烃基不同的称为混醚。单醚的命名在醚字前面加烃基的名称，表示两个相同烃基的"二"字可省略；混醚必须把两个烃基的名称都表示出来，将较小烃基的名称放在较大烃基名称的前面，芳香烃基的名称放在脂肪烃基名称的前面。例如：

$$CH_3—O—CH_3 \qquad CH_3—CH_2—O—CH_2—CH_3$$
甲醚 乙醚

$$CH_3—O—CH_2—CH_3$$
甲乙醚 苯乙醚 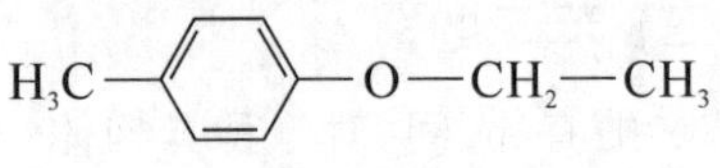 对甲基苯乙醚

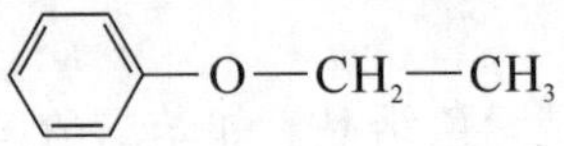

二、醚的性质

（一）物理性质

除了甲醚和甲乙醚在常温下为气体外，其余的醚多是无色液体，有特殊气味，沸点比含相同数目碳原子的醇低得多，这是因为醚分子间不能以氢键缔合，但醚分子中氧原子仍能与水分子中的氢生成氢键，因而醚在水中的溶解度比烷烃大。

（二）化学性质

醚是一类不活泼的化合物，对碱、氧化剂、还原剂都十分稳定。醚在常温下与金属 Na 不起反应，可以用金属 Na 来干燥。醚的稳定性仅次于烷烃。但其稳定性是相对的，由于醚键(C—O—C)的存在，它又可以发生一些特有的反应。

1. 𨦡盐的生成

因醚键上的氧原子有未共用电子对，能接受强酸中的质子，以配位键的形式结合生成𨦡盐。

$$R—\ddot{O}—R' + HCl \longrightarrow [R—\overset{H}{\overset{|}{O}}—R']^+ Cl^-$$
𨦡盐

𨦡盐是一种弱碱强酸盐，仅在浓酸中才稳定，遇水很快分解为原来的醚。利用此性质可以将醚从烷烃或卤代烃中分离出来。

2. 醚键的断裂

在较高温度下，强酸能使醚键断裂，使醚键断裂最有效的试剂是浓的氢碘酸(HI)。如氢碘酸过量，则可与反应中的醇继续作用，生成另一分子碘代烃。例如：

$$CH_3CH_2—O—CH_2CH_3 + HI \xrightarrow{\triangle} CH_3CH_2I + CH_3CH_2—OH$$

$$CH_3CH_2—OH + HI \longrightarrow CH_3CH_2I + H_2O$$

烷基芳基醚与氢碘酸作用，醚键断裂总是发生在烷基与氧原子之间。

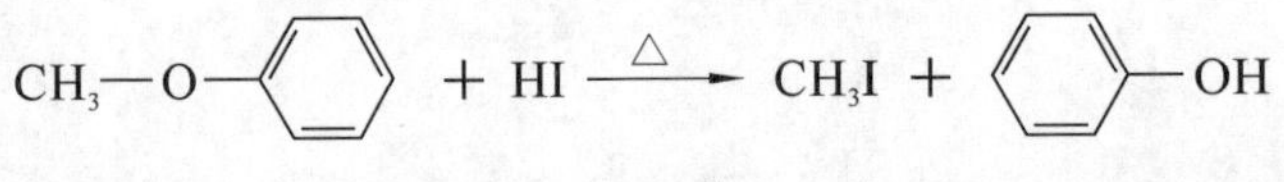

$$CH_3—O—\bigcirc + HI \xrightarrow{\triangle} CH_3I + \bigcirc—OH$$

若为混醚,则醚键断裂时,较小的烃基生成碘代烷。

$$CH_3—O—CH_2CH_3 + HI \longrightarrow CH_3I + CH_3CH_2—OH$$

此反应可使醚分子中的甲氧基定量地生成碘甲烷,将生成物中的碘甲烷蒸出,用银量法测定碘甲烷的含量,从而推算出甲氧基的含量,此方法称为蔡塞尔(Zeisel)法。

3. 过氧化物的生成

醚对氧化剂较稳定,但醚与空气较长时间的接触易被氧化生成过氧化物。例如乙醚在空气中久置后就含有如下结构的过氧化合物:

$$\begin{array}{c} CH_3CH_2—O—CHCH_3 \\ | \\ O—O—H \end{array}$$

过氧化物不稳定,加热时易分解而发生爆炸,因此,醚类应尽量避免暴露在空气中,一般应放在棕色玻璃瓶中,避光保存。过氧化物的沸点比醚高,受热易分解爆炸,所以使用前须检验是否有过氧化物存在。醚中过氧化物的检出方法是,使用前用酸性碘化钾-淀粉试纸检验,如有过氧化物存在,碘化钾被氧化成碘,从而使试纸变蓝。除去过氧化物可用还原剂(如硫酸亚铁、亚硫酸氢钠或碘化钠)处理。

知识拓展

从硝酸甘油到伟哥

1847年,索布雷罗实验时发现,用硝酸和硫酸处理甘油,能得到一种黄色的油状透明液体,这就是硝酸甘油。后来诺贝尔在1864年发明了用硅藻土吸收硝化甘油(主要成分是硝酸甘油)的方法制作安全炸药。几乎在同一时代,医学界发现硝酸甘油对心脏病也有很好的治疗作用。这不禁令人好奇,炸药也是良药?人们无法解释硝酸甘油治疗心脏病的机制。诺贝尔本人患有严重的心脏病,但他拒绝使用硝酸甘油进行治疗,因为在研究和制作炸药的过程中,诺贝尔发现吸入硝酸甘油后会产生剧烈的头痛,因此他认为用硝酸甘油治病,对于他是一个巨大的"讽刺"。

一直到1977年,美国的穆拉德在研究治疗心绞痛的硝酸甘油和其他可扩张血管的硝酸盐类物质的药理作用时发现,这些硝酸类药物都可以释放出一氧化氮(NO)气体。他们推测一氧化氮这种气体分子可能有信号传递的作用,并因此松弛血管平滑肌,缓解心绞痛症状。

一氧化氮这个常温下的气体可以作为信号分子!有关一氧化氮的研究和药物开发迅速风靡全球。在研发治疗心血管疾病药物西地那非时,意外地发现其治疗男性勃起功能障碍更为有效,这就是万艾可(Viagra),中国人现在熟知的"伟哥"。伟哥的意外发现使一氧化氮的研究为大众所知。1998年,弗契哥特、伊格纳洛和穆拉德分享了这一年度的诺贝尔生理学或医学奖。

从炸药到治疗心绞痛的良药,再到治疗男性勃起功能障碍的"伟哥",科学家们永不停歇的探索,创造了一个又一个的奇迹。

三、医药中常见的醚

(一) 乙醚

乙醚是无色易挥发性液体,沸点为34.6 ℃,为常用的溶剂,但由于它易燃易爆,使用时应注意防火。乙醚化学性质稳定,又可溶解许多有机物,因此是一种良好的有机溶剂。

普通乙醚中常含有少量的水和乙醇。在有机合成中须使用无水乙醚时,先用固体氯化钙处理,再用金属钠处理,以除去水和乙醇。

(二) 安氟醚和异氟醚

安氟醚又名恩氟烷,异氟醚又名异氟烷。它们的结构如下:

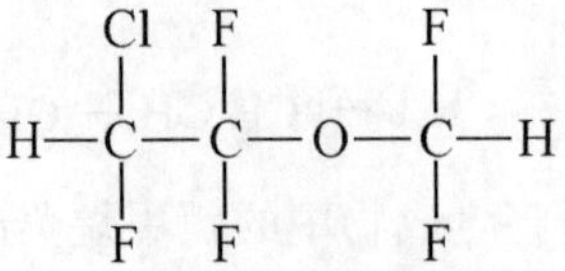

<pre>
      Cl F F   F H F
      | | | | | |
   H—C—C—O—C—H   H—C—C—O—C—H
      | | | | | |
      F   F F   F Cl F
</pre>

安氟醚 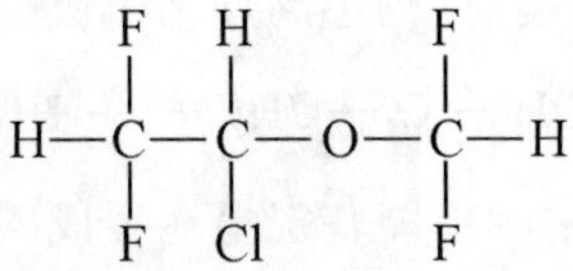　　　　　　　　异氟醚

两者互为同分异构体。安氟醚是无色挥发性液体，有果香味，沸点为 57 ℃。异氟醚是无色、透明的液体，略带刺激性醚样臭味。两者性质稳定，都是目前临床上常用的吸入性全身麻醉剂。

本章小结

醇、酚、醚	学习要点
醇	定义：脂肪烃、脂环烃、芳香烃侧链上的氢原子被羟基取代的化合物 分类：脂肪醇、脂环醇、芳香醇；一元醇、二元醇、多元醇；伯、仲、叔醇 命名：普通命名法、系统命名法 性质：与活泼金属的反应；卢卡斯反应；脱水反应；邻二醇鉴别
酚	定义：苯环上的氢原子被羟基取代后的产物 分类：一元酚、二元酚、多元酚 命名：普通命名法、系统命名法 性质：酚的弱酸性；与三氯化铁的显色反应；酚容易被氧化；苯酚与溴水的反应
醚	定义：醇和酚分子中羟基上的氢原子被烃基取代所形成的化合物 分类：单醚、混醚 命名：普通命名法、系统命名法 性质：与强酸的反应，过氧化反应

目标检测

一、填空题。

1. 丙三醇俗称_____，与硝酸反应能合成_____，临床上用于治疗_____。
2. 乙醇分子内脱水生成_____，分子间脱水生成_____。
3. 伯、仲、叔醇的通式为_____、_____、_____。
4. 苯酚俗称_____，结构简式为_____，医药上可作为_____、_____。
5. 按与氧相连的两个烃基是否相同，醚可分为_____和_____。

二、命名化合物或写出结构简式。

1. 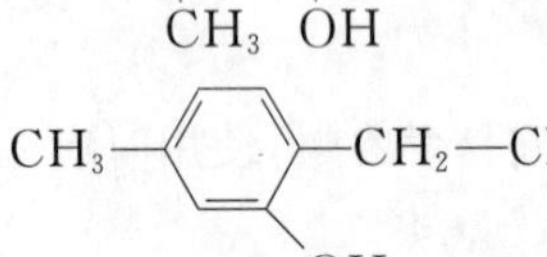 CH₃—CH—CH₂—CH₃
       |
       CH₃ OH

2. CH₂—CH₂—CH₂
   | |
   OH   OH

3. (structure: methyl-substituted benzene with —CH₂—CH₃ and —OH)

4. C₆H₅—CH=CH—CH₃
              |
              OH

5. C₆H₅—O—C₆H₅

6. 苯环—C(CH₃)₂—OH

7. 2,3-二甲基-2-戊醇
8. 2-苯基-2-丁醇
9. 1,3-环己二醇
10. 3-甲基-1-戊烯-3-醇

三、完成下列反应式。

1. $CH_3CH_2OH \xrightarrow[170\ ℃]{浓\ H_2SO_4}$

2. $CH_3CH_2OH \xrightarrow[140\ ℃]{浓\ H_2SO_4}$

3. $CH_3-CH_2-\underset{\underset{OH}{|}}{CH}-CH_3 + HCl \xrightarrow{ZnCl_2}$

4. 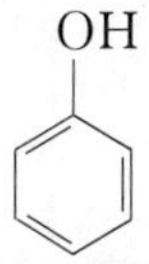 $\text{C}_6\text{H}_5\text{OH}$ + NaOH ⟶

四、用化学方法鉴别下列各组化合物。

1. 苯酚、苯甲醇、苯甲醚
2. 乙醇、甘油、乙醚
3. 正丁醇、仲丁醇、叔丁醇

五、推断结构式。

1. 某化合物 A 的分子式为 C_7H_8O，不溶于水，可溶于 NaOH 溶液；与溴水反应立即生成白色沉淀，试推断 A 的结构式，并写出相应化学方程式。

2. 有两种化合物 A、B，分子式都是 $C_4H_{10}O$，A 与卢卡斯试剂在室温下无反应现象，B 遇卢卡斯试剂立即变混浊，生成 2-甲基-2 氯丙烷，写出两种化合物的结构式及反应方程式。

（郑州铁路职业技术学院　王洪涛）

第九章 醛、酮、醌

学习目标

1. 掌握:醛、酮的命名规则和结构特点,醛、酮的化学性质。
2. 熟悉:亲核加成、羟醛缩合、卤化反应、歧化反应等相关反应的应用。
3. 了解:有关醌的一些化学性质。

案例导入

水合氯醛是一种常用镇静催眠剂。催眠作用强,作用迅速持久而无后遗症,不易引起中毒,但是服用过量会导致躁动不安、惊厥及昏迷。2005 年 1 月 23 日,北京同仁医院成功抢救一例过量服用水合氯醛的患儿。

1. 水合氯醛属于哪一类化合物?
2. 该类化合物具有何种通性?

醛、酮和醌都是含有羰基($\diagdown$C=O)的化合物,总称为羰基化合物。羰基的碳分别与烃基及氢相连的化合物为醛(甲醛例外,羰基连接两个氢),其中 —C(=O)—H 称为醛基,简写为—CHO。羰基的碳与两个烃基相连的化合物为酮,酮分子中的羰基又称为酮基,是酮的官能团。醛、酮的通式如下:

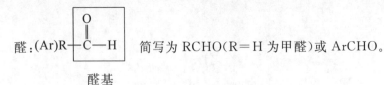

醛:(Ar)R—[C(=O)—H] 简写为 RCHO(R=H 为甲醛)或 ArCHO。
         醛基

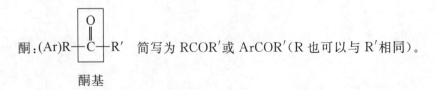

酮:(Ar)R—[C(=O)—R′] 简写为 RCOR′ 或 ArCOR′(R 也可以与 R′ 相同)。
         酮基

第一节 醛和酮

一、醛、酮的分类和命名

（一）分类

（1）根据醛、酮分子中烃基的类别可分为脂肪醛、酮，芳香醛、酮和脂环醛、酮。

脂肪醛、酮： CH₃—CO—H　　CH₃—CO—CH₃

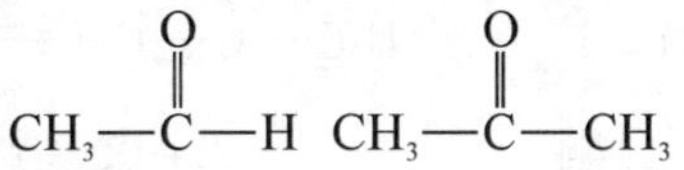

芳香醛、酮： C₆H₅—CO—H　　C₆H₅—CO—CH₃

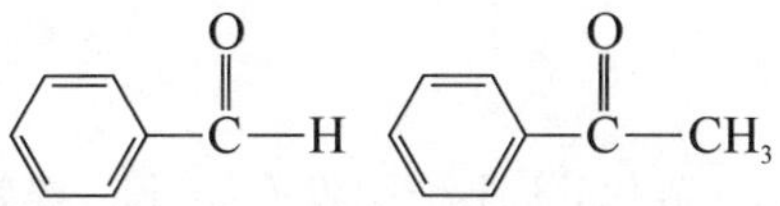

脂环醛、酮： 环戊基—CHO　　环己酮

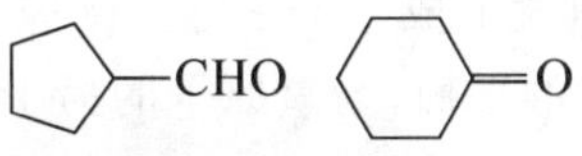

（2）根据醛、酮分子中烃基是否饱和可分为饱和醛、酮，不饱和醛、酮。

饱和醛酮： CH₃—CO—H　　CH₃—CO—CH₃

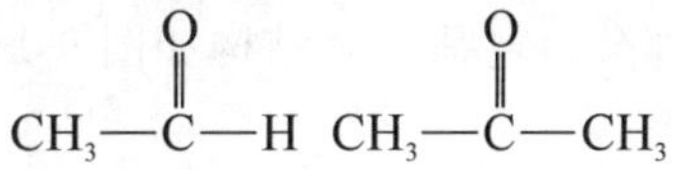

不饱和醛酮： CH₃CH=CHCHO　　CH₃CH=CH—CO—CH₃

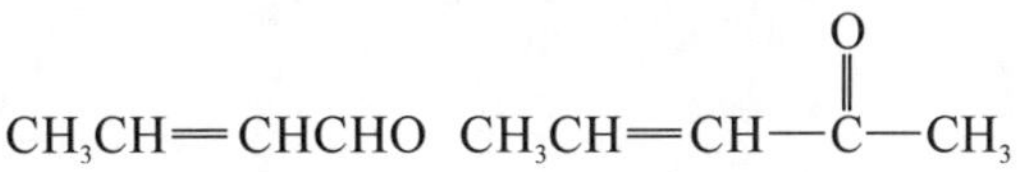

（二）命名

1. 普通命名法

对于简单的脂肪醛，可按分子中所含碳原子数称为某醛；简单的脂肪酮则按酮基所连接的两个烃基称为某（基）某（基）酮。例如：

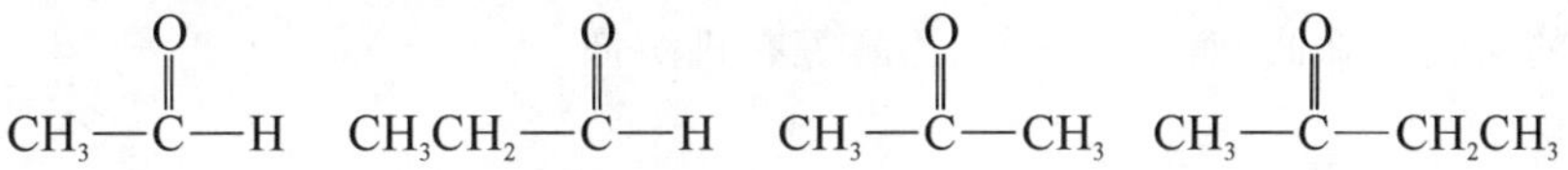

CH₃—CO—H　　CH₃CH₂—CO—H　　CH₃—CO—CH₃　　CH₃—CO—CH₂CH₃

乙醛　　　　　丙醛　　　　　二甲酮　　　　甲乙酮

芳香醛和芳香酮命名时，则把苯环作为取代基。例如：

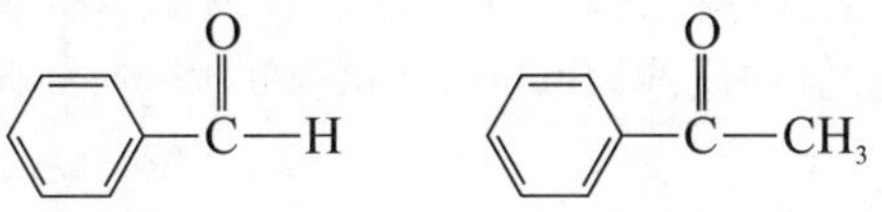

C₆H₅—CO—H　　C₆H₅—CO—CH₃

苯甲醛　　　　苯乙酮

2. 系统命名法

对于结构复杂的醛、酮则采用系统命名法，其命名方法与醇类似。命名时选择含有羰基的最长碳链作为主链，并从靠近羰基的一端开始给主链碳原子编号，最后将取代基、不饱和键、酮基的位置、数目、名称写在母体名称前面。除用阿拉伯数字编号外，还可用希腊字母α、β、γ来编号。例如：

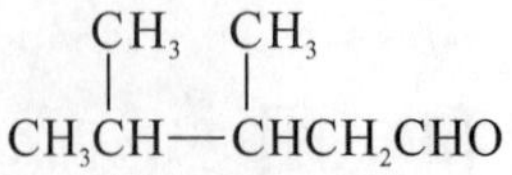

$$\underset{\text{3,4-二甲基戊醛}\atop(\beta,\gamma\text{-二甲基戊醛})}{\underset{CH_3}{CH_3CH}-\underset{CH_3}{CHCH_2CHO}}\qquad\underset{\text{4-甲基-3-己酮}}{\underset{O}{CH_3CH_2-\overset{\|}{C}}-\underset{CH_3}{CH}CH_2CH_3}$$

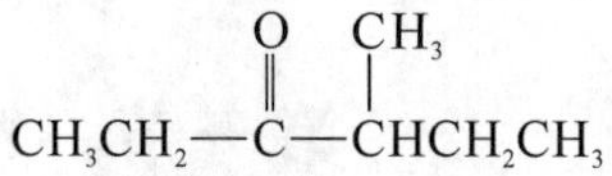

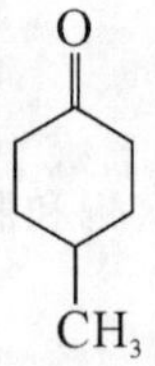

4-甲基环己酮 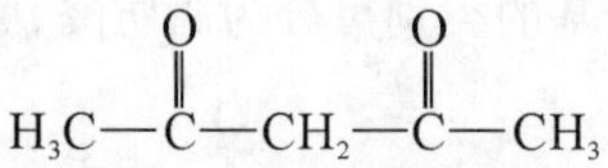　　　2,4-戊二酮

二、羰基的结构

醛、酮分子中的羰基碳原子是 sp^2 杂化，氧原子则没有杂化。羰基碳原子有 3 个 sp^2 杂化轨道，其中 1 个 sp^2 杂化轨道与氧原子的 2p 轨道重叠形成 1 个 σ 键。碳原子没有参加杂化的 2p 轨道垂直于 3 个 sp^2 杂化轨道所在的平面，与氧原子的另 1 个 2p 轨道侧面重叠，形成 π 键，即碳氧双键也是由 1 个 σ 键和 1 个 π 键组成。同时由于氧原子的电负性比碳原子大，故羰基中的 π 电子云偏向于氧原子，从而使得羰基碳原子带上部分正电荷，而氧原子带上部分负电荷。其结构如图 9-1 所示。

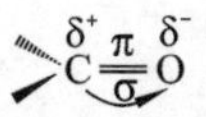

图 9-1 羰基中的 σ 键和 π 键

三、醛和酮的性质

(一) 物理性质

常温下，除甲醛为气体外，12 个碳原子以下的脂肪醛、酮都是液体，高级脂肪醛、酮和芳香酮是固体。

由于羰基具有极性，分子间的作用力较大，因此醛、酮的沸点高于相对分子质量相近的烷烃和醚，但由于醛、酮分子间不能形成氢键，所以醛、酮的沸点比相应的一元醇低。

低级醛、酮能与水分子形成分子间氢键，所以易溶于水，如甲醛、乙醛、丙酮等。其他的醛、酮在水中的溶解度随烃基的增大而降低，而易溶于苯、乙醚等有机溶剂。

(二) 化学性质

醛、酮分子中都含有羰基，所以两者具有许多相似的化学性质。由于羰基是一个极性的不饱和基团，所以易受到一些试剂的进攻而发生加成反应。在这类加成反应中，一般首先是试剂中带负电荷的部分进攻带部分正电荷的羰基碳原子，所以这类加成反应又称为亲核加成反应，是醛、酮的重要反应之一。醛、酮的第二类反应是 α-碳原子上氢的反应，由于相邻羰基的影响，α-碳原子上氢显得很活泼。醛、酮的第三类反应是氧化、还原反应。

1. 亲核加成反应

(1) 与氢氰酸加成。

醛、脂肪族甲基酮以及 8 个碳以下的环酮能与氢氰酸发生加成反应生成 α-氰基醇，反应的通式如下：

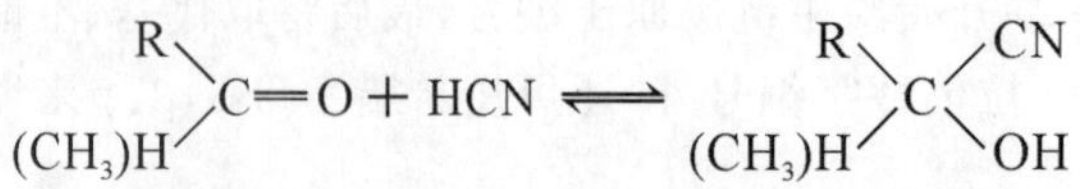

$$\underset{(CH_3)H}{\overset{R}{>}}C=O + HCN \rightleftharpoons \underset{(CH_3)H}{\overset{R}{>}}C\underset{OH}{\overset{CN}{<}}$$

实验表明，丙酮与氢氰酸的反应，若无碱存在时，在 3~4 h 内只有一半反应物作用完；若加入酸，反

应速度则减慢,加入大量的酸,则放置几天也不反应;但若加入一滴氢氧化钠溶液,反应则在 2 min 内即可完成。

由于氢氰酸是一种很弱的酸,在溶液中它存在着下列平衡:

$$HCN \rightleftharpoons H^+ + CN^-$$

碱的加入增加了反应体系中氰基负离子的浓度,酸的加入则降低了氰基负离子的浓度,由此可以推断该反应的反应速度与氰基负离子的浓度有着密切的关系。所以一般认为,碱催化下氢氰酸对羰基加成反应的机理如下:

$$\underset{(CH_3)H}{\overset{R}{>}}C=O + CN^- \underset{}{\overset{慢}{\rightleftharpoons}} \underset{(CH_3)H}{\overset{R}{>}}C\overset{O^-}{\underset{CN}{<}} \underset{}{\overset{快,HCN}{\rightleftharpoons}} \underset{(CH_3)H}{\overset{R}{>}}C\overset{OH}{\underset{CN}{<}} + CN^-$$

由上式可以看出,反应中,首先是氰基负离子进攻带部分正电荷的羰基碳原子,生成氧负离子,然后试剂中带正电荷的部分与氧负离子结合,生成加成产物,所以该加成反应又称为亲核加成反应。

醛、酮与其他亲核试剂加成反应的机理也是如此,其亲核加成反应机理的通式可表示如下:

$$>C=O + Nu^- \overset{慢}{\rightleftharpoons} -\underset{Nu}{\overset{|}{C}}-O^- \overset{快,A^+}{\rightleftharpoons} -\underset{Nu}{\overset{|}{C}}-OA$$

不同结构的醛、酮进行亲核加成反应的难易程度是不同的,其由易到难的顺序如下:

$$\underset{H}{\overset{H}{>}}C=O > \underset{H}{\overset{R}{>}}C=O > \underset{H_3C}{\overset{R}{>}}C=O > \underset{R}{\overset{R}{>}}C=O$$

影响醛、酮亲核加成反应速度的因素主要有两个方面。

①电子效应:烷基是供电子基,与羰基碳原子相连后,使得羰基碳原子所带的正电荷减少,因而不利于亲核加成反应。

②空间效应:当烷基与羰基碳原子相连后,不仅降低了羰基碳原子的正电荷,同时也增大了空间位阻,不利于亲核试剂进攻羰基碳原子,从而降低了其亲核加成反应的速度。

氢氰酸与醛、酮的加成反应,在有机合成上还可作为增长碳链的一种方法。

$$\underset{CH_3}{\overset{H}{>}}C=O + HCN \longrightarrow H-\underset{CH_3}{\overset{CN}{\underset{|}{C}}}-OH \overset{H_2O}{\underset{H^+}{\longrightarrow}} H-\underset{CH_3}{\overset{COOH}{\underset{|}{C}}}-OH$$

α-羟基酸

(2) 与亚硫酸氢钠加成。

醛、脂肪族甲基酮以及低级环酮能与亚硫酸氢钠的饱和溶液发生加成反应,生成 α-羟基磺酸钠,它不溶于饱和的亚硫酸氢钠溶液而析出晶体。

$$\underset{(CH_3)H}{\overset{R}{>}}C=O + NaHSO_3 \rightleftharpoons \underset{(CH_3)H}{\overset{R}{>}}C\overset{ONa}{\underset{SO_3H}{<}} \rightleftharpoons \underset{(CH_3)H}{\overset{R}{>}}C\overset{OH}{\underset{SO_3Na}{<}} \downarrow$$

该反应是一个可逆反应,将加成产物分离出来,加入酸或碱,加成产物又会分解为原来的醛或酮。例如:

$$\underset{(CH_3)H}{\overset{R}{>}}C\overset{OH}{\underset{SO_3Na}{<}} \begin{cases} \overset{HCl}{\longrightarrow} \underset{(CH_3)H}{\overset{R}{>}}C=O + NaCl + SO_2\uparrow + H_2O \\ \overset{Na_2CO_3}{\longrightarrow} \underset{(CH_3)H}{\overset{R}{>}}C=O + NaHCO_3 + Na_2SO_3 \end{cases}$$

所以，该反应常用于鉴别、分离和提纯醛或酮。

(3) 与格氏试剂加成。

格式试剂中的碳镁键是极性键，其中的碳原子带部分负电荷，镁带部分正电荷，故格氏试剂可作为亲核试剂与醛、酮发生亲核加成，加成产物不必分离，可直接水解制得醇。

$$>\!\!C=\!\!O + R-MgX \xrightarrow{乙醚} >\!\!C\!\!<\!\!^{OMgX}_{R} \xrightarrow{H_2O,\ H^+} R-\overset{|}{\underset{|}{C}}-OH$$

格氏试剂与甲醛作用生成伯醇，生成的醇比作为原料的格氏试剂多一个碳原子。例如：

$$\overset{H}{\underset{H}{>}}\!\!C=\!\!O + CH_3CH_2-MgX \xrightarrow{乙醚} CH_3CH_2CH_2OMgX \xrightarrow{H_2O,\ H^+} CH_3CH_2CH_2OH$$

其他的醛与格氏试剂作用，生成仲醇。例如：

$$\overset{H_3C}{\underset{H}{>}}\!\!C=\!\!O + CH_3CH_2-MgX \xrightarrow{乙醚} \overset{CH_3}{\underset{CH_3CH_2}{>}}\!CHOMgX \xrightarrow{H_2O,\ H^+} \overset{CH_3}{\underset{CH_3CH_2}{>}}\!CHOH$$

酮与格氏试剂作用，生成叔醇。例如：

$$\overset{H_3C}{\underset{H_3C}{>}}\!\!C=\!\!O + CH_3CH_2-MgX \xrightarrow{乙醚} CH_3-\overset{CH_2CH_3}{\underset{CH_3}{\overset{|}{C}}}-OMgX \xrightarrow{H_2O,\ H^+} CH_3-\overset{CH_2CH_3}{\underset{CH_3}{\overset{|}{C}}}-OH$$

(4) 与醇加成。

在干燥的氯化氢或浓硫酸作用下，一分子醛与一分子醇发生加成反应，生成的化合物称为半缩醛。例如：

$$CH_3CH_2CHO + CH_3OH \underset{}{\overset{干燥\ HCl}{\rightleftharpoons}} CH_3CH_2-\overset{OH}{\underset{}{\overset{|}{CH}}}-OCH_3$$

1-甲氧基丙醇(半缩醛)

半缩醛一般不稳定（环状的半缩醛较稳定），可以继续与另一分子醇反应，脱去一分子水生成稳定的缩醛。

$$CH_3CH_2-\overset{OH}{\underset{}{\overset{|}{CH}}}-OCH_3 + CH_3OH \underset{}{\overset{干燥\ HCl}{\rightleftharpoons}} CH_3CH_2-\overset{OCH_3}{\underset{}{\overset{|}{CH}}}-OCH_3$$

1,1-二甲氧基丙烷(缩醛)

缩醛对碱、氧化剂是稳定的，但在稀酸中易分解变为原来的醛。

$$\overset{R}{\underset{H}{>}}\!C\!\!<\!\!^{OR'}_{OR'} + H_2O \underset{}{\overset{H^+}{\rightleftharpoons}} \left[\overset{R}{\underset{H}{>}}\!C\!\!<\!\!^{OH}_{OH}\right] \longrightarrow RCHO + H_2O$$

利用这一性质，在有机合成中可用来保护活泼的醛基。例如：将 $CH_3CH=CHCHO$ 转化为 $CH_3\underset{OH}{\overset{|}{CH}}-\underset{OH}{\overset{|}{CH}}CHCHO$。

$$CH_3CH=CHCHO \xrightarrow[\text{干燥 HCl}]{C_2H_5OH} CH_3CH=CHCH\begin{matrix}OC_2H_5\\OC_2H_5\end{matrix}$$

$$\xrightarrow{\text{稀冷 KMnO}_4} CH_3\underset{OH}{CH}-\underset{OH}{CH}CH\begin{matrix}OC_2H_5\\OC_2H_5\end{matrix} \xrightarrow{H_2O,\ H^+} CH_3\underset{OH}{CH}-\underset{OH}{CH}CHO$$

上述转化中,若不先将醛基保护起来,当用高锰酸钾处理时,分子中的醛基会被氧化成羧基,得不到所需产物。

在合成中常用乙二醇和醛或酮作用,生成环状的缩醛或缩酮来保护羰基。

$$\underset{H}{\overset{R}{>}}C=O + HOCH_2CH_2OH \underset{}{\overset{\text{干燥 HCl}}{\rightleftharpoons}} \underset{H}{\overset{R}{>}}C\underset{O}{\overset{O}{<}}]$$

(5) 与氨的衍生物加成。

氨及其衍生物可作为亲核试剂,与醛或酮发生加成反应,反应并不停留在加成这一步,加成的产物相继脱去一分子水,生成含有碳氮双键($>C=N$)的化合物。氨的衍生物可以是羟胺(H_2N-OH)、肼(H_2N-NH_2)、苯肼($H_2N-NHC_6H_5$)、2,4-二硝基苯肼以及氨基脲等。上述氨的衍生物与醛或酮反应的通式如下:

$$>C=O + H_2N-Y \rightleftharpoons \left[>\underset{OH\ H}{C-N-Y}\right] \xrightarrow{-H_2O} >C=N-Y$$

上述反应可简写为

$$>C=O + H_2N-Y \xrightarrow{-H_2O} >C=N-Y$$

例如:

$$\underset{H}{\overset{CH_3}{>}}C=O + H_2N-OH \xrightarrow{-H_2O} \underset{H}{\overset{CH_3}{>}}C=N-OH$$

羟胺   肟

$$\underset{H}{\overset{CH_3}{>}}C=O + H_2N-NH_2 \xrightarrow{-H_2O} \underset{H}{\overset{CH_3}{>}}C=N-NH_2$$

肼   腙

$$\underset{H}{\overset{CH_3}{>}}C=O + H_2N-NH-C_6H_5 \xrightarrow{-H_2O} \underset{H}{\overset{CH_3}{>}}C=N-NH-C_6H_5$$

苯肼   苯腙

$$\underset{H}{\overset{CH_3}{>}}C=O + H_2N-NH-\text{(2,4-二硝基苯基)} \xrightarrow{-H_2O} \underset{H}{\overset{CH_3}{>}}C=N-NH-\text{(2,4-二硝基苯基)}$$

2,4-二硝基苯肼   2,4-二硝基苯腙

$$\underset{H}{\overset{CH_3}{>}}C=O + H_2N-NH-\underset{}{\overset{O}{\overset{\|}{C}}}-NH_2 \xrightarrow{-H_2O} \underset{H}{\overset{CH_3}{>}}C=N-NH-\underset{}{\overset{O}{\overset{\|}{C}}}-NH_2$$

氨基脲   缩氨脲

(6) 与魏蒂西试剂加成。

魏蒂西试剂是由三苯基膦$(C_6H_5)_3P$与卤代烃作用制得的膦盐,经强碱(如:苯基锂或乙醇钠)处理除去α-氢而制得的。应用该反应制备烯烃,条件温和,双键位置确定。

$$(C_6H_5)_3P + CH_3CH_2Br \xrightarrow{THF} (C_6H_5)_3\overset{+}{P}-CH_2CH_3\overset{-}{Br}$$

$$(C_6H_5)_3\overset{+}{P}-CH_2CH_3\overset{-}{Br} \xrightarrow{C_6H_5Li} (C_6H_5)_3P=CHCH_3$$

醛、酮与魏蒂西试剂作用脱去一分子氧化三苯基膦生成烯烃,例如:

$$\underset{H}{\overset{CH_3}{>}}C=O + (C_6H_5)_3P=CHCH_3 \longrightarrow CH_3CH=CHCH_3 + (C_6H_5)_3P=O$$

2. α-活泼氢的反应

在醛、酮分子中,与羰基碳原子相邻的碳原子称为α-碳原子,α-碳原子上的氢原子受到相邻羰基的影响而显得比较活泼。这是由于羰基的吸电子性使α-碳原子上的C—H键极性增强,氢原子有变成质子离去的倾向。

(1) 酮式和烯醇式互变。

在醛、酮分子中,当α-H以质子的形式离去后形成碳负离子,由于所形成的碳负离子中存在p-π共轭体系,所以该碳负离子较稳定。逆反应进行时,质子若与α-碳原子结合则得到原来酮式结构的醛、酮;若与氧结合,则得到烯醇式结构的醛、酮。这样就形成了酮式和烯醇式的互变异构体。例如:

$$CH_3-\overset{O}{\underset{\|}{C}}-CH_3 \underset{H^+}{\overset{-H^+}{\rightleftharpoons}} {}^-CH_2-\overset{O}{\underset{\|}{C}}-CH_3 \longleftrightarrow CH_2=\overset{O^-}{\underset{|}{C}}-CH_3 \underset{-H^+}{\overset{H^+}{\rightleftharpoons}} CH_2=\overset{OH}{\underset{|}{C}}-CH_3$$

酮式　　　　　　　　　　　　　　　　　　　　　烯醇式

一般情况下,醛、酮的烯醇式结构很不稳定,在平衡体系中含量很少,无法分离。但有些醛、酮的烯醇式结构却很稳定,可以分离。例如:

$$CH_3-\overset{O}{\underset{\|}{C}}-CH_2-\overset{O}{\underset{\|}{C}}-CH_3 \rightleftharpoons CH_3-\overset{O}{\underset{\|}{C}}-CH=\overset{OH}{\underset{|}{C}}-CH_3$$

酮式　　　　　　　　　　　烯醇式　92%

(2) 卤代反应。

含有α-H的醛可以与卤素发生卤代反应。在酸性条件下,卤代反应可以停留在一卤代物的阶段。例如:

$$Br-\langle\!\!\!\bigcirc\!\!\!\rangle-\overset{O}{\underset{\|}{C}}-CH_3 \xrightarrow[20\ ℃]{Br_2, CH_3COOH} Br-\langle\!\!\!\bigcirc\!\!\!\rangle-\overset{O}{\underset{\|}{C}}-CH_2Br + HBr$$

在碱性条件下,卤代反应很难停留在一卤代物的阶段,而是生成多卤代物。生成的三卤代物在碱性溶液中一般不稳定,会立即分解生成三卤甲烷(卤仿)和羧酸盐,这类反应就是卤仿反应。例如:

$$CH_3-\overset{O}{\underset{\|}{C}}-CH_3 + X_2 \xrightarrow{NaOH} CH_3-\overset{O}{\underset{\|}{C}}-CH_2X \xrightarrow[X_2]{NaOH} CH_3-\overset{O}{\underset{\|}{C}}-CHX_2$$

$$\xrightarrow[X_2]{NaOH} CH_3-\overset{O}{\underset{\|}{C}}\!\!\mid\!\!CX_3 \longrightarrow CH_3COOH + CHX_3$$

由于该反应常用的卤素是碘,在反应中生成碘仿,故该反应又称为碘仿反应。碘仿是一种黄色的不溶于水的晶体,并有特殊的气味,很容易识别,所以碘仿反应常用来鉴别乙醛和甲基酮。同时,由于次碘

酸钠具有氧化性,可以把乙醇及具有 $\mathrm{H_3C-\underset{\underset{OH}{|}}{CH}-}$ 结构的仲醇分别氧化成相应的乙醛或甲基酮,所以这类醇也能发生碘仿反应。

例如：

$$\mathrm{CH_3CH_2OH \xrightarrow{I_2}{NaOH} CH_3CHO \xrightarrow{I_2}{NaOH} CHI_3\downarrow + HCOONa}$$

$$\mathrm{CH_3\underset{\underset{OH}{|}}{CH}CH_2CH_3 \xrightarrow{NaOI} CH_3\underset{\underset{O}{\|}}{C}CH_2CH_3 \xrightarrow{NaOI} CHI_3\downarrow + CH_3CH_2COONa}$$

故碘仿反应可作为具有 $\mathrm{H_3C-\underset{\underset{OH}{|}}{CH}-}$ 和 $\mathrm{H_3C-\underset{\underset{O}{\|}}{C}-}$ 结构化合物的鉴别反应。

(3) 羟醛缩合反应。

在稀酸或稀碱(最常用的是稀碱)作用下,两分子的醛发生自身加成反应,一分子醛的 α-H 加到另一分子醛的羰基氧上,其余的部分加到羰基碳上,生成 β-羟基醛,这个反应称为羟醛缩合反应。例如：

$$\mathrm{CH_3-\overset{O}{\overset{\|}{C}}-H + H-CH_2-\overset{O}{\overset{\|}{C}}-H \xrightarrow{稀 OH^-} CH_3-\underset{\underset{OH}{|}}{CH}-CH_2CHO}$$

若生成的 β-羟基醛仍有 α-H,则受热或在酸的作用下即发生分子内脱水,生成具有共轭体系的 α,β-不饱和醛。例如：

$$\mathrm{CH_3-\underset{\underset{OH}{|}}{CH}-\underset{\underset{H}{|}}{CH}CHO \xrightarrow{\triangle} CH_3CH=CHCHO}$$
2-丁烯醛

其他含有 α-H 的也可以发生羟醛缩合反应,例如：

$$\mathrm{CH_3CH_2CH_2CH\underset{}{O} + H_2\underset{\underset{CH_2CH_3}{|}}{C}-CHO \xrightarrow[80\sim100\ ℃]{稀\ OH^-} CH_3CH_2CH_2CH=\underset{\underset{CH_2CH_3}{|}}{C}CHO}$$
86%

具有 α-H 的酮也有类似的反应,但比醛反应困难而且产率很低。

当两种不同的含 α-H 的醛在稀碱作用下发生羟醛缩合反应时,由于除了同一种醛的自身羟醛缩合以外,还有两种醛之间的交叉缩合,故会得到 4 种不同的产物,难以分离,无实际意义。

但若选用一种不含 α-H 的醛与一种含 α-H 的醛进行羟醛缩合,控制反应条件可得单一产物。例如：

$$\mathrm{C_6H_5CH\underset{}{O} + H_2CHCHO \xrightarrow[50\ ℃]{NaOH} C_6H_5CH=CHCHO}$$

羟醛缩合反应若在分子内进行,则生成环状化合物。例如：

(结构式：2,5-己二酮 $\xrightarrow[100\ ℃]{KOH}$ 3-甲基-2-环戊烯酮)

(4) 曼尼希反应。

含有 α-H 的酮与甲醛以及胺(常用仲胺),在酸性条件下,反应生成 β-氨基酮,这个反应称为曼尼希反应。例如：

$$\underset{}{C_6H_5}\overset{O}{\underset{\|}{C}}-CH_3 + HCHO + (CH_3)_2NH \xrightarrow[\triangle]{H^+} \underset{}{C_6H_5}\overset{O}{\underset{\|}{C}}-CH_2CH_2N(CH_3)_2 + H_2O$$

(5) 珀金反应。

芳香醛与α-C上有两个活泼氢的酸酐在相应的羧酸盐的催化下加热,发生类似羟醛缩合型的反应,生成α,β-不饱和酸,这一反应称为珀金反应。反应的通式如下:

$$Ar—CHO + (RCH_2CO)_2O \xrightarrow[\triangle]{RCH_2COONa(K)} Ar—CH=\underset{R}{\overset{}{C}}COOH$$

例如:

$$C_6H_5CHO + (CH_3CO)_2O \xrightarrow[\triangle]{CH_3COOK} C_6H_5CH=CHCOOH$$

3. 氧化还原反应

1) 氧化反应

醛很容易被氧化,不仅会被强的氧化剂高锰酸钾、重铬酸钾等氧化,也可被一些弱氧化剂如托伦试剂、费林试剂所氧化,但这些弱氧化剂却不能氧化酮。

托伦试剂是硝酸银的氨溶液,其与醛共热时,将醛氧化成羧酸,而自身则被还原为金属银,生成的银沉积在洁净的试管壁上,所以该反应又称为银镜反应。

$$RCHO + 2Ag(NH_3)_2OH \xrightarrow{\triangle} RCOONH_4 + 2Ag\downarrow + H_2O + 3NH_3$$

费林试剂包括两个部分,其中A为硫酸铜溶液,B为酒石酸钾的氢氧化钠溶液,用时等体积混和A和B,得到一深蓝色溶液,与脂肪醛共热,将脂肪醛氧化成羧酸,而自身被还原生成砖红色的氧化亚铜沉淀。

$$RCHO + 2Cu^{2+} + 5NaOH \xrightarrow{\triangle} RCOONa + Cu_2O\downarrow + 4Na^+ + 3H_2O$$

费林试剂只能氧化脂肪醛,不能氧化芳香醛,因此可用费林试剂来区别脂肪醛和芳香醛。

2) 还原反应

采用不同的还原剂,可将醛、酮分子中的羰基还原成醇羟基或亚甲基。

(1) 羰基还原成醇羟基。

①催化氢化:在催化剂Pt、Pd、Ni等作用下,醛、酮与氢气加成,分子中的羰基被还原成羟基,同时若分子中有碳碳双键也一起被还原。例如:

$$CH_3CH=CHCHO + H_2 \xrightarrow{Ni或Pt} CH_3CH_2CH_2CH_2OH$$

②用金属氢化物还原:用金属氢化物如硼氢化钠、氢化铝锂等作为还原剂还原醛、酮时,只能将分子中的羰基还原成羟基,而不能还原分子中的碳碳双键。例如:

$$CH_3CH=CHCHO \xrightarrow{LiAlH_4} CH_3CH=CHCH_2OH$$

③梅尔魏因-庞多夫还原:醛、酮在异丙醇铝的作用下,分子中的羰基被还原成羟基的反应,称为梅尔魏因-庞多夫还原反应。

$$\underset{(R')H}{\overset{R}{\rightarrow}}C=O + (CH_3)_2CHOH \xrightarrow{异丙醇铝} \underset{(R')H}{\overset{R}{\rightarrow}}CHOH + CH_3COCH_3$$

它的逆反应可以将仲醇氧化成酮,称为奥彭诺尔氧化法。该反应是将不饱和仲醇氧化成酮的好方法。

（2）羰基还原成亚甲基。

①克莱门森还原：醛、酮与锌汞齐及浓盐酸回流反应，分子中的羰基则被还原为亚甲基，这个反应称为克莱门森还原反应。例如：

$$\begin{matrix}R\\(R')H\end{matrix}C=O \xrightarrow[\text{浓 HCl}]{\text{Zn-Hg}} \begin{matrix}R\\(R')H\end{matrix}CH_2$$

②沃尔夫-基什纳-黄鸣龙还原法：该法最初时将醛、酮与无水肼作用生成腙，然后将腙、醇钠及无水乙醇在封管或高压釜中加热反应，反应温度高，操作不方便。

$$\begin{matrix}R\\(R')H\end{matrix}C=O \xrightarrow{H_2NNH_2} \begin{matrix}R\\(R')H\end{matrix}C=NNH_2 \xrightarrow[\text{高温，高压}]{NaOC_2H_5/C_2H_5OH} \begin{matrix}R\\(R')H\end{matrix}CH_2+N_2$$

后来我国著名化学家黄鸣龙对该方法进行了改进，用氢氧化钠、85%水合肼代替醇钠、无水肼，在聚乙二醇中反应。改良后的反应在常压下就能进行。例如：

$$C_6H_5\overset{O}{\overset{\|}{C}}CH_2CH_3 \xrightarrow[(HOCH_2CH_2)_2O,\triangle]{H_2NNH_2/NaOH} C_6H_5CH_2CH_2CH_3$$

③康尼查罗反应。

不含 α-H 的醛在浓碱作用下，发生自身的氧化还原反应，即一分子醛被氧化生成羧酸，另一分子醛被还原生成醇，这一反应就称为康尼查罗反应。例如：

$$2HCHO \xrightarrow{\text{浓 NaOH}} \xrightarrow{H^+} CH_3OH + HCOOH$$

$$2\text{C}_6\text{H}_5\text{—CHO} \xrightarrow{\text{浓 NaOH}} \xrightarrow{H^+} \text{C}_6\text{H}_5\text{—COOH} + \text{C}_6\text{H}_5\text{—CH}_2\text{OH}$$

如果两种不含 α-H 的醛在浓碱作用下，则发生交叉康尼查罗反应，得到混合物。若两种醛中有一种是甲醛，由于甲醛还原性较强，所以总是甲醛被氧化成甲酸，而另一分子醛被还原成醇。例如：

$$HCHO + \text{C}_6\text{H}_5\text{—CHO} \xrightarrow{\text{浓 NaOH}} \xrightarrow{H^+} HCOOH + \text{C}_6\text{H}_5\text{—CH}_2OH$$

工业生产季戊四醇正是利用了这一性质：

$$3HCHO + CH_3CHO \xrightarrow{Ca(OH)_2} HOCH_2-\underset{\underset{CH_2OH}{|}}{\overset{\overset{CH_2OH}{|}}{C}}-CHO$$

$$HOCH_2-\underset{\underset{CH_2OH}{|}}{\overset{\overset{CH_2OH}{|}}{C}}-CHO + HCHO \xrightarrow{OH^-} HOCH_2-\underset{\underset{CH_2OH}{|}}{\overset{\overset{CH_2OH}{|}}{C}}-CH_2OH + HCOOH$$

4. 与希夫试剂的显色反应

将二氧化硫通入红色的品红水溶液中，至红色刚好褪去，所形成的无色溶液就是希夫试剂。醛与希夫试剂作用显紫红色，酮则不显色，故可用于醛和酮的鉴别。

四、医药中常见的醛、酮

（一）甲醛

甲醛又称为蚁醛。在常温下，它是一种具有强烈刺激性气味的无色气体，易溶于水。甲醛有凝固蛋白质的作用，因此具有杀菌防腐功能。0.37~0.4（37%~40%）的甲醛水溶液称为福尔马林，是常用的消毒剂和防腐剂。

甲醛分子中，羰基与两个氢相连，因此化学性质比其他醛活泼，容易被氧化，且极易发生聚合反应。在常温下即能自动聚合，生成具有环状结构的三聚甲醛。福尔马林长期放置后，会产生混浊或白色沉淀，这就是甲醛自动聚合生成多聚甲醛的缘故，三聚甲醛和多聚甲醛经加热（160~200 ℃）可分解为甲醛。

甲醛与浓氨水作用，生成一种环状结构的白色晶体，称为环六亚甲基四胺$[(CH_2)_6N_4]$，药品名为乌洛托品，在医药上用作利尿剂和尿道消毒剂，这是因为它能在患者体内慢慢分解产生甲醛，由尿道排出时将细菌杀死。

甲醛用途广泛，是制造药物、燃料及塑料等的原料。

（二）乙醛

乙醛是一种无色、有刺激性气味、容易挥发的液体，沸点为 21 ℃，可溶于水、乙醇、乙醚等溶剂中。乙醛是一种重要的有机工业原料，可用于制造乙醇、季戊四醇和乙酸等。三氯乙醛是乙醛的一个重要衍生物，它容易与水结合生成水合三氯乙醛，简称水合氯醛。水合氯醛是一种无色的晶体，有刺激性气味，味略苦，易溶于水、乙醇及乙醚中。其10%的水溶液在临床上可作为催眠药，可用于治疗失眠、烦躁不安及惊厥症，它对肠胃有一定的刺激性，但使用安全，不容易引起蓄积中毒。

（三）苯甲醛

苯甲醛是一种无色液体。它常以结合态存在于水果的果实中，如桃、梅、杏等的核仁中。苯甲醛具有苦杏仁味，也称苦杏仁油，是最简单的芳香醛。沸点为 179 ℃，微溶于水，易溶于乙醇和乙醚中。

苯甲醛很容易被空气氧化成白色的苯甲酸晶体，故在保存苯甲醛时常要加入少量对苯二酚作为抗氧剂。苯甲醛在工业上也是一种重要的化工原料，常用于制备药物、染料、香料等产品。

（四）丙酮

丙酮为无色、具有特殊气味、易挥发、易燃的液体，沸点为 56 ℃，能与水混溶，还能溶解多种有机物，是一种重要的有机溶剂，也是一种重要的有机合成原料，是最简单的酮，用来合成有机玻璃、环氧树脂、聚异戊二烯橡胶等产品，在医药工业上，常用丙酮来制备氯仿及碘仿。

在生物化学变化中，丙酮是糖类物质的分解产物。正常人血液中的丙酮含量很低，但当人体代谢出现紊乱时，如糖尿病患者，体内丙酮的含量会增加，并随呼吸或尿液排出。临床上检查患者尿中丙酮时，常用亚硝酰铁氰化钠溶液和氢氧化钠溶液（或浓氨水），若有丙酮存在，则呈紫红色。此外，也可以用碘仿反应检查尿中是否含有丙酮。

第二节 醌

常见的醌类化合物有苯醌、萘醌、蒽醌以及他们的衍生物。

一、醌的命名

醌类的命名是把醌看作相应的芳烃衍生物来命名的。编号方法依据苯、萘、蒽的编号原则,且使羰基的位次较小。例如:

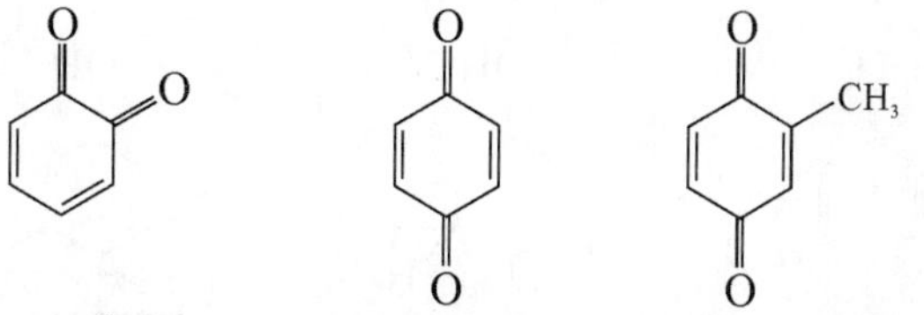

1,2-苯醌
(邻苯醌)

1,4-苯醌
(对苯醌)

2-甲基-1,4-苯醌

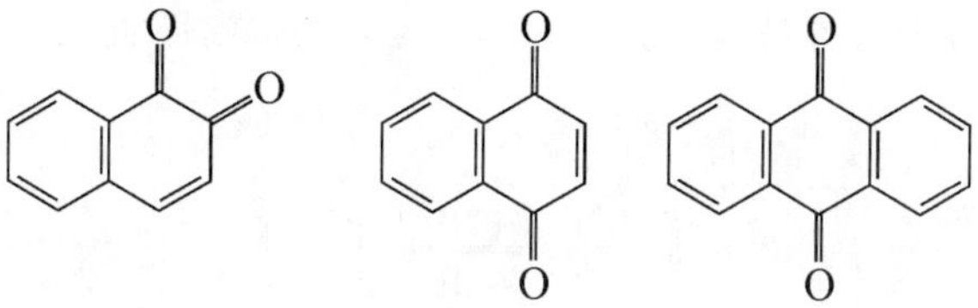

1,2-萘醌(β-萘醌)

1,4-萘醌

9,10-蒽醌

二、醌的性质

醌类化合物一般是具有颜色的固体。对位醌大多为黄色,邻位醌大多为红色或橙色。因此,醌类化合物是许多染料和指示剂的母体。

醌能够发生碳碳双键的亲电加成和羰基的亲核加成,还能发生共轭体系特有的1,4-加成或1,6-加成反应。

1. 烯键的加成反应

醌分子中的碳碳双键可以与1或2分子溴加成。例如:

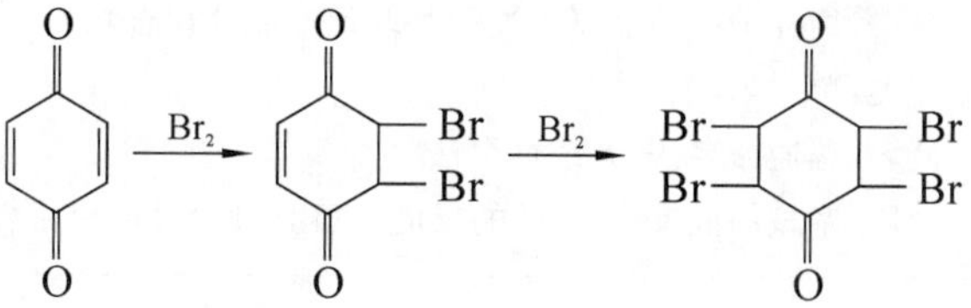

2. 羰基的加成反应

醌分子中的羰基可以与氨的衍生物加成,并脱去水。例如:

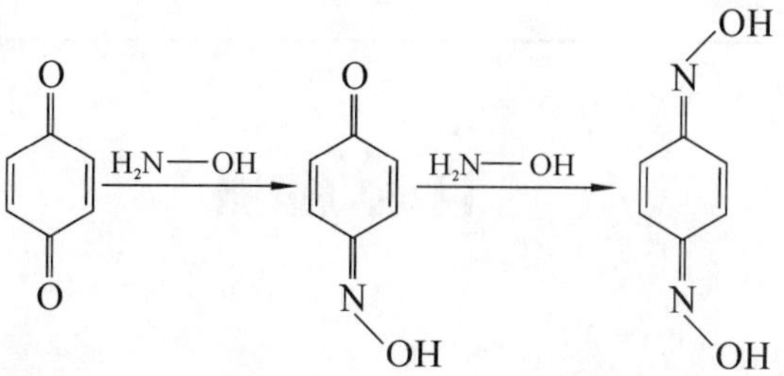

3. 1,4-加成反应

醌可以与氢卤酸、氢氰酸等发生1,4-加成反应。例如:

知识链接

4. 1,6-加成反应

对苯醌在亚硫酸水溶液中很容易被还原成对苯二酚,又称氢醌,此反应即 1,6-加成反应。

本章小结

醛、酮、醌	学习要点
醛	定义:烃分子中的氢原子被醛基取代形成的化合物 分类:脂肪醛、脂环醛、芳香醛 命名:普通命名法、系统命名法 性质:亲核加成反应;α-H 的反应;氧化还原反应;卤仿反应
酮	定义:烃分子中的氢原子被酮基取代形成的化合物 分类:单一酮、混合酮 命名:普通命名法、系统命名法 性质:亲核加成反应;α-H 的反应;氧化还原反应;卤仿反应
醌	定义:芳烃的含氧衍生物 分类:醌、萘醌、蒽醌 命名:普通命名法、系统命名法 性质:亲核加成反应

目标检测

一、名词解释。
1. 银镜反应 2. 卤仿反应

二、选择题。
1. 下列哪种试剂可以将羰基还原成亚甲基?(　　)
A. H_2/Ni　　　B. $NaBH_4$ 醇溶液　　C. 浓 NaOH　　　D. Zn-Hg/浓 HCl
2. 与费林试剂反应不能生成砖红色氧化亚铜沉淀的是(　　)。

A. 苯甲醛　　　　B. 乙醛　　　　C. 苯乙醛　　　　　　D. 3-甲基戊醛

3. 在有机反应中常用于保护醛基的反应是（　　）。
A. 醇醛缩合反应　　B. 碘仿反应　　　C. 缩醛的生成　　　D. 康尼扎罗反应

4. 下列反应中既能发生碘仿反应又能与氢氰酸反应的是（　　）。
A. 乙醛　　　　B. 苯甲醛　　　　C. 3-戊醛　　　　　　D. 异丙醇

5. 能发生康尼查罗反应的是（　　）。
A. 乙醛　　　　B. 丙醛　　　　C. 苯甲醛　　　　　　D. 丙酮

6. 不与托伦试剂反应的化合物是（　　）。
A. 甲酸　　　　B. 正丁醛　　　　C. 苯乙酮　　　　　　D. 葡萄糖

7. 用下列哪一种试剂可使苯乙酮转化成乙苯？（　　）
A. H_2+Pt　　B. $Zn(Hg)+HCl$　　C. $LiAlH_4$　　D. $Na+C_2H_5OH$

8. 下列哪一种化合物不能用以制取醛酮的衍生物？（　　）
A. 羟胺盐酸盐　　B. 2,4-二硝基苯　　C. 氨基脲　　　　D. 苯肼

9. 下列哪一种化合物实际上不与 $NaHSO_3$ 发生加成反应？（　　）
A. 乙醛　　　　B. 苯甲醛　　　　C. 2-丁酮　　　　　　D. 苯乙酮

三、根据所给结构式命名或根据名称写出结构式。

1. $CH_3CH=CHCHO$　　2. $CH_3\overset{O}{\underset{}{C}}CH_3$　　3. (苯环)-CO-CH_3

4. 4-甲基环己酮结构　　5. (苯环)-CH=CHCHO　　6. $CH_3CH_2CH(OCH_3)OCH_3$

7. 2,4-戊二酮　　8. 3,4-二甲基戊醛　　9. 2-丁烯醛　　10. 3-戊烯-2-酮

四、用化学方法鉴别下列各组化合物。
1. 丙醛、丙酮、异丙醇
2. 戊醛、2-戊酮、环戊酮
3. 苯甲醛、己醛、苯乙酮

（皖西卫生职业学院　冯寅寅）

第十章 羧酸和取代羧酸

学习目标

1. 掌握：羧酸的结构、分类和命名，酸性与成盐的关系，羧酸盐的水溶性，酯化反应条件和脱羧反应的意义。
2. 熟悉：羧酸的物理性质，重要羧酸的性质和用途。
3. 了解：羟基酸、酮酸的命名，羟基酸、酮酸的重要化学性质及重要的羟基酸、酮酸的性质与用途。

案例导入

阿司匹林（乙酰水杨酸）是一种白色结晶或结晶性粉末，无臭或微带醋酸臭，微溶于水，易溶于乙醇，可溶于乙醚、氯仿，水溶液呈酸性。本品为水杨酸的衍生物，经近百年的临床应用，证明对缓解轻度或中度疼痛，如牙痛、头痛、神经痛、肌肉酸痛及痛经效果较好，亦用于感冒、流感等发热疾病的退热，治疗风湿痛等。近年来发现阿司匹林对血小板聚集有抑制作用，能阻止血栓形成，临床上用于预防短暂脑缺血发作、心肌梗死、人工心脏瓣膜和静脉瘘或其他手术后血栓的形成。

1. 阿司匹林可以通过什么方式制得？
2. 临床上为什么不直接使用水杨酸？

羧酸是一类具有酸性的有机化合物，分子中含有羧基（—COOH）。羧酸分子中烃基上的氢原子被其他原子或原子团取代后的化合物称为取代羧酸。根据取代基的不同可分为卤代酸、羟基酸、酮酸和氨基酸等。

第一节 羧　　酸

一、羧酸的结构及分类

羧酸的结构通式为 R—COOH 或 $R-\overset{O}{\underset{\|}{C}}-OH$，羧基是羧酸的官能团。

羧酸根据其烃基（R—）的不同可分为脂肪族羧酸、脂环族羧酸和芳香族羧酸；脂肪族羧酸可分为饱和羧酸和不饱和羧酸；根据分子中羧基的数目可分为一元羧酸、二元羧酸和多元羧酸（表10-1）。

表 10-1　羧酸的分类

		一元羧酸	二元羧酸
脂肪族羧酸	饱和羧酸	CH₃COOH 乙酸（醋酸）	HOOCCOOH 乙二酸（草酸）
	不饱和羧酸	CH₂=CHCOOH 丙烯酸	HOOCCH=CHCOOH 丁烯二酸
脂环族羧酸		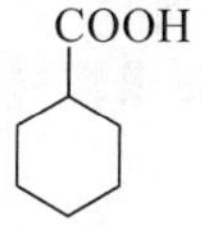 环己烷羧酸	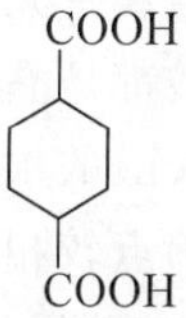 1,4-环己烷二羧酸
芳香族羧酸		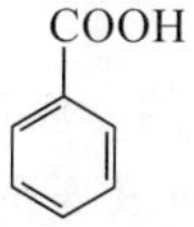 苯甲酸	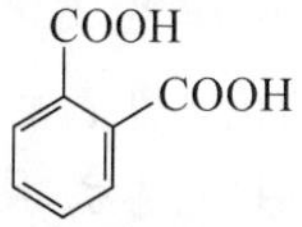 邻苯二甲酸

二、羧酸的命名

羧酸的系统命名原则与醛相同,命名时将醛字改为酸字即可。碳链的编号有时也可以用希腊字母表示,即从羧基相邻碳原子开始编号为α,依次为β、γ、δ等,例如:

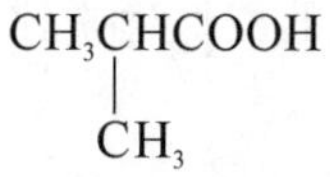

CH₃CHCOOH
　　|
　　CH₃
2-甲基丙酸(α-甲基丙酸)

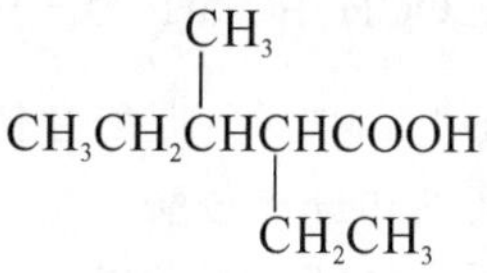

CH₃
　|
CH₃CH₂CHCHCOOH
　　　　|
　　　　CH₂CH₃
3-甲基-2-乙基戊酸(β-甲基-α-乙基戊酸)

CH₃CH=CHCOOH
2-丁烯酸

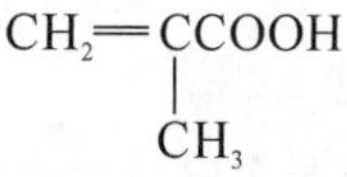

CH₂=CCOOH
　　　|
　　　CH₃
2-甲基丙烯酸

CH₃(CH₂)₄CH=CHCH₂CH=CH(CH₂)₇COOH
9,12-十八碳二烯酸(亚油酸)

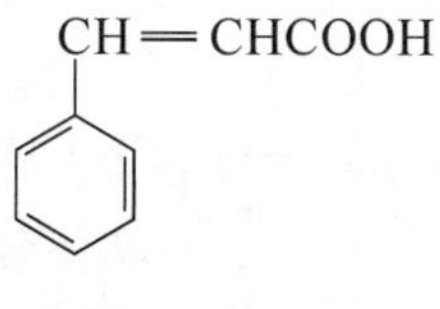

C₆H₅CH=CHCOOH
3-苯基丙烯酸(肉桂酸)

羧酸分子去掉羧基中的羟基,余下的基团称为酰基。酰基根据相应的羧酸名称而称为"某酰基"。例如:

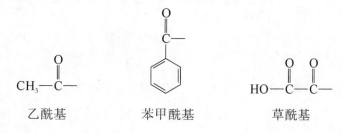

乙酰基　　　苯甲酰基　　　草酰基

羧酸还可根据其来源而得俗名。如甲酸最初从蚂蚁中提取得到,又名蚁酸;乙酸是食醋的主要成分而称为醋酸等。

三、羧酸的性质

(一) 物理性质

低级的饱和一元羧酸都是液体,并具有刺激性气味,高级脂肪酸为无色无臭的蜡状固体,二元羧酸和芳香族羧酸都是晶体。相对分子质量较低的羧酸易溶于水,但随着相对分子质量的增大而溶解度下降。芳香族羧酸的水溶性较低。

羧酸的沸点较相对分子质量相当的醇的沸点高,例如,相对分子质量均为60的乙酸和正丙醇,前者的沸点是118 ℃,后者仅为98 ℃。这是由于羧酸分子间以两个氢键缔合,形成了稳定的二聚体。

(二) 化学性质

羧酸的化学性质主要是由官能团羧基引起的。羧基中羟基氧原子的p电子云与碳氧双键的π电子云形成p-π共轭体系,使得羟基氧上的电子云向羰基转移,羰基碳原子上的正电荷减少,不利于亲核试剂的进攻,所以羧酸一般不发生亲核加成反应。同时,由于羟基氧上的电子云密度降低,使氢氧键的电子云更偏向氧原子,O—H 键的极性增加,易电离出氢离子,故羧酸呈明显的酸性。

1. 酸性

羧酸具有酸性,能与碱反应生成羧酸盐和水。

$$RCOOH + NaOH \longrightarrow RCOONa + H_2O$$

$$RCOOH + NaHCO_3 \longrightarrow RCOONa + CO_2 + H_2O$$

羧酸多数是弱酸,pK_a 在 4~5 之间,但酸性比碳酸强。由于酚的酸性通常比碳酸弱,酚不溶于碳酸氢钠,所以可利用这一性质区别和分离羧酸与酚。

羧酸盐与强无机酸作用,则又转化为羧酸:

$$CH_3COONa + HCl \longrightarrow CH_3COOH + NaCl$$

2. 羧基中羟基的取代反应

羧基中的羟基可以被其他原子或原子团取代,生成羧酸衍生物。重要的羧酸衍生物有酰卤、酸酐、酯和酰胺。

(1) 酰卤的生成。

羧基中的羟基被卤原子取代后的产物称为酰卤。羧酸与三氯化磷(PCl_3)、五氯化磷(PCl_5)、氯化亚砜($SOCl_2$)反应生成酰氯。用氯化亚砜制取酰氯时,因两种副产品都是气体,所以产品较纯净。例如:

$$3CH_3CH_2COOH + PCl_3 \longrightarrow 3CH_3CH_2\overset{O}{\overset{\|}{C}}-Cl + H_3PO_3$$
丙酰氯

$$\underset{}{\text{C}_6\text{H}_5\text{COOH}} + PCl_5 \longrightarrow \underset{\text{苯甲酰氯}}{\text{C}_6\text{H}_5\overset{O}{\overset{\|}{C}}-Cl} + POCl_3 + HCl$$

$$CH_3COOH + SOCl_2 \longrightarrow CH_3\overset{O}{\overset{\|}{C}}-Cl + SO_2 + HCl$$

(2) 酸酐的生成。

羧酸与脱水剂(如 P_2O_5)共热,2 分子羧酸脱去 1 分子水生成酸酐。例如:

$$CH_3COOH + CH_3COOH \xrightarrow{P_2O_5} CH_3\overset{O}{\overset{\|}{C}}-O-\overset{O}{\overset{\|}{C}}CH_3 + H_2O$$
乙酐

乙酸酐能迅速与水反应生成沸点较低的乙酸,可通过分馏除去。因此乙酸酐可作为制备其他酸酐时的脱水剂。例如:

$$\text{C}_6\text{H}_5\text{COOH} + \text{C}_6\text{H}_5\text{COOH} \xrightarrow{\text{乙酸酐}} \text{C}_6\text{H}_5\text{CO-O-COC}_6\text{H}_5$$
苯甲酸酐

一些二元酸只需加热即可分子内脱水生成环状酸酐。

邻苯二甲酐

(3) 酯的生成。

羧酸和醇作用生成酯和水的反应称为酯化反应。酯化反应是可逆反应,由于反应速度很慢,常需要在酸催化及加热条件下进行,加速反应达到平衡。

$$RCOOH + R'OH \rightleftharpoons RCOOR' + H_2O$$

$$CH_3COOH + CH_3CH_2OH \rightleftharpoons CH_3COOCH_2CH_3 + H_2O$$
乙酸乙酯

(4) 酰胺的生成。

羧酸与氨反应先生成羧酸铵盐,然后加热脱水生成酰胺。例如:

$$RCOOH + NH_3 \longrightarrow RCOONH_4 \xrightarrow{\triangle} RCONH_2 + H_2O$$

3. 脱羧反应

羧酸分子失去羧基放出二氧化碳的反应称为脱羧反应。一元羧酸的羧基较稳定,一般情况下难脱羧,通常是利用羧酸钠盐和碱石灰(NaOH+CaO)一起加热进行脱羧。

$$RCOONa + NaOH(CaO) \longrightarrow RH + Na_2CO_3$$

在生物体内,羧酸可以在脱羧酶的作用下发生脱羧反应。

4. α-氢原子的卤代反应

羧酸分子中 α-碳原子上的氢比较活泼,在少量磷的催化下,α-H 能被卤素(Cl_2、Br_2)取代,生成卤代酸。

$$CH_3COOH + Cl_2 \longrightarrow \underset{\underset{Cl}{|}}{CH_2}COOH + HCl$$

卤代酸的酸性比相应的羧酸强,α-卤代酸的卤原子活泼,可被其他原子或原子团(如—OH、—NH_2)

取代,羧酸的卤代反应常用来制备 α-羟基酸和 α-氨基酸,它们是一类重要的合成中间体。

四、重要的羧酸

(一) 乙酸

乙酸是一种重要的有机酸,分子式为 CH_3COOH,乙酸是食醋的主要成分,故俗称醋酸。纯净的乙酸是具有强烈刺激性气味的无色液体,沸点为 118 ℃,熔点为 16.6 ℃。乙酸在低于熔点时,很容易凝结为冰状固体,故又称为冰醋酸。乙酸易溶于水,能与水以任意比例混溶。医药上常用 0.5%~2% 的醋酸溶液作为消毒防腐剂,用于烫伤或烧伤感染的创面清洗。

(二) 甲酸

甲酸俗称蚁酸,是具有刺激性气味的无色液体,腐蚀性强,易溶于水,沸点为 100.5 ℃,熔点为 8.4 ℃。甲酸的结构比较特殊,分子中羧基和氢原子直接相连,它既有羧基结构,又有醛基结构,故具有还原性,能被 Tollen 试剂等氧化。

(三) 苯甲酸

苯甲酸是最简单的芳香酸,因存在于安息香树中,故俗称安息香酸。苯甲酸是无味的白色晶体,熔点为 122.4 ℃,微溶于冷水,易溶于热水,能升华。苯甲酸具有杀菌作用,其毒性较低,故苯甲酸及其钠盐常用作食品、药剂和日用品的防腐剂。也可作为治疗真菌感染(如疥疮)的药物。

(四) 乙二酸

乙二酸俗称草酸,常以盐的形式存在于许多植物的细胞壁中。草酸是无色结晶,易溶于水和乙醇而不溶于醚等有机溶剂。草酸的酸性强,它除具有一般羧酸的性质外还具有还原性,能还原 $KMnO_4$ 溶液,可用于印染工业及除去铁锈和蓝墨水污迹。

知识链接

第二节 取代羧酸

取代羧酸分子中除了羧基还有其他官能团,在性质上既保留了各官能团的特征反应,又因不同的官能团之间相互影响而产生特殊反应。本节仅讨论羟基酸和酮酸。

一、羟基酸

(一) 羟基酸的分类和命名

羟基酸是一类分子中同时含有羟基和羧基两种官能团的化合物。根据其中的羟基是醇羟基还是酚羟基,可分为醇酸和酚酸两大类。

醇酸命名时,以羧酸为母体,羟基作为取代基,从羧基碳原子开始编号,用阿拉伯数字或希腊字母编号以表示羟基的位置。许多醇是天然产物,常用俗名。例如:

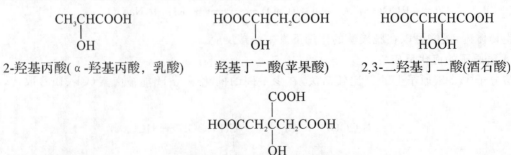

酚酸以羧酸为母体,根据羟基在苯环上的位置来命名,酚酸也常按其来源而用俗名。

$$\underset{\text{邻羟基苯甲酸(水杨酸)}}{\text{COOH} \atop \text{OH}} \qquad \underset{\text{3,4,5-三羟基苯甲酸(没食子酸)}}{\text{COOH} \atop \text{HO—OH} \atop \text{OH}}$$

(二) 羟基酸的性质

醇酸多为晶体或黏稠液体,熔点比相应的羧酸高,溶解度也比相应羧酸大,这是由于羟基和羧基都易与水形成氢键。酚酸多为晶体,熔点比相应的芳香酸高。

羟基酸兼有羟基和羧基的各种性质,还具有由这两种官能团相互影响而引起的一些特殊性质。

1. 酸性

醇酸的酸性比相应的羧酸强。例如:

	CH_3CH_2COOH	$HOCH_2COOH$	$CH_3CH(OH)COOH$
pK_a	4.88	4.51	3.86

2. 氧化反应

醇酸中的羟基易氧化。例如,稀硝酸不能将醇氧化,但能将醇酸氧化成酮酸。

$$\underset{\text{乳酸}}{CH_3\underset{OH}{\overset{|}{C}H}COOH} \xrightarrow{\text{稀}HNO_3} \underset{\text{丙酮酸}}{CH_3\underset{O}{\overset{\|}{C}}COOH}$$

3. 醇酸的特殊反应

醇酸受热易发生脱水反应,脱水产物因羟基与羧基的相对位置不同而不同。α-羟基酸受热时,发生分子间交叉脱水而生成酯。例如:

$$2CH_3\underset{OH}{\overset{|}{C}H}COOH \rightleftharpoons CH_3\underset{OH}{\overset{|}{C}H}COOCH\underset{COOH}{\overset{|}{C}H}CH_3 + H_2O$$

α-羟基丙酸

β-羟基酸受热时,发生分子内脱水而生成 α,β-不饱和羧酸。例如:

$$CH_3\underset{OH}{\overset{|}{C}H}CH_2COOH \longrightarrow CH_3CH=CHCOOH + H_2O$$

β-羟基丁酸　　　2-丁烯酸

γ-羟基酸分子中的羧基和羟基在室温下就能脱水而生成内酯。

$$\underset{\text{γ-羟基丁酸}}{CH_2CH_2CH_2COOH \atop OH} \rightleftharpoons \underset{\text{γ-丁内酯}}{H_2C{-}CH_2 \atop H_2C\ \ \ C{=}O \atop \diagdown O \diagup} + H_2O$$

4. 酚酸的脱羧反应

羟基在羧基的邻位或对位的酚酸加热时,易发生脱羧反应。例如:

$$\underset{\text{(COOH, OH on benzene)}}{\text{邻羟基苯甲酸}} \longrightarrow \underset{\text{(OH on benzene)}}{\text{苯酚}} + CO_2$$

二、酮酸

(一) 酮酸的结构和命名

酮酸是一类分子中含有酮基和羧基两种官能团的化合物。酮酸命名时,以羧酸为母体,酮基的位置可用阿拉伯数字或希腊字母表示。例如:

$$\underset{\text{丙酮酸}}{CH_3\overset{O}{\overset{\|}{C}}COOH} \qquad \underset{\beta\text{-丁酮酸}}{CH_3\overset{O}{\overset{\|}{C}}CH_2COOH}$$

酮酸中以 α-酮酸和 β-酮酸较为重要,如丙酮酸、β-丁酮酸等是体内糖、脂肪和蛋白质代谢的中间产物。

(二) 酮酸的化学性质

1. 还原反应

酮酸中含有酮基,能被还原成相应的羟基酸。例如:

$$CH_3\overset{O}{\overset{\|}{C}}COOH \longrightarrow CH_3\overset{OH}{\overset{|}{C}H}COOH$$

2. β-酮酸的反应

β-酮酸受热时易发生脱羧反应而生成酮,又称为酮式分解,例如:

$$CH_3\overset{O}{\overset{\|}{C}}CH_2COOH \xrightarrow{\text{脱羧}} CH_3\overset{O}{\overset{\|}{C}}CH_3 + CO_2$$

β-酮酸与浓碱共热时,则在 α-和 β-碳原子间发生键断裂,生成两分子羧酸盐,又称为酸式分解。例如:

$$CH_3\overset{O}{\overset{\|}{C}}CH_2COOH + NaOH \xrightarrow{\triangle} 2CH_3COONa$$

取代羧酸

三、重要的羟基酸和酮酸

(一) 乳酸

乳酸(α-羟基丙酸)最初是从酸牛奶中得到的,乳酸也是机体在缺氧条件下糖原代谢的中间产物。人在剧烈活动时,糖原分解产生乳酸,同时放出热能,供给肌内活动所需的能量,当肌肉中乳酸含量增多时,会感到酸胀,经休息后,一部分乳酸又转变成糖原,另一部分则被氧化为酮酸,酸胀感消失。乳酸为无色黏稠液体,有很强的吸湿性,溶于水、乙醇、甘油和乙醚。乳酸具有消毒防腐作用。临床上乳酸钙用来治疗佝偻病等一般缺钙症;乳酸钠临床上用于纠正酸中毒。乳酸还大量用于食品、饮料工业。

(二) 水杨酸

水杨酸(邻羟基苯甲酸),存在于水杨树皮及其他许多植物中。它是白色针状结晶,熔点为 159 ℃,微溶于水,易溶于乙醇、乙醚等溶剂。水杨酸属于酚酸,具有酚和羧酸的一般性质,如易被氧化、遇 $FeCl_3$ 显紫红色,水溶液呈酸性。

水杨酸具有杀菌、防腐、解热、镇痛和抗风湿作用,常用于抗风湿病和用作外用的防腐剂及杀菌剂。由于水杨酸对肠胃有刺激作用,不宜内服,但水杨酸的衍生物可作内服的药物,如乙酰水杨酸(阿司匹林)常用作解热镇痛剂。

(三)酒石酸

酒石酸(2,3-二羟基丁二酸)存在于植物中,尤以葡萄中含量最高,为半透明晶体。熔点为170 ℃,易溶于水,常用来配制饮料。酒石酸钾钠用于配制Fehling试剂,酒石酸锑钾曾用于治疗血吸虫病。

(四)柠檬酸

柠檬酸(3-羧基-3-羟基戊二酸)存在于柑橘中,是在柠檬中含量最高。柠檬酸为透明晶体,熔点为153 ℃,易溶于水、乙醇和乙醚,常用于配制饮料,柠檬酸钠有防止血液凝固的作用,柠檬酸铁铵则用作补血剂。

(五)酮体

临床上把β-丁酮酸、β-羟基丁酸和丙酮三者总称为酮体。酮体是脂肪在人体内代谢的中间产物,正常情况下酮体在体内能进一步氧化分解成二氧化碳和水,因此血液中只存在少量酮体。糖尿病患者由于代谢发生障碍,血液和尿液中酮体含量增高,并从尿中排出,因而尿中可检出丙酮。血液中酮体增加时,酸性物质浓度增高,就有可能引起酸中毒。

本章小结

羧酸和取代羧酸	学习要点
羧酸	结构:一元羧酸的结构通式为RCOOH,官能团为羧基(—COOH) 分类:根据烃基的种类,根据烃基是否饱和,根据羧基数目分类 命名:羧酸的系统命名法 性质:酸性,羧基中羟基的取代反应,脱羧反应,α-氢原子的卤代反应
取代羧酸	结构:羧酸分子中烃基上的氢原子被取代 分类:羟基酸,酮酸 性质:羟基酸的酸性、氧化反应,酮酸的还原、β-酮酸的反应

目标检测

一、选择题。

1. 乙酸是生活中常见的一种有机物,下列关于乙酸的说法中正确的是( )。
   A. 乙酸的官能团为—OH
   B. 乙酸的酸性比碳酸弱
   C. 乙酸能够与氢氧化钠反应得到乙酸钠
   D. 乙酸能使石蕊溶液变蓝

2. 下列说法错误的是( )。
   A. 羧酸类的官能团是—COOH
   B. 甲酸俗名蚁酸
   C. 乙酸俗名醋酸
   D. 羧酸在水中可以解离出氢氧根离子和羧酸根离子

3. 下列物质既具有酸性又能发生银镜反应的是( )。
   A. 甲酸   B. 甲醛   C. 丙酮   D. 乙醛

4. 下列物质具有酸性的是( )。
   A. 乙烷   B. 乙烯   C. 乙醛   D. 乙酸

5. 下列关于羧酸有机物说法错误的是( )。
   A. 乙酸是有机弱酸
   B. 乙酸的结构简式为CH_3COOH

C. 乙酸的分子式为 $C_2H_4O_2$ D. 乙酸是气体

6. 下列关于官能团的判断中说法错误的是(   )。
   A. 醇的官能团是羟基(—OH)   B. 羧酸的官能团是羟基(—OH)
   C. 酚的官能团是羟基(—OH)   D. 烯烃的官能团是双键

7. 下列物质中,属于羧酸类的是(   )。

   A. $CH_3-CH_2-\overset{O}{\underset{}{C}}-H$ B. 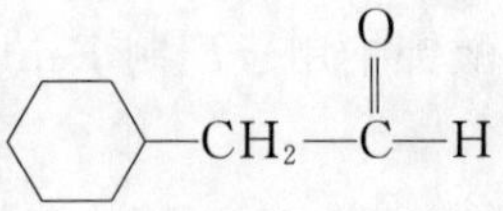 $\bigcirc-CH_2-\overset{O}{\underset{}{C}}-H$

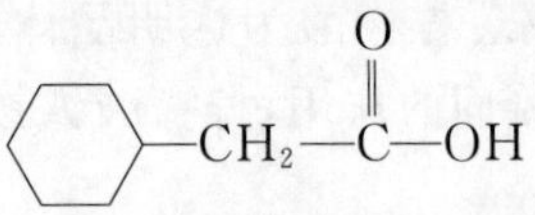

   C. $\bigcirc-CH_2-\overset{O}{\underset{}{C}}-OH$ D. 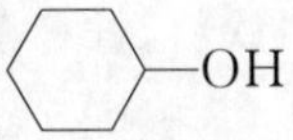 $\bigcirc-OH$

8. 下列关于乙酸表达正确的是(   )。
   A. CH_3COOH B. CH_3CHOO C. $COOCH_4$ D. CH_4COO

9. 日常生活中使用的白醋的主要成分为(   )。
   A. 甲酸   B. 乙酸   C. 乙二酸   D. 甲醛

10. 羧酸可在浓硫酸存在的情况下与醇反应生成(   )。
    A. 醛   B. 酯   C. 胺   D. 酮

二、命名下列化合物。

1. $(CH_3)_2CHCOOH$

2. $HOOC-\underset{\underset{CH_3}{|}}{CH}-\underset{\underset{CH_3}{|}}{CH}-COOH$

3. $CH_3\underset{\underset{OH}{|}}{CH}CH_2CH_2COOH$

4. 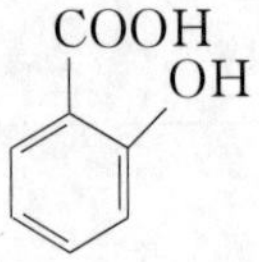 $\bigcirc\genfrac{}{}{0pt}{}{COOH}{OH}$

5. $CH_2=\underset{\underset{CH_2CH_3}{|}}{C}-COOH$

三、写出下列化合物的结构式。

1. 醋酸   2. 草酸   3. 水杨酸
4. 2,3-二甲基丁酸   5. 邻苯二甲酸   6. 丙酸

(上海震旦职业学院 王文华)

第十一章　立体异构

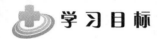

1. 掌握：立体异构、顺反异构、旋光异构的定义，产生顺反异构的条件和命名方法，手性分子的判断。
2. 熟悉：旋光异构的表示方法和命名。
3. 了解：顺反异构和旋光异构在医药上的应用。

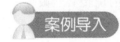

　　1957年10月，一种新型的药物沙利度胺风靡欧洲、非洲、澳大利亚和拉丁美洲。药品生产厂家宣称其是"没有任何副作用的抗妊娠反应药物"，人们把这种药物称为"反应停"，它被称为"孕妇的理想选择"。但很快，人们发现服用了反应停的孕妇生出的婴儿很多四肢残缺。虽然各国当即停止了反应停的销售，但这一事件最终导致全世界诞生约1.2万畸形儿，俗称"海豹婴儿"。

　　后来的研究发现沙利度胺实际上是由两个同分异构体组成的，两者就像我们的左右手一样，俗称手性化合物。其右手化合物（R构型）具有抑制妊娠反应活性，而左手化合物（S构型）有致畸性，罪魁祸首就是它！而在当时，科学界尚不知道结构非常相似的两个化合物在生物体内有这么大的差异，即使知道它们的差异，由于检测手段的落后，也无法分辨哪个是左手化合物，哪个是右手化合物。

　　手性化合物属于立体异构。研究立体异构有着重要意义。

有机化合物种类繁多、结构复杂，原因之一是有机物存在普遍的同分异构现象。同分异构包括构造异构、构型异构和构象异构。构造异构是指有机化合物分子中的原子或原子团相互连接的顺序和方式不同而引起的异构。碳链异构、位置异构、官能团异构、互变异构，都属于构造异构。构型异构是指具有一定构造的分子中，由于原子在不同方向的连接所引起的原子或原子团在空间的排列方式不同而引起的异构。构象异构是指具有一定构型的化合物分子，由于单键的旋转或扭曲所产生的原子或原子团在空间排列方式上的不同而引起的异构。构型异构和构象异构称为立体异构，构型异构又包括顺反异构和旋光异构。立体异构体的分子中，原子与原子间的连接方式相同，只是空间排列方式不同，这是与构造异构的不同之处。

　　同分异构的分类总结如下：

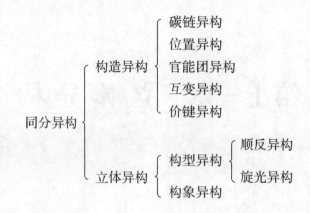

第一节 顺反异构

一、顺反异构

化合物分子中如果具有限制自由旋转的因素，各个基团在空间的排列方式就会不同。

在含有双键的有机物分子中，由于双键是由一个σ键和一个π键组成的，双键的旋转必然破坏π键，因此双键的旋转就受到了限制。连在双键碳原子上的原子或原子团就会有不同的空间排列方式，即可以产生不同的构型。例如，2-丁烯有两种不同的构型，可分别表示如下：

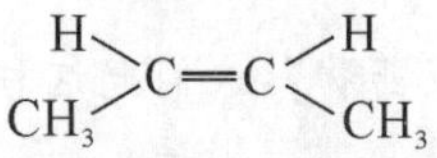

顺-2-丁烯 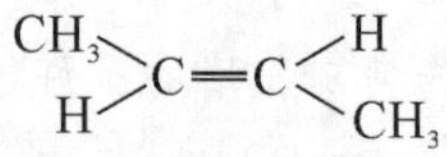　　　　　反-2-丁烯

同理，在脂环化合物中的环内碳原子，由于受环本身的限制，不能绕碳碳单键旋转，当有两个或两个以上的成环碳原子所连的基团不同时，就会有不同的空间排列方式。例如，1,4-环己二酸的构型可表示如下：

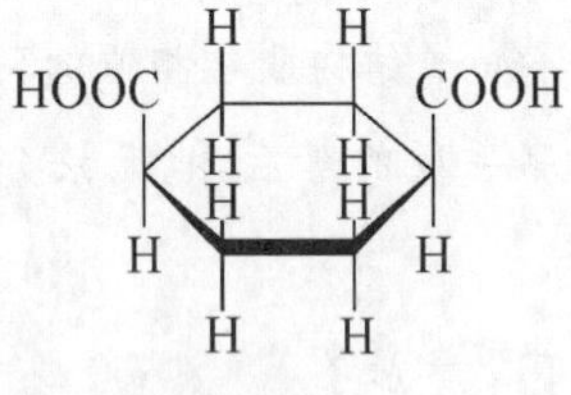

顺-1,4-环己二酸 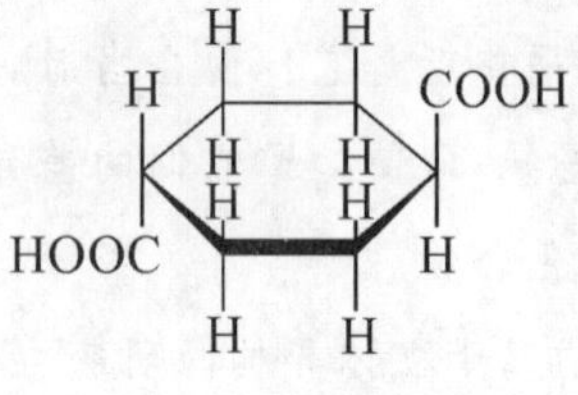　　　　　反-1,4-环己二酸

这种分子结构相同，只是由于双键或脂环旋转受阻而产生的原子或原子团在空间的排列方式不同引起的异构，称为顺反异构。

二、产生顺反异构的条件

分子中有限制旋转的因素（如C═C键或脂环），是产生顺反异构的必要条件。

在含有一个C═C键的化合物分子中，由于C═C键不能自由旋转，使得2个双键C原子所连接的4个原子或原子团在空间存在两种不同的排列方式，产生两种构型的物质，这两种物质就是顺反异构体。例如丁烯二酸有两个顺反异构体：

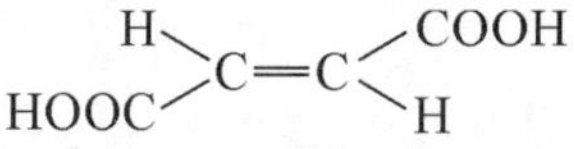

$$\underset{\text{反-2-丁烯二酸}}{\overset{H}{\underset{HOOC}{>}}C=C\overset{COOH}{\underset{H}{<}}} \qquad \underset{\text{顺-2-丁烯二酸}}{\overset{HOOC}{\underset{H}{>}}C=C\overset{COOH}{\underset{H}{<}}}$$

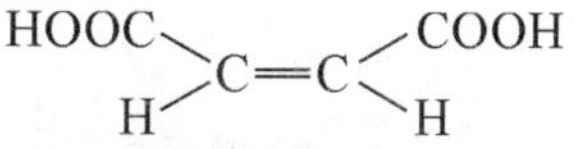

在含有脂环的有机化合物中,由于脂环的存在,使得构成环的 C—C 键不能自由旋转。所以,当环上有两个碳原子各自连接两个不同的原子或原子团时,这两个原子或原子团在空间就有两种不同的取向,产生顺反异构现象。例如 1,3-二甲基环戊烷存在两种顺反异构体:

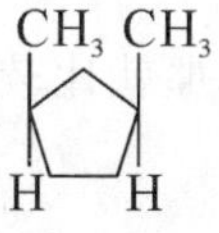

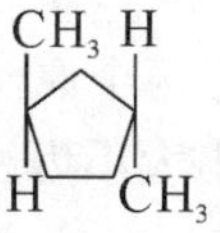

并不是所有含有双键和脂环的有机化合物都能产生顺反异构体。比如:在同一个双键 C 原子上连有两个相同的原子或基团,就不存在顺反异构现象。例如 2-甲基-2-丁烯的结构只有一种:

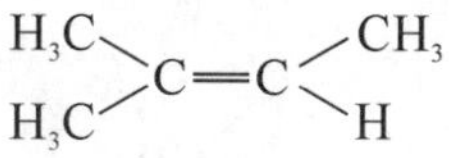

$$\overset{H_3C}{\underset{H_3C}{>}}C=C\overset{CH_3}{\underset{H}{<}}$$

可以看出,能产生顺反异构体的化合物,除分子中有 C═C 双键(或脂环)外,每一个双键碳原子或脂环碳原子上所连的两个基团不能相同。

总之产生顺反异构的条件有两个:

(1) 分子中含有限制旋转的因素,如双键或脂环;

(2) 每一个双键原子上必须连有不同的原子或原子团;脂环分子中要有两个或两个以上的成环原子上连有不同的原子或原子团。

根据产生顺反异构的条件,可以有效地判断有机化合物是否可以形成顺反异构体。

三、顺反异构的命名

(一) 顺、反命名法

顺、反命名法是常用的表示顺反异构体构型的一种方法,规定:比较 C═C 键原子或成环原子上所连基团,相同的基团在双键或环平面同侧的异构体称为顺式;相同的基团在双键或环平面异侧的异构体称为反式。例如:

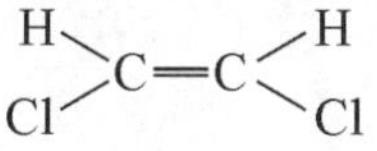

顺二氯乙烯 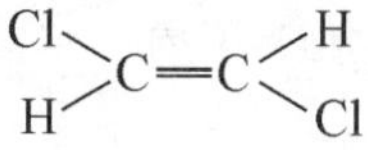　　　　　反二氯乙烯

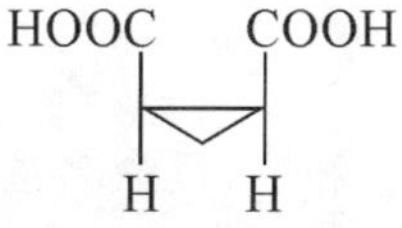

顺-1,2-环丙二甲酸 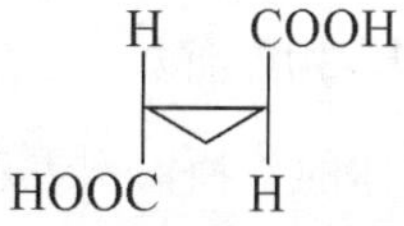　　　反-1,2-环丙二甲酸

(二) Z、E 命名法

顺、反命名法只适用于 C═C 键或脂环上至少有一对原子或原子团是相同的情况,当双键或脂环上所连接的四个原子或原子团都不相同时,就不能用顺、反命名法命名。通常用 Z、E 命名法来命名(这里 Z 是德文 Zusammen,相同的意思;E 是 Entgegen,相反的意思)。

命名时,首先要按照"次序规则"确定双键(或脂环)碳上所连接的原子或基团的大小顺序,根据大、小原子(或基团)在双键(或脂环平面)两侧排列的不同来确定构型。两个较大的原子(或基团)在双键(或脂环平面)同侧时,称为 Z 型,在异侧时称为 E 型。在下列构型表示式中,若 a>b、d>e,则它们的构

型可表示如下：

$$\underset{Z\text{构型}}{\overset{a}{\underset{b}{>}}C=C\overset{d}{\underset{e}{<}}} \qquad \underset{E\text{构型}}{\overset{a}{\underset{b}{>}}C=C\overset{e}{\underset{d}{<}}}$$

次序规则的主要内容如下：

（1）如果与双键碳直接相连的原子不相同时，要按照原子序数的大小排列顺序，原子序数大的为大基团。

（2）如果与双键碳原子直接相连的两个原子相同，那就比较与这两个原子直接相连的其他原子的原子序数的大小，以此类推，直到能比出大小为止。

例如：

$$—OCH_3 > —OH > —N(CH_3)_2 > —NH—CH_3 > —NH_2$$

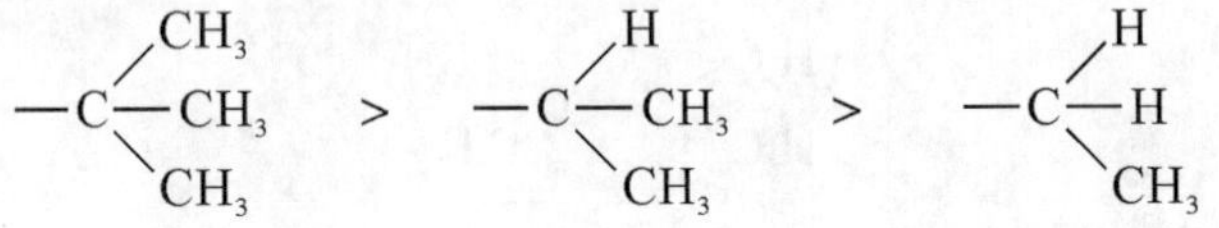

$$\underset{C(C、C、C)}{—C\begin{matrix}CH_3\\|\\CH_3\\|\\CH_3\end{matrix}} > \underset{C(C、C、H)}{—C\begin{matrix}H\\|\\CH_3\\|\\CH_3\end{matrix}} > \underset{C(C、H、H)}{—C\begin{matrix}H\\|\\H\\|\\CH_3\end{matrix}}$$

（3）基团中有双键或三键时，看作连有两个或三个相同原子。例如：

$$—COOH 可看作是 —\overset{O}{\underset{O}{C}}—OH ; —CN 可看作是 —\overset{N}{\underset{N}{C}}—N$$

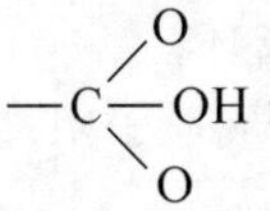

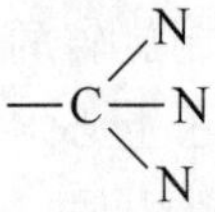

根据以上次序规则，下列化合物的构型可表示如下：

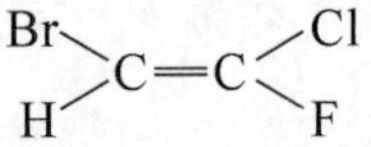

$$\overset{Br}{\underset{H}{>}}C=C\overset{Cl}{\underset{F}{<}} \qquad (—Br > —H, —Cl > —F)$$

Z-1-氯-1-氟-2-溴乙烯

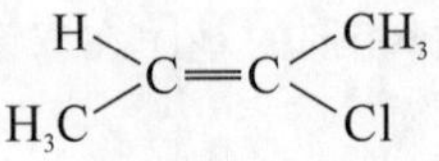

$$\overset{H}{\underset{H_3C}{>}}C=C\overset{CH_3}{\underset{Cl}{<}} \qquad (—CH_3 > —H, —Cl > —CH_3)$$

Z-2-氯-2-丁烯

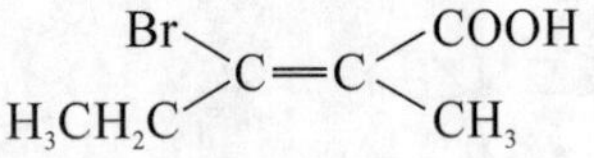

$$\overset{Br}{\underset{H_3CH_2C}{>}}C=C\overset{COOH}{\underset{CH_3}{<}} \qquad (—Br > —CH_2CH_3, —COOH > —CH_3)$$

Z-3-溴-2-甲基-2-戊烯酸

Z、E命名法只是顺反异构体的一种构型表示形式，它和顺、反命名法没有任何固定联系，只不过是在命名时使用的规则不同而已，因此，有些顺反异构体的命名两种方法都可以用。

四、顺反异构体的性质

顺反异构体在性质上表现出一定的差异。物理性质方面，顺反异构体的熔点、沸点、溶解度、燃烧热等各不相同。一般来说，反式异构体的熔点、沸点高于顺式异构体，顺式异构体的溶解度、燃烧热高于反式异构体。化学性质方面，顺反异构体的化学性质相似，但在与空间位置相关的性质上也表现出一定的差异。例如，顺丁烯二酸加热到140 ℃时即可脱水形成酸酐，而反丁烯二酸则须加热到275 ℃才脱水成酐。

Z、E命名法

$$\begin{matrix}H-C-COOH\\H-C-COOH\end{matrix} \xrightarrow{140\ ℃} \begin{matrix}H-C-C\diagdown\\ \quad\quad\quad O\\H-C-C\diagup\end{matrix} \xleftarrow{275\ ℃} \begin{matrix}H-C-COOH\\HOOC-C-H\end{matrix}$$

这是由于顺丁烯二酸分子中两个羧基的空间位置较近,而反丁烯二酸分子中两个羧基空间位置较远。

顺反异构体在生理活性上也不一样,显示出分子构型对药理作用的影响。例如雌激素合成代用品己烯雌酚,反式异构体的作用明显强于顺式异构体。

第二节 旋光异构

旋光异构是一种重要的立体异构。自然界中旋光异构现象非常普遍,生物体内的很多物质都存在旋光异构体,例如,葡萄糖、氨基酸等重要的营养物质都存在旋光异构体。许多天然药物及合成药物也存在旋光异构体。各种旋光异构体的性质和在生物体内的作用都不尽相同。

一、偏振光和旋光性

光是一种电磁波,光波振动的方向与其前进的方向垂直,普通光或单色光的光波可在无数相互交错的平面内振动。若使单色光通过尼科耳棱镜,只有与棱镜的晶轴平行振动的光线才能通过。这种通过棱镜后只在一个平面上振动的光称为平面偏振光,简称偏振光。使单色光通过尼科耳棱镜,可以得到偏振光,如图 11-1 所示。

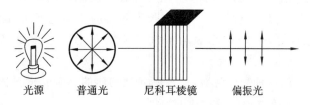

光源　　普通光　　尼科耳棱镜　　偏振光

图 11-1　普通光与偏振光

自然界中存在的物质可以分为两类:一类物质对偏振光的振动平面不产生影响;另一类物质的晶体、液体或者溶液能使偏振光的振动平面发生旋转。这种使偏振光振动平面发生旋转的性质称为旋光性,又称为光学活性。能使偏振光振动平面发生旋转的物质称为旋光性物质。

二、旋光度与比旋光度

(一)旋光仪及其工作原理

旋光性物质的旋光度可用旋光仪测定。人们较早使用的旋光仪主要由光源、起偏镜(固定的尼科耳棱镜)、测定管、检偏镜(可旋转的尼科耳棱镜)、刻度盘、观察孔等组成,如图 11-2 所示。现在使用的旋光仪无刻度盘和观察孔,测定结果可直接在液晶显示窗中显示。

测定时,从光源发出的单色光通过起偏镜得到偏振光,偏振光通过盛有待测物质液体或溶液的测定管。如果测定管中的待测物质有旋光性,穿过测定管的偏振光可发生旋转,旋转检偏镜使光线通过,人们可通过与检偏镜固定在一起的刻度盘读出偏振光旋转的角度,从而测得待测物质的旋光度。如果测定管中的待测物质没有旋光性,穿过测定管的偏振光则不发生旋转。

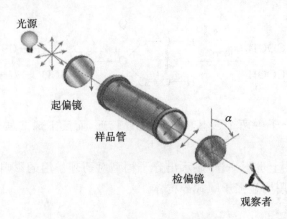

图 11-2 旋光仪结构示意图

（二）旋光度和比旋光度

旋光性物质使偏振光振动平面旋转的角度称为旋光度。旋光度既有大小，又有方向。从面对光线的入射方向观察，偏振光振动平面顺时针方向旋转的称为右旋，用"＋"表示；偏振光振动平面逆时针方向旋转的称为左旋，用"－"表示。

旋光度用 α 表示。同一种旋光性物质在不同实验条件下测得的旋光度 α 是不一样的。如果把这些影响因素加以固定，则测得的旋光度值为常数，它能反映该旋光性物质的本性，称为比旋光度，以 $[\alpha]_\lambda^t$ 来表示。旋光度与比旋光度之间有如下关系：

$$[\alpha]_\lambda^t = \frac{\alpha}{l \cdot \rho_B} \tag{11-1}$$

式中：$[\alpha]_\lambda^t$ 为比旋光度；α 为旋光度；ρ_B 为溶液浓度（g/mL）；l 为测定管长度（dm）；t 为测定时的温度，通常为 20 ℃；λ 为旋光仪所用单色光的波长，通常是钠光（又称为 D 线，589 nm）。

当 ρ_B 和 l 都等于 1 时，则 $[\alpha]_\lambda^t = \alpha$。因此，物质的比旋光度就是浓度为 1 g/mL 的旋光溶液，放在 1 dm 长的管中测得的旋光度。在一定温度、一定波长下测得的比旋光度，是旋光性物质的一个物理常数。例如，蔗糖的比旋光度 $[\alpha]_D^{20} = +66.5°$，表示在 20 ℃ 条件下，光源为钠光源时所测得的蔗糖的比旋光度为右旋 66.5°。

比旋光度是旋光性物质的一种物理常数，每种旋光性物质的比旋光度是固定不变的。利用比旋光度和式（11-1）可以测定物质的浓度和鉴定物质的纯度。

【例 11-1】 今测得蔗糖溶液在 20 ℃ 及 2 dm 测定管中的旋光度为 $+10.75°$，求该蔗糖溶液的浓度。（20 ℃ 时蔗糖的比旋光度为 $+66.5°$）

解：已知 $l = 2$ dm，$\alpha = +10.75°$，$[\alpha] = +66.5°$

$$\rho = \frac{\alpha}{[\alpha] \cdot l} = \frac{10.75}{66.5 \times 2} = 0.08 (\text{g/mL})$$

故该蔗糖溶液的浓度为 0.08 g/mL。

三、旋光性与分子结构的关系

（一）手性与物质的旋光性

物质是否具有旋光性主要与物质的分子结构有关。经研究发现乳酸、酒石酸等旋光性分子都含有不对称碳原子。凡是连有四个不同的原子或原子团的碳原子称为不对称碳原子，也称为手性碳原子，用"＊"标出。例如，乳酸的结构如下：

$$H_3C - \overset{\overset{H}{|}}{\underset{\underset{OH}{|}}{C^*}} - COOH$$

在乳酸分子中,不对称碳原子上连有四个不同的基团,它们分别是—COOH、—CH₃、—OH、—H,把每个基团作为一个质点处理,它们的空间结构是正四面体形。其中 C* 位于正四面体的中心,四个基团位于正四面体的四个顶角。如图 11-3 所示。

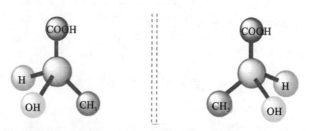

图 11-3　乳酸的镜面立体结构模型

假设在乳酸的两种空间构型中间有一面镜子,将其中一种构型看作物体,另一种构型就好像它的镜像。两种构型相似而不能完全重叠,正如人的左右手一样:左手和右手互为实物与镜像关系又不能完全重合。这种不能完全重叠,具有实物与镜像关系的两种构型互为对映异构体,简称对映体。其中,一种构型是左旋体,另一种构型是右旋体。产生对映体的现象称为对映异构现象。

物质的分子与其镜像不能重合的性质称为手性。具有手性的分子称为手性分子。凡是手性分子一定具有旋光性和对映异构现象。

有机化合物分子具有手性的普遍因素是分子中含有手性碳原子。但是,这并不是分子具有手性的必要条件,有些分子没有手性碳原子,却具有手性;而有些分子虽然有手性碳原子,但却没有手性。判断分子是否具有手性,更加可靠的因素是对称因素。

(二) 手性与分子的对称性

分子能否具有手性,与分子的对称性有直接的关系。对称因素主要有以下两种。

1. 对称面

假设有一个平面能把分子分割成两半,这两半互为实物与镜像的关系,则此假想的平面就是分子的对称面。例如:2-丙醇分子,由于碳原子同时连有 2 个相同的基团(—CH₃),所以分子存在一个对称面,如图 11-4(a)所示。如果分子中所有的原子都处在某个平面上,这个平面也是该分子的对称面。例如反-1,2-二溴乙烯分子是平面结构,所有原子均处在同一平面上,这个平面就是该分子的对称面,如图 11-4(b)所示。

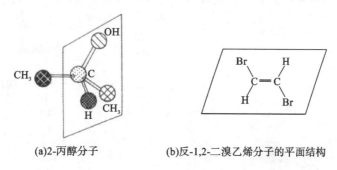

(a)2-丙醇分子　　　(b)反-1,2-二溴乙烯分子的平面结构

图 11-4　对称面

2. 对称中心

若通过分子中心的任何一条直线,在距分子中心等距离处都能找到对应点,则称此分子的中心为对称中心。如:反-1,3-二氟-2,4-二氯环丁烷就有 1 个对称中心。如图 11-5 所示。

分子没有对称面、对称中心等对称因素是分子具有手性的充分必要条件。一般来说,只要分子不存在对称面或对称中心,就可以断定这个分子是手性分子,一定具有旋光性和对映异构现象。而分子若存在对称面或对称中心,这个分子一定不是手性分子,也就没有旋光性和对映异构现象。

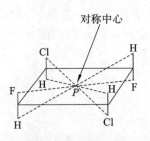

图 11-5　对称中心

> **知识拓展**
>
> **手性药物与人体健康**
>
> 手性药物是指分子立体结构和它的镜像彼此不能够重合的一类药物。手性药物各对映体物理化学性质相似，但它们的药效学、药动学和毒理学可能存在很大的差异。例如 S 构型多巴（dopa）为治疗帕金森综合征的首选药物，而 R 构型能造成粒状白细胞减少症，使用 R 构型极度危险；S 构型普萘洛尔（propranolol）是 β-受体阻断药，用于治疗心脏病，而 R 构型普萘洛尔具有抑制性欲作用，是一种男性避孕药；S 构型布洛芬（ibuprofen）是高效的非甾体解热镇痛药，而 R 构型布洛芬基本没有药理活性。

四、旋光异构的表示方法及其命名

（一）旋光异构的表示方法

旋光异构常用的表示方法是费歇尔投影式。费歇尔投影式是由立体模型投影到平面上得到的。它的投影方法如下：

（1）把含有手性碳原子的主链直立，编号最小的基团放在上端。

（2）用十字交叉点代表手性碳原子。

（3）手性碳原子的两个横键所连的原子或原子团，表示伸向纸平面的前方；两个竖键所连的原子或原子团，表示伸向纸平面的后方。

以乳酸为例来说明费歇尔投影式。将乳酸的模型投影到纸平面，便得到相应的乳酸的费歇尔投影式。如图 11-6 所示。

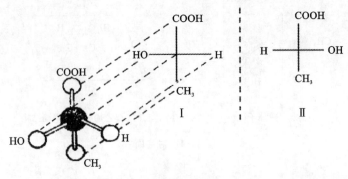

图 11-6　乳酸的费歇尔投影式

投影式是用平面式代表立体结构的。为保持构型不变，投影式只能在纸平面上旋转 180° 或 90° 的偶数次，不能离开纸平面翻转。否则就改变了基团的前后关系，不能代表同一种构型。若将任意基团两两交换偶数次，得到的投影式与原投影式表示的是同一构型。

（二）D、L 命名法

以甘油醛的构型为标准，人为规定右旋甘油醛为 D 型；左旋甘油醛为 L 型。其他旋光化合物与甘油醛的构型做比较,凡是手性碳原子上所连接的羟基和右旋甘油醛一样处在费歇尔投影式右边的称为 D 型,在左边的称为 L 型。这种命名法主要是在糖类、氨基酸的构型中被应用。

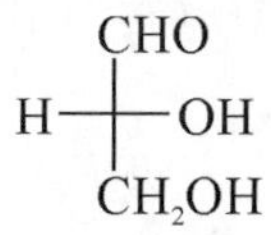

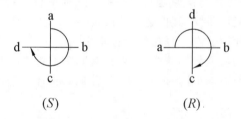

D-(+)-甘油醛 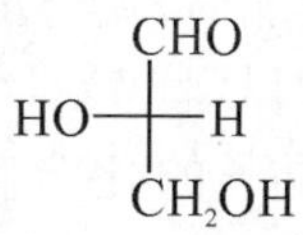　　　　L-(−)-甘油醛

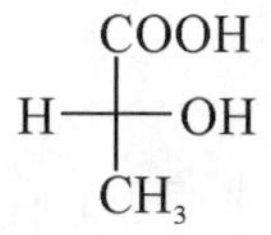

D-(−)-乳酸 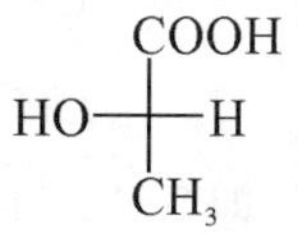　　　　L-(+)-乳酸

D、L 是人为规定的,只表示旋光化合物的构型,并不表示旋光方向。旋光方向是旋光性物质所特有的,是可以用旋光仪测出的物理常数,用(+)和(−)表示。旋光性物质的构型表示与旋光方向之间没有固定的对应关系。比如,D 型甘油醛是右旋的,而 D 型乳酸是左旋的。可见 D 型化合物中有的是左旋体,有的是右旋体;L 型的化合物也是如此。

在一对对映体中,若 D 型是右旋体,则 L 型一定是左旋体;反之亦然。

(三) R、S 命名法

对于不对称碳原子上不连羟基、氨基的化合物,使用 D、L 命名法就很不方便甚至无法与甘油醛比较。对于含有多个不对称碳原子的化合物,选择的不对称碳原子不同,往往会得出不同的结果。因此采用了另一种命名法,即 R、S 命名法。

首先按"次序规则"把不对称碳原子上相连的四个基团确定大小顺序,使 a>b>c>d。若最小的基团 d 在横键,a→b→c 为逆时针分布时,称为 R 型;a→b→c 为顺时针分布时,称为 S 型。若最小的基团 d 在竖键,a→b→c 为逆时针分布时,称为 S 型;a→b→c 为顺时针分布时,称为 R 型。

D、L 命名法

上述规律可概括为"小左右,顺 S 反 R;小上下,反 S 顺 R"。

例如:甘油醛分子中含有一个手性碳原子,它所连接的四个原子和原子团按由大到小的排列顺序是—OH、—CHO、—CH$_2$OH、—H。甘油醛对映体的构型如下:

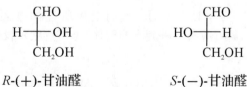

R-(+)-甘油醛　　　　S-(−)-甘油醛

五、旋光异构的类型和数目

(一) 含有一个手性碳原子的化合物

含有一个手性碳原子的有机化合物分子一定是手性分子,并具有旋光性和对映异构现象,例如乳酸和甘油醛。

凡是含有一个手性碳原子的化合物都有一对对映体,其中一个是左旋体,另一个是右旋体,两者旋

RS 命名法

光度相同,但旋光方向相反。比如 D-乳酸能使偏振光的振动平面向左旋转,称为左旋乳酸,用(−)-乳酸表示。L-乳酸能使偏振光的振动平面向右旋转,称为右旋乳酸,用(+)-乳酸表示。将这两种异构体等量混合,由于它们的旋光角度相同,旋光方向相反,所以混合物没有旋光性。即等量的对映体的混合物无旋光性,称为外消旋体。常以(±)或(DL)表示外消旋体。

(二)含有两个手性碳原子的化合物

(1)含有两个不同的手性碳原子的化合物中最典型的是 2,3,4-三羟基丁醛(丁醛糖)。

$$\underset{OH}{CH_2}-\overset{3}{\underset{OH}{CH}}-\overset{2}{\underset{OH}{CH}}-CHO$$

在分子中有两个手性碳原子,即 2 号碳和 3 号碳;两个手性碳原子上所连基团不完全相同,2 号碳上连的是—H、—OH、—CHO 和—CH(OH)CH₂OH;3 号碳上连的是—H、—OH、—CH₂OH 和—CH(OH)CHO。它可以形成四种旋光异构体,用费歇尔投影式分别表示如下:

CHO	CHO	CHO	CHO
H—C—OH	HO—C—H	HO—C—H	H—C—OH
H—C—OH	HO—C—H	H—C—OH	HO—C—H
CH₂OH	CH₂OH	CH₂OH	CH₂OH
D-(−)-赤藓糖	L-(+)-赤藓糖	D-(−)-苏阿糖	L-(+)-苏阿糖
(2R,3R)	(2S,3S)	(2S,3R)	(2R,3S)
(Ⅰ)	(Ⅱ)	(Ⅲ)	(Ⅳ)

对于有多个不对称碳原子的旋光异构体,为方便起见,使用 D、L 命名法命名时,只看最后一个手性碳原子的构型,并用最后一个手性碳原子的构型作为这种异构体的构型。

上述四个异构体中,(Ⅰ)和(Ⅱ)是对映体,(Ⅲ)和(Ⅳ)是对映体,而(Ⅰ)和(Ⅲ)、(Ⅰ)和(Ⅳ)、(Ⅱ)和(Ⅲ)、(Ⅱ)和(Ⅳ)之间不存在物体与镜像之间的关系。这种不具有物体与镜像关系的旋光异构体称为非对映体。非对映体之间旋光度不同,其他物理性质也不相同。在化学性质上,它们虽然有类似的反应,但反应速度、反应条件都不相同。在生理作用上也不相同。

在含有多个不对称碳原子的旋光异构体中,如果只有一个不对称碳原子的构型不同,称为差向异构体。如(Ⅰ)和(Ⅲ)为 C_2 差向异构体,(Ⅱ)和(Ⅲ)为 C_3 差向异构体。差向异构体是非对映体的一种,其特点与非对映体一样。

(2)含有两个相同的手性碳原子的化合物中最典型的是酒石酸。

$$HOOC-\overset{2}{\underset{OH}{*CH}}-\overset{3}{\underset{OH}{*CH}}-COOH$$

在酒石酸分子中 C_2 和 C_3 为手性碳原子,它们上边所连的基团完全相同,都是—H、—OH、—COOH、—CH(OH)COOH。酒石酸有三种旋光异构体,可用费歇尔投影式表示如下:

COOH	COOH	COOH
HO—C—H	H—C—OH	H—C—OH
H—C—OH	HO—C—H	H—C—OH
COOH	COOH	COOH
左旋酒石酸	右旋酒石酸	内消旋酒石酸
(2S,3S)-(−)-酒石酸	(2R,3R)-(+)-酒石酸	(2R,3S)-酒石酸
(Ⅰ)	(Ⅱ)	(Ⅲ)

在酒石酸的三种构型异构体中,(Ⅰ)和(Ⅱ)是一对对映体,(Ⅰ)与(Ⅲ)、(Ⅱ)与(Ⅲ)是非对映体。在构型(Ⅲ)中,C_2和C_3上所连的原子和原子团是一样的,其旋光度是相同的,但它们分别是R型和S型,其旋光方向是相反的,因此,整个分子没有旋光性。假设一个平面将分子分为两部分,这两部分具有物体与镜像之间的关系,就好像是对映体之间的关系,这也说明了为什么(2R,3S)-酒石酸没有旋光性,因为分子有对称面。这种由于分子内部的对称性而无旋光性的异构体称为内消旋体,用"i"或"meso"表示。meso-酒石酸称为内消旋酒石酸。它是分子中有不对称碳原子而无旋光性的一个典型例子。

内消旋体和外消旋体虽然都无旋光性,但两者之间却有本质的区别:

①外消旋体是由等量的对映体组成的混合物,可以通过一定的方法分离成具有旋光性的左旋体和右旋体。

②内消旋体是一个化合物,不能分离成具有旋光性的化合物。

(3) 化合物分子中的不对称碳原子数目越多,形成的旋光异构体的数目越多。

分子中含1个不对称碳原子的化合物能形成2种旋光异构体;分子中含2个不对称碳原子的化合物可以形成3种或4种旋光异构体;分子中含有3个不对称碳原子的化合物最多能形成8种旋光异构体。依此类推,凡含有n个手性碳原子的化合物,可能有的旋光异构体的数目为$\leqslant 2^n$个,可以组成$\leqslant 2^{n-1}$组对映体。当手性碳原子不同时,取"="号;当手性碳原子相同时,取"<"号。例如:己醛糖分式如下

$$CH_2-\overset{*}{C}H-\overset{*}{C}H-\overset{*}{C}H-\overset{*}{C}H-CHO$$
$$\ \ |\ \ \ \ \ \ \ |\ \ \ \ \ \ \ |\ \ \ \ \ \ \ |\ \ \ \ \ \ \ |$$
$$OH\ \ OH\ \ OH\ \ OH\ \ OH$$

分子中有4个手性碳原子,可以形成16个旋光异构体,组成8组对映体。

六、旋光异构体在医药上的应用

对映异构体及非对映异构体的化学性质几乎完全相同,对映体之间,除旋光方向相反外,其他物理性质如熔点、沸点、溶解度以及旋光度等均相同;而非对映体的物理性质则不相同。外消旋体则不同于任意两种物质的混合物,它有固定的熔点和溶解度。如表11-1所示。

表11-1 旋光异构体的性质

旋光异构体	熔点/℃	比旋光度[α]	溶解度/(g/100 g)
(一)酒石酸	170	−12	139
(+)酒石酸	170	+12	139
(±)酒石酸	206	—	20.6
meso-酒石酸	140	—	125

旋光异构体之间极为重要的区别是它们的生理作用不同。对于药物来说,异构体之间的药效存在着很大的差异。

(1) 旋光异构体中,仅有一种异构体具有药效。例如,氯霉素的4个旋光异构体中,具有抗菌作用的只是其中的左旋体,右旋体无抗菌作用。其外消旋体称为合霉素,其疗效仅为氯霉素的一半。

(2) 旋光异构体中,各异构体的作用强度不同,药效也不同。

例如,麻黄碱有四种旋光异构体:

（一）麻黄碱　　　（+）麻黄碱　　　（一）伪麻黄碱　　　（+）伪麻黄碱

它们的主要作用是使心脏兴奋,血管收缩,引起血压上升。但麻黄碱的作用强,可用于治疗休克。而伪麻黄碱的作用弱,用于一般感冒,使鼻腔黏膜血管收缩,缓解鼻塞症状。

(3) 旋光异构体的作用不同,有些甚至对人体有害。例如,四环素类抗生素具有抗菌作用,但如果 C_4 上的二甲氨基构型发生改变,生成 C_4 差向异构体,原有的抗菌作用消失,而且对人体具有毒性。

本章小结

立体异构	学习要点
同分异构分类	构造异构,构型异构(顺反异构和旋光异构),构象异构
顺反异构	顺反异构的定义,产生顺反异构的条件,顺反异构的命名
旋光异构	概念:偏振光,旋光性,手性碳原子,手性分子,内消旋体、外消旋体;旋光异构体的表示方法、命名及数目

知识链接

目标检测
答案

目标检测

一、名词解释。

1. 旋光性 2. 比旋光度 3. 对映异构体
4. 非对映异构体 5. 外消旋体 6. 内消旋体

二、判断题。

1. 含有两个手性碳原子的化合物具有旋光性。
2. 物体和镜像分子在任何情况下都是对映异构体。
3. 非手性的化合物可以有手性中心。
4. 具有 S 构型的化合物是具左旋(−)的对映体。
5. 所有手性化合物都有非对映异构体。
6. 非光学活性的物质一定是非手性的化合物。
7. 如果一个化合物有一个对映体,它必须是手性的。
8. 所有具有不对称碳原子的化合物都是手性的。
9. 某些手性化合物可以是非光学活性的。
10. 某些非对映异构体可以是物体与镜像的关系。
11. 当非手性的分子经反应得到的产物是手性分子,则必定是外消旋体。
12. 如果一个化合物没有对称面,则必定是手性化合物。

三、下列化合物中哪些有旋光性?

1.
```
      COOH
   H—─OH
  HO—─H
   H—─OH
      COOH
```

2.
```
      CHO
  HO—─H
   H—─OH
      CH₂OH
```

3.
```
      NH₂
   H—─CH₃
      CH₃
```

4.
```
      C₆H₅
  H₃C—─CH₃
      H
```

四、用顺、反命名法和 Z、E 命名法命名下列化合物。

Note

1.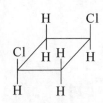
2. (结构式：顺反异构烯烃，H₃C 和 H 在 C=C 一端，CH₃ 和 Cl 在另一端)

五、以 R、S 命名法标定下列化合物的构型。

1. (费歇尔投影式：Br—C—H，上 C₂H₅，下 C₃H₇ ‖ H—C—Br，上 C₂H₅，下 C₃H₇)

2. (费歇尔投影式：C2 上 H—C—Br，CH₃ 在上；C3 上 HO—C—H，CH₃ 在下 ‖ C2 上 Br—C—H，CH₃ 在上；C3 上 H—C—OH，CH₃ 在下)

（广州卫生职业技术学院　李炎武）

第十二章 含氮有机化合物

学习目标

1. 掌握：胺类的结构、命名和分类，胺的碱性、酰化反应、与亚硝酸的反应等化学性质。
2. 熟悉：酰胺的结构、命名和化学性质。
3. 了解：胆碱、乙酰、肾上腺素、去甲肾上腺素的生理和药理功能，尿素的结构和性质，一些重要含氮杂环化合物的结构、命名，重要生物碱。

案例导入

分子中含有氮元素的有机化合物统称为含氮化合物。含氮化合物种类很多，在有机化合物中占有重要的地位。临床上的许多药物，如抗心律失常药盐酸胺碘酮，抗菌药磺胺嘧啶等都是含氮化合物；氨基酸、蛋白质等有机含氮化合物具有重要的生理活性，与生命活动密切相关，对医药学有重要意义。

1. "氨、胺、铵"三个汉字均代表含有氮原子的化合物，你能正确使用这三个汉字吗？
2. 哪些食品中含有前致癌物亚硝酸盐？为什么说多吃水果和新鲜蔬菜有防癌作用？

含氮有机化合物可以看作是烃分子中的一个或几个氢原子被含氮基团取代的化合物。含氮化合物主要包括硝基化合物、胺、酰胺、重氮化合物和偶氮化合物、氨基酸、含氮杂环化合物和生物碱等。很多含氮有机物具有重要的生理活性，与生命活动有密切关系；有的是药物的主要成分，具有抗菌、镇痛等药理作用。本章重点介绍胺、酰胺及杂环化合物。

第一节 胺

一、胺的分类和命名

胺可看作是氨的烃基衍生物，即氨分子中的氢原子被烃基取代后所形成的化合物。胺也可看作是烃的氨基衍生物，即烃分子中的氢原子被氨基取代后所形成的化合物。

（一）胺的分类

（1）根据氮原子上所连接的烃基种类不同，胺可以分为脂肪胺（RNH_2）和芳香胺（$ArNH_2$）。氮原子与脂肪烃基相连的胺称为脂肪胺，氮原子与芳香环直接相连的胺称为芳香胺。例如：

脂肪胺　　　　　　　　　　$CH_3CH_2NH_2$　　$CH_3—NH—CH_3$

芳香胺　　　　　　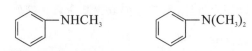

(2) 根据氮原子上所连接的烃基数目不同，胺可分为伯胺（1°胺）、仲胺（2°胺）和叔胺（3°胺），相应氮原子上连有 1 个、2 个和 3 个烃基，它们的官能团分别是氨基（—NH$_2$）、亚氨基（—NH—）和次氨基或叔氮原子（ N— ）。

应注意的是，伯胺、仲胺和叔胺的含义与伯醇、仲醇、叔醇的含义完全不同。胺的分类是根据氮原子上所连的烃基的数目来确定的，而醇的分类是根据羟基所连的碳原子的种类来确定的。例如：

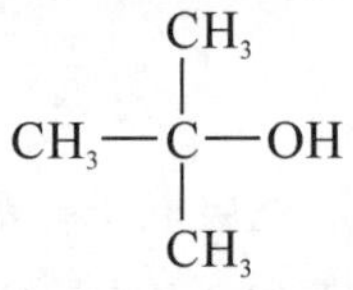

$$(CH_3)_3C-OH \qquad (CH_3)_3C-NH_2$$

叔醇（叔丁醇） 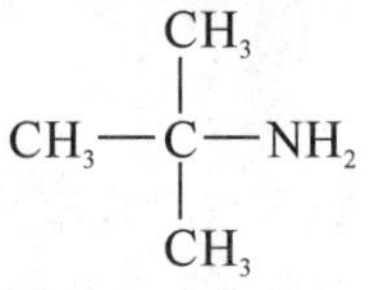　　　伯胺（叔丁胺）

(3) 根据分子中含有氨基数目的不同，胺可分为一元胺、二元胺和多元胺。例如：

$$CH_3NH_2 \qquad H_2NCH_2CH_2NH_2$$

一元胺　　　　二元胺

(二) 胺的命名

(1) 简单的胺以胺为母体，按烃基的名称称为某胺。例如：

$$CH_3-NH_2 \qquad CH_3-CH_2-CH_2-NH_2 \qquad C_6H_5-NH_2$$

甲胺　　　　　　丙胺　　　　　　苯胺

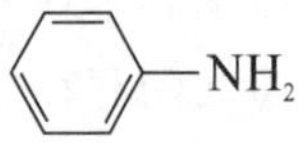

(2) 仲胺和叔胺的氮原子上连的烃基相同时，用二或三标明烃基的数目，写在烃基名称前；烃基不同时，从简单到复杂依次写出烃基的名称。例如：

$$(CH_3)_2NH \qquad (CH_3CH_2)_3N \qquad (C_6H_5)_3N$$

二甲胺　　　　　三乙胺　　　　　三苯胺

$$CH_3-NH-CH_2-CH_3 \qquad CH_3-N(CH_2CH_3)-CH_2-CH_2-CH_3$$

甲乙胺　　　　　　　　　甲乙丙胺

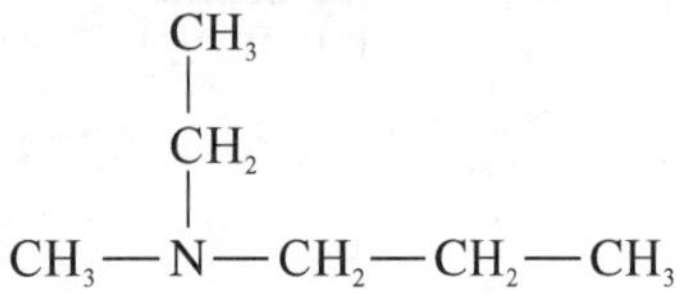

(3) 芳香仲胺和叔胺的氮原子上连有烃基时，以芳香胺为母体，在烃基前标上"N-"，以区别连接在芳环上的烃基。例如：

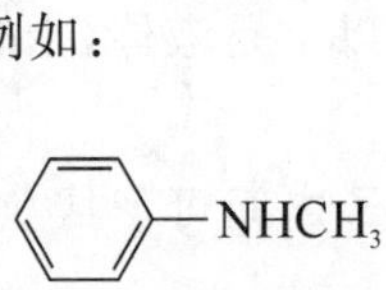

C$_6$H$_5$—NHCH$_3$　　　C$_6$H$_5$—N(CH$_3$)$_2$　　　C$_6$H$_5$—N(CH$_3$)(CH$_2$CH$_3$)

N-甲基苯胺 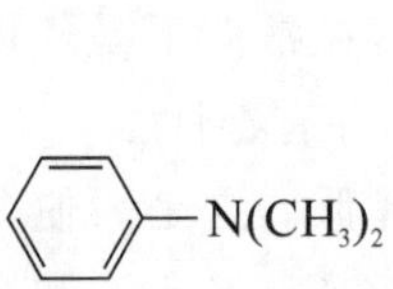　　　N，N-二甲基苯胺 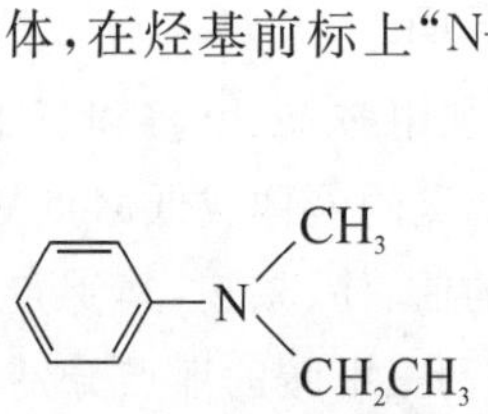　　　N-甲基-N-乙基苯胺

(4) 多元胺可参照多元醇命名，二元胺称为某二胺。例如：

$$H_2N-CH_2-CH_2-NH_2 \qquad H_2N-CH_2-CH_2-CH_2-CH_2-NH_2$$

乙二胺　　　　　　　　　　1，4-丁二胺

(5) 对于结构复杂的胺,则以烃为母体,氨基作为取代基命名。例如:

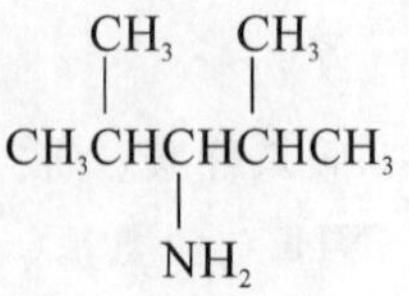

$$\underset{\underset{NH_2}{|}}{CH_3CHCHCHCH_3} \quad\quad H_2N-\!\!\!\!\bigcirc\!\!\!\!-COOH$$
$$\overset{|}{CH_3}\overset{|}{CH_3}$$

2,4-二甲基-3-氨基戊烷 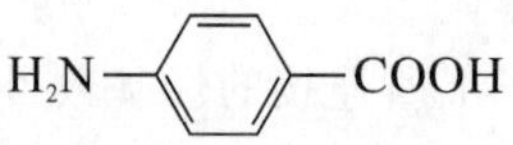 　　　　　　　　对氨基苯甲酸

命名时应该注意"氨""胺"和"铵"字的用法不同。"氨"表示 NH_3 或基团,如氨基、亚氨基、甲氨基(CH_3NH-)等;"胺"用来表示氨的烃基衍生物,如二甲胺(CH_3NHCH_3)等;"铵"用来表示氨或胺的盐类和季铵类化合物。

二、胺的结构

胺的结构与氨相似,具有棱锥形空间构型,氮原子的最外层电子构型为 $2s^2 2p^3$,在形成分子时氮原子先进行不等性 sp^3 杂化,其中 3 个 sp^3 杂化轨道分别与氢原子或碳原子形成 3 个 σ 键,另一个 sp^3 杂化轨道被 1 对孤对电子所占据,处于棱锥体的顶端。氨、甲胺、三甲胺的结构如图 12-1 所示。

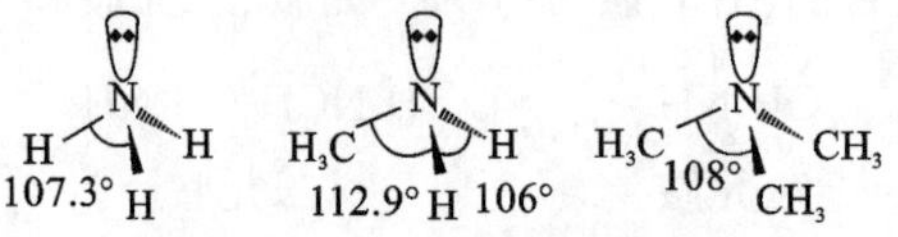

图 12-1　氨、甲胺、三甲胺结构

在芳香胺中,氮上孤对电子占据的 sp^3 杂化轨道与苯环 π 电子轨道重叠,原来属于氮原子的一对孤对电子分布在由氮原子和苯环所组成的共轭体系中。如苯胺分子中氮氢键角为 113.9°,H—N—H 所处的平面与苯环平面之间存在一个 39.4°的夹角,并不处于同一平面内,虽然苯胺分子中氮原子上的孤对电子所占据的 sp^3 杂化轨道与苯环上的 p 轨道不平行,但仍能与苯环的大 π 键相互重叠,形成共轭体系,使氮原子上的孤对电子离域到苯环,导致氮原子上的电子云密度降低,而苯环上的电子云密度有所升高,如图 12-2 所示。

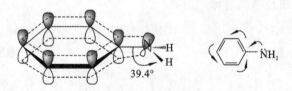

图 12-2　苯胺的结构

三、胺的性质

(一) 物理性质

低级脂肪胺,如甲胺、二甲胺和三甲胺等,在常温下是气体,丙胺以上是液体,十二胺以上为固体。芳香胺是无色高沸点的液体或低熔点的固体,并有毒性。

同分异构体的伯、仲、叔胺,其沸点依次降低。这是因伯、仲胺分子之间可形成氢键,叔胺则不能。例如丙胺、甲乙胺和三甲胺的沸点分别为 48.7 ℃、36.5 ℃和 2.5 ℃。

低级的伯、仲、叔胺都有较好的水溶性。因为它们都能和水形成氢键。随着相对分子质量的增加,其水溶性迅速减小。

(二) 化学性质

1. 碱性

胺和氨相似,水溶液呈弱碱性。这是由于胺分子中氮原子上未共用的电子对能接受水中的 H^+,使

溶液中的 OH^- 浓度增大,所以溶液呈碱性。

$$NH_3+H_2O \rightleftharpoons NH_4^+ +OH^-$$
$$R-NH_2+H_2O \rightleftharpoons R-NH_3^+ +OH^-$$

胺都是弱碱,不同的胺碱性强弱不同。

(1) 脂肪胺的碱性比氨强,并且仲胺＞伯胺＞叔胺。

二甲胺＞甲胺＞三甲胺＞氨
pK_b　　3.27　　3.36　　4.24　　4.75

(2) 芳香胺的碱性比氨弱,即脂肪胺＞氨＞芳香胺。

N,N-二甲基苯胺	N-甲基苯胺	苯胺	二苯胺	三苯胺
pK_b 8.93	9.15	9.30	13.0	近于中性

(3) 胺能与强酸作用生成盐。例如:

$$CH_3-NH_2+HCl \longrightarrow CH_3-NH_3^+Cl^- (或 CH_3-NH_2 \cdot HCl)$$
氯化甲铵　　　　盐酸甲胺

胺的盐是结晶性固体,有固定的熔点。铵盐易溶于水,其水溶液与氢氧化钠等强碱作用,可游离出原来的胺。例如:

$$C_6H_5-NH_3^+Cl^-+NaOH \longrightarrow C_6H_5-NH_2+NaCl+H_2O$$

因此,可利用胺的碱性与成盐的性质,鉴别、分离提纯胺。

2. 酰化反应

在有机分子中引入酰基的反应称为酰化反应。能提供酰基的试剂称为酰化试剂,如酰卤和酸酐等。

伯胺和仲胺能与酰化试剂发生反应,氮原子上的氢原子被酰基取代而生成酰胺。叔胺的氮上没有氢原子,则不能发生酰化反应。例如:

$$CH_3-\overset{O}{\overset{\|}{C}}-[Cl+H]-N-C_6H_5 \longrightarrow CH_3-\overset{O}{\overset{\|}{C}}-NH-C_6H_5 + HCl$$
乙酰氯　　　　苯胺　　　　乙酰苯胺(退热冰)

酰化反应在医药上具有重要意义。在胺类药物分子中引入酰基后常可增加药物的脂溶性,有利于机体的吸收,以提高或延长疗效,并可降低毒性。如对羟基苯胺具有解热镇痛作用,因毒副作用强,不宜内服。若乙酰化,其毒副作用降低、疗效增加。

3. 与亚硝酸的反应

胺都能与亚硝酸反应,但伯、仲、叔胺所得产物不相同。

(1) 伯胺与亚硝酸的反应　脂肪伯胺与亚硝酸的反应先生成重氮盐,但不稳定,在低温(0~5 ℃)也立刻分解,定量地放出氮气。

$$RCH_2NH_2 \xrightarrow[0\sim5\ ℃]{NaNO_2,HCl} [RCH_2\overset{+}{N}\equiv NCl^-] \longrightarrow N_2\uparrow + RCH_2OH$$
脂肪胺　　　　　　脂肪胺重氮盐

芳香伯胺与亚硝酸反应,生成较稳定的重氮盐,在0~5 ℃下不分解,但在室温时分解,放出氮气。

$$\underset{\text{苯胺}}{C_6H_5NH_2} \xrightarrow[0\sim 5\ ℃]{NaNO_2, HCl} \underset{\text{芳香重氮盐}}{[C_6H_5-N\equiv N]^+Cl^-} \xrightarrow{\text{室温}} N_2\uparrow + \underset{\text{苯酚}}{C_6H_5-OH}$$

此反应能定量放出氮气,可用于伯胺的定量测定。

(2) 仲胺与亚硝酸反应　脂肪仲胺或芳香仲胺与亚硝酸反应都生成N-亚硝基胺,仲胺氮上氢原子被亚硝基(—NO)取代。例如:

$$\underset{\text{二乙胺}}{(CH_3CH_2)_2NH} + HO-NO \longrightarrow \underset{\text{N-亚硝基二乙胺}}{(CH_3CH_2)_2N-NO} + H_2O$$

$$\underset{\text{N-甲基苯胺}}{C_6H_5-NHCH_3} + HO-NO \longrightarrow \underset{\text{N-甲基-N-亚硝基苯胺}}{C_6H_5-N(CH_3)-NO} + H_2O$$

N-亚硝基胺为中性黄色油状液体或固体,大多数不溶于水而溶于有机溶剂,利用此特性可鉴别仲胺。动物实验证明,N-亚硝基胺具有强烈的致癌作用,可引起动物多种组织和器官的肿瘤,现已被列为化学致癌物。亚硝酸盐在胃肠道能与体内代谢产生的仲胺反应生成N-亚硝基胺,因此在食品加工过程中对亚硝酸盐的含量作了强制性规定。

(3) 叔胺与亚硝酸的反应　脂肪叔胺与亚硝酸的反应生成不稳定的水溶性亚硝酸盐。

$$\underset{\text{三乙胺}}{(CH_3CH_2)_3N} + HNO_2 \longrightarrow \underset{\text{亚硝酸三乙胺}}{[(CH_3CH_2)_3NH]^+NO_2^-}$$

芳香叔胺与亚硝酸的作用,不生成盐,而是在苯环的对位引入亚硝基(—NO),生成对亚硝基芳叔胺。例如:

$$\underset{\text{N,N-二甲基苯胺}}{(CH_3)_2N-C_6H_5} + HONO \longrightarrow \underset{\text{对亚硝基-N,N-二甲基苯胺}}{(CH_3)_2N-C_6H_4-NO} + H_2O$$

对亚硝基-N,N-二甲基苯胺在强酸性溶液中呈橘红色,在碱性溶液中显翠绿色。

$$\underset{\text{橘红色}}{[(CH_3)_2\overset{+}{N}=C_6H_4=NOH]Cl^-} \underset{H^+}{\overset{OH^-}{\rightleftharpoons}} \underset{\text{翠绿色}}{(CH_3)_2N-C_6H_4-NO}$$

综上所述,可利用亚硝酸与脂肪族及芳香族伯、仲、叔胺的不同反应来鉴别胺类。

4. 芳胺的特性反应

(1) 氧化反应　芳胺很容易氧化,例如,新的纯苯胺是无色的,但暴露在空气中很快就变成黄色然后变成红棕色。用氧化剂处理苯胺时,生成复杂的混合物。在一定的条件下,苯胺的氧化产物主要是对苯醌。

$$C_6H_5NH_2 \xrightarrow[H_2SO_4, 10\ ℃]{MnO_2} \text{对苯醌}$$

(2) 卤代反应　芳胺的氮原子上未共用电子对与苯环发生供电子共轭效应,使苯环电子云密度增大,在氨基的邻、对位增大更加显著,使芳胺更易发生亲电取代反应,得邻、对位取代产物。

苯胺与溴水反应,立即生成2,4,6-三溴苯胺白色沉淀。此反应可用于苯胺的定性鉴别和定量分析。

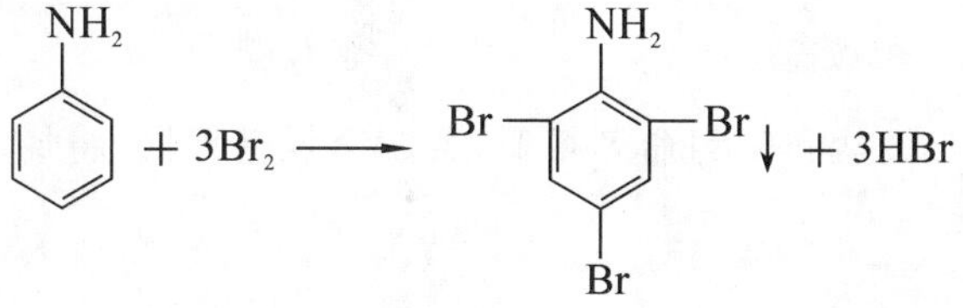

(3) 磺化反应。

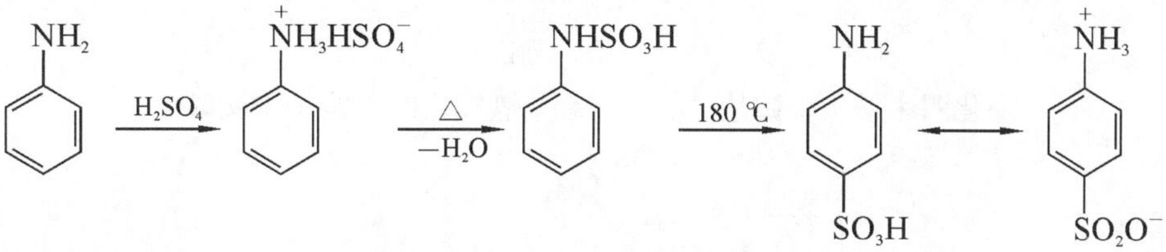

对氨基苯磺酸形成内盐。

(4) 硝化反应　芳伯胺直接硝化易被硝酸氧化,必须先把氨基保护起来(乙酰化或成盐),然后再进行硝化。

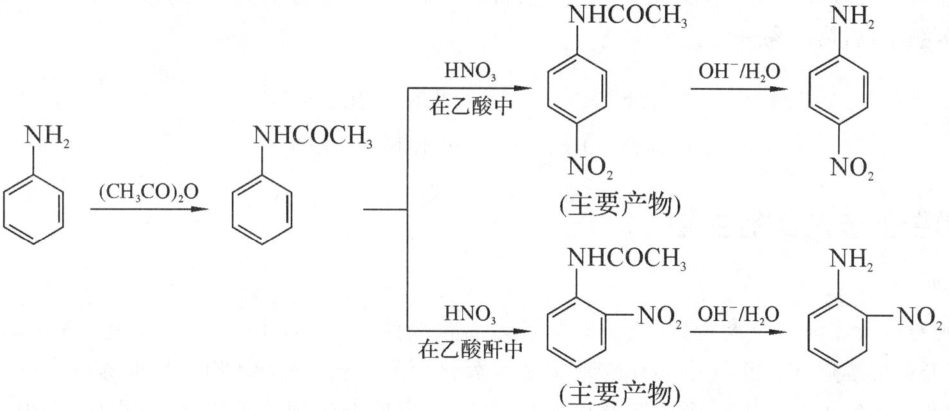

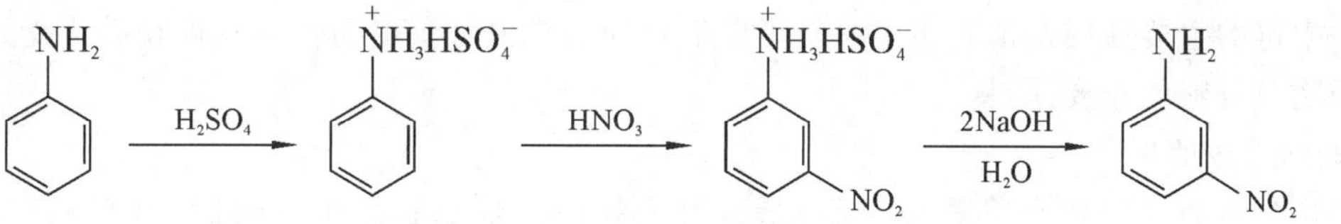

四、季铵盐和季铵碱

氮原子上连有 4 个烃基的化合物称为季铵化合物,氮原子上连的四个烃基可以相同也可不同,它可分为季铵盐($R_4N^+X^-$)和季铵碱($R_4N^+OH^-$)。其结构式如下:

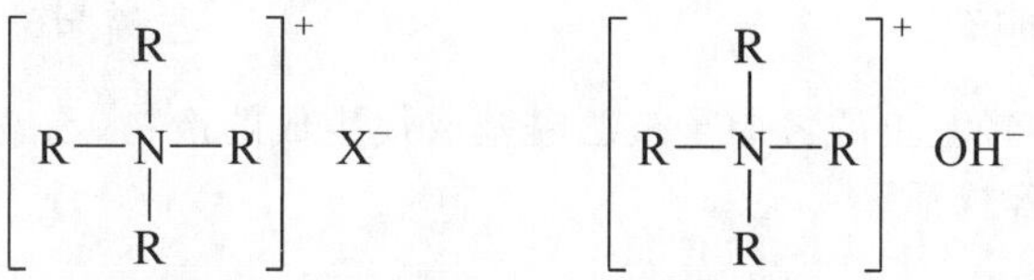

季铵盐　　　　季铵碱

季铵盐可由叔胺与卤代烷反应生成:

$$R_3N + R-X \longrightarrow R_4N^+X^- \text{(季铵盐)}$$

季铵碱可由季铵盐与氢氧化钠醇溶液混合反应,生成的卤化钠不溶于醇,经过滤减压蒸发可得季铵碱:

$$R_4N^+X^- + NaOH \xrightarrow{醇} R_4N^+OH^- + NaX$$
　　季铵盐　　　　　　　　季铵碱

季铵盐、季铵碱的命名与铵盐和碱的命名相似,若四个烃基不同,将烃基从简单到复杂进行排列。例如:

$$\left[\begin{array}{c} CH_3 \\ H_3C-N-CH_3 \\ CH_3 \end{array}\right]^+ I^- \qquad \left[\begin{array}{c} C_2H_5 \\ C_2H_5-N-C_2H_5 \\ C_2H_5 \end{array}\right]^+ OH^-$$

碘化四甲铵(季铵盐)　　　　　氢氧化四乙铵(季铵碱)

$$\left[\begin{array}{c} CH_3 \\ C_6H_5-CH_2-N-C_{12}H_{25} \\ CH_3 \end{array}\right]^+ Br^-$$

溴化二甲基十二烷基苯甲基铵(新洁尔灭)

季铵盐和季铵碱都是离子型化合物,是白色结晶性固体,具有盐的性质,易溶于水,不溶于非极性溶剂。对热不稳定,加热后易分解:

$$R_4N^+X^- \xrightarrow{\triangle} R_3N + RX$$
$$R_4N^+OH^- \xrightarrow{\triangle} R_3N + ROH$$

五、重要的胺及其衍生物

1. 苯胺

苯胺最初从煤焦油中分离得到,纯净的苯胺为油状液体,沸点为 184.4 ℃,无色,有特殊气味,微溶于水,易溶于有机溶剂。在空气中久置的苯胺易被氧化而变成褐色。苯胺有毒,能透过皮肤或吸入蒸气而使人中毒,当空气中的浓度达到百万分之一时,几小时后就会出现中毒症状,如头痛、头晕、皮肤苍白、全身无力。中毒的主要原因是苯胺能使血红蛋白氧化为高铁血红蛋白而使中枢神经系统受到抑制。苯胺是合成药物及染料的重要原料。

2. 胆碱和乙酰胆碱

胆碱的化学名为氢氧化三甲基-β-羟乙基铵,由于其最初是在胆汁中发现的,具有碱性,故称为胆碱。它为白色结晶,吸湿性强,易溶于水和乙醇,不溶于乙醚和氯仿,是一种季铵碱,其碱性与氢氧化钠相似。胆碱广泛分布于生物体内,脑组织和蛋黄中含量较高,为卵磷脂的组成成分。胆碱在体内与脂肪代谢有密切关系,有抗脂肪肝的作用。

$$[HOCH_2CH_2N^+(CH_3)_3]OH^- \qquad\qquad [CH_3COOCH_2CH_2N^+(CH_3)_3]OH^-$$
　　　　　胆碱　　　　　　　　　　　　　　　　　乙酰胆碱

乙酰胆碱是胆碱分子中羟基上的氢原子被乙酰基取代生成的产物,乙酰胆碱具有重要的生理作用,是神经传导的介质,称为神经递质。

3. 甲基苯丙胺

甲基苯丙胺又称甲基安非他明,其盐酸盐是一种无味透明晶体,形状像冰糖又似冰,俗称"冰毒",属联合国规定的苯丙胺类毒品。

$$\text{C}_6\text{H}_5-\text{CH}_2-\underset{\underset{\text{CH}_3}{|}}{\text{CHNHCH}_3}$$

冰毒对人体的损害甚于海洛因，吸食或注射 0.2 g 即可致死。通常吸食 1~2 周，即产生严重依赖性，并对心、肺、肝、肾及神经系统有严重的毒害作用。

第二节 酰 胺

一、酰胺的结构和命名

（一）酰胺的结构

酰胺是氨或胺分子中氮原子上的氢原子被酰基取代所形成的化合物。酰胺可看作是氨或胺的衍生物，也可以看作是羧酸的衍生物。酰胺的通式可表示如下：

$$\underset{\text{酰胺}}{\text{R}-\overset{\overset{\text{O}}{\|}}{\text{C}}-\text{NH}_2} \qquad \underset{\text{N-取代酰胺}}{\text{R}-\overset{\overset{\text{O}}{\|}}{\text{C}}-\text{NH}-\text{R}'} \qquad \underset{\text{N，N-二取代酰胺}}{\text{R}-\overset{\overset{\text{O}}{\|}}{\text{C}}-\text{N}\underset{\text{R}''}{\overset{\text{R}'}{\diagdown}}}$$

（二）酰胺的命名

（1）简单酰胺可根据氨基所连的酰基命名，称为"某酰胺"。例如：

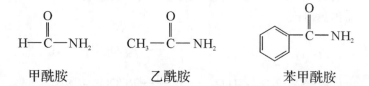

甲酰胺　　　　　乙酰胺　　　　　苯甲酰胺

（2）取代酰胺的命名，为了区别氮上的烃基和酰基上的烃基，将氮原子上的取代基放在"某酰胺"前面，用 N 表示该烃基连在氮原子上；也可称为"某酰某胺"。例如：

$$\text{CH}_3-\overset{\overset{\text{O}}{\|}}{\text{C}}-\text{NH}-\text{CH}_3 \qquad\qquad \text{CH}_3-\overset{\overset{\text{O}}{\|}}{\text{C}}-\text{NH}-\text{C}_6\text{H}_5$$

N-甲基乙酰胺（或乙酰甲胺）　　　　　N-苯基乙酰胺（或乙酰苯胺）

$$\text{CH}_3-\overset{\overset{\text{O}}{\|}}{\text{C}}-\text{N}\underset{\text{CH}_3}{\overset{\text{CH}_3}{\diagdown}} \qquad\qquad \text{CH}_3-\text{CH}_2-\overset{\overset{\text{O}}{\|}}{\text{C}}-\text{N}\underset{\text{C}_6\text{H}_5}{\overset{\text{CH}_3}{\diagdown}}$$

N，N-二甲基乙酰胺（或乙酰二甲胺）　　N-甲基-N-苯基丙酰胺（或丙酰甲基苯基胺）

两个酰基同时连在一个氮原子上的化合物称为酰亚胺，例如：

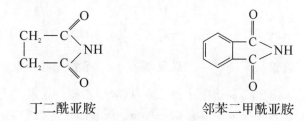

丁二酰亚胺　　　　　邻苯二甲酰亚胺

二、酰胺的化学性质

(一) 酸碱性

在酰胺分子中,羰基中的 π 电子与氮原子上的孤电子对占据的 p 轨道形成了 p-π 共轭,导致氮原子上的电子云密度降低,因而减弱了它接受质子的能力,即氨基的碱性减弱。同时也导致 N—H 键的极性增强,氢原子变得稍活泼,而较易质子化,表现出微弱的酸性。因此,酰胺一般是中性或近中性的,它不能使石蕊变色。

酰胺在一定条件下也显出很弱的碱性或很弱的酸性。例如把氯化氢气体通入乙酰胺的乙醚溶液中,则生成不溶于乙醚的盐。

形成的盐不稳定,遇水即分解为乙酰胺和盐酸,这说明酰胺的碱性非常弱,不能和酸溶液形成稳定的盐。如将乙酰胺与金属钠在乙醚溶液中作用,生成不稳定的钠盐,它遇水即分解,这说明酰胺具有极弱的酸性。

如果酰胺分子中的氮原子同时与两个酰基相连形成酰亚胺化合物,氮原子上的氢有明显的酸性,能与强碱生成盐。例如:

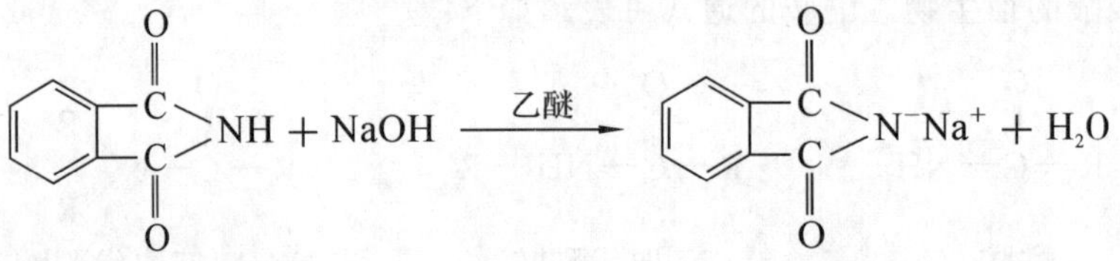

邻苯二甲酰亚胺

(二) 水解

酰胺在强酸、强碱或酶的催化下,发生水解反应生成羧酸(或羧酸盐)和氨、胺(或铵盐)。酰胺的水解反应比酯的水解难,需加热回流。

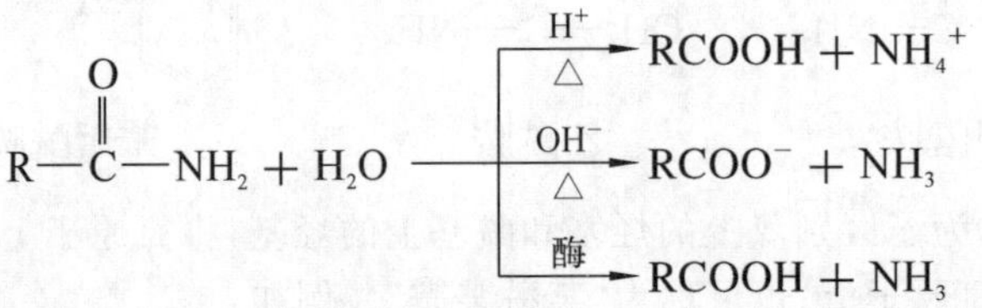

(三) 与亚硝酸反应

伯酰胺与亚硝酸作用,生成相应的羧酸,并放出氮气。

$$R-\overset{O}{\underset{\|}{C}}-NH_2 + HNO_2 \longrightarrow RCOOH + N_2\uparrow$$

三、脲

脲俗称尿素,在结构上可以看作碳酸分子中的 2 个羟基被氨基取代而形成的化合物,也称为碳酰二胺。

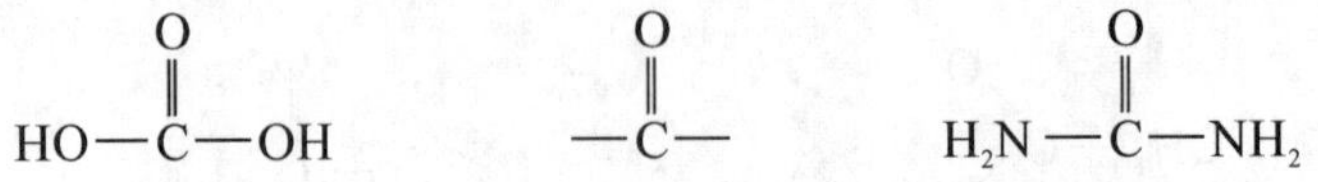

碳酸　　　碳酰基　　　碳酰二胺(尿素)

尿素为白色晶体,熔点为 133 ℃,易溶于水和乙醇,难溶于乙醚。尿素是人和哺乳动物体内蛋白质代谢的最终产物。成人每日从尿中排泄出尿素 25～30 g。尿素的用途很广泛,它是含氮量很高的氮肥,又是合成塑料和一些药物的原料。临床上尿素可配成注射液使用,对降低颅内压及眼内压有显著的疗效,可用于治疗急性青光眼和脑外伤引起的脑水肿等。

尿素除具有酰胺的一般通性外,因其结构上的特点,又具有以下特殊性质。

1. 弱碱性

尿素显弱碱性,能与强酸反应生成盐,其硝酸盐和草酸盐难溶于水,易结晶,利用此性质可以鉴别尿素或从尿液中提取尿素。

$$H_2N-\underset{\underset{O}{\parallel}}{C}-NH_2 + HNO_3 \longrightarrow H_2N-\underset{\underset{O}{\parallel}}{C}-NH_2 \cdot HNO_3 \downarrow$$

2. 水解反应

尿素在酸、碱或尿素酶的催化下水解,生成二氧化碳、氨或铵。

$$H_2N-\underset{\underset{O}{\parallel}}{C}-NH_2 + H_2O \begin{cases} \xrightarrow{H^+,\triangle} CO_2\uparrow + 2NH_4^+ \\ \xrightarrow{OH^-,\triangle} CO_3^{2-} + 2NH_3\uparrow \\ \xrightarrow{酶} CO_2\uparrow + 2NH_3\uparrow \end{cases}$$

3. 与亚硝酸反应

尿素与亚硝酸反应,生成碳酸并定量释放出氮气。通过测量氮气的体积,可定量测定溶液中尿素的含量。

$$H_2N-\underset{\underset{O}{\parallel}}{C}-NH_2 + HNO_2 \longrightarrow HO-\underset{\underset{O}{\parallel}}{C}-OH + N_2\uparrow + H_2O$$
$$\longrightarrow CO_2\uparrow + H_2O$$

4. 缩二脲的生成和缩二脲反应

将尿素缓慢加热到150～160 ℃,则2分子尿素发生缩合反应,脱去1分子氨,生成缩二脲。

$$H_2N-\underset{\underset{O}{\parallel}}{C}-\boxed{NH_2 + H}-HN-\underset{\underset{O}{\parallel}}{C}-NH_2 \longrightarrow H_2N-\underset{\underset{O}{\parallel}}{C}-HN-\underset{\underset{O}{\parallel}}{C}-NH_2 + NH_3\uparrow$$
缩二脲

缩二脲是白色结晶,熔点为190 ℃,难溶于水,能溶于碱液。在缩二脲碱性溶液中,滴加少许稀硫酸铜溶液,即显紫红色,这种特殊的颜色反应称为缩二脲反应。凡分子中含有2个或2个以上酰胺键的化合物都可发生这种颜色反应,因此常利用缩二脲反应鉴别多肽和蛋白质。

脲

四、丙二酰脲

丙二酰脲是无色晶体,熔点为245 ℃,微溶于水,由丙二酰氯或丙二酸二酯与尿素发生酰化反应生成丙二酰脲。

$$\begin{array}{c} O \\ \parallel \\ H_2C \begin{pmatrix} C-Cl \\ C-Cl \\ \parallel \\ O \end{pmatrix} + \begin{pmatrix} H-N-H \\ | \\ C=O \\ | \\ H-N-H \end{pmatrix} \longrightarrow H_2C \begin{pmatrix} O & H \\ \parallel & | \\ C-N \\ | & \\ C-N \\ \parallel & | \\ O & H \end{pmatrix} C=O + 2HCl \end{array}$$

丙二酰氯　　　　尿素　　　　　　　　丙二酰脲

丙二酰脲分子中含有1个活泼亚甲基和2个二酰亚氨基,能发生酮式-烯醇式互变异构。

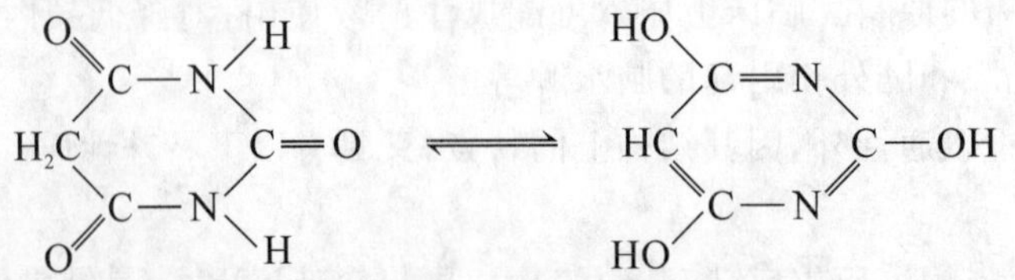

$$\begin{array}{c}\text{(烯醇式丙二酰脲结构式)}\end{array}$$

烯醇式丙二酰脲显酸性($pK_a = 4.01$),因此,丙二酰脲又称为巴比妥酸。巴比妥酸本身无生物活性,但它的 C_5 亚甲基上的 2 个氢原子被烃基取代所得到的一系列化合物具有镇静、催眠和麻醉作用。这些药物总称为巴比妥类药物,其通式如下:

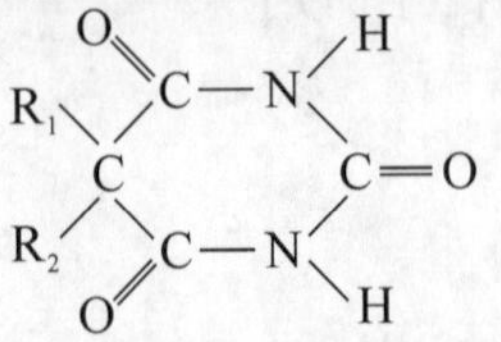

巴比妥　　　$R_1 = R_2 = -C_2H_5$
苯巴比妥　　$R_1 = -C_2H_5$,　$R_2 = -C_6H_5$
异苯巴比妥　$R_1 = -C_2H_5$,　$R_2 = -CH_2CH_2CH(CH_3)_2$

巴比妥类药物在水溶液中的溶解度较小,常利用其酸性制成钠盐水溶液,供口服或注射用,此类药物有成瘾性,用量过大会危及生命。

第三节　杂环化合物

杂环化合物种类繁多,数量庞大,多数具有生物活性,在自然界中分布广泛,例如,在动、植物体内起着重要生理作用的血红素、叶绿素、核酸的碱基等都是杂环化合物。重要的合成药物如维生素、抗生素、中草药的有效成分生物碱及植物色素和合成染料也含有杂环。在现有药物中,含杂环结构的化合物约占半数。

杂环化合物是指成环的原子除碳原子外还含有非碳原子共同参与的一类有机化合物。环中的非碳原子称为杂原子,常见的有硫、氮、氧等。一般所指的杂环化合物通常为芳香杂环化合物,因多数杂环化合物环系比较稳定不容易开环,具有不同程度的芳香性。另外交酯、内酯、内酰胺、环醚等化合物的性质与其他同类开环化合物相似,所以通常将其列入杂环化合物之外。

生物碱分子中大多是杂环化合物。

一、杂环化合物的分类和命名

(一)杂环化合物的分类

依据杂环化合物母体中所含环数目,将其分为单杂环和稠杂环两大类,其中单杂环根据成环原子数目进行再分类,最常见的有五元杂环和六元杂环。稠杂环又可分芳环杂环和杂稠杂环两种。常见的母体杂环如下:

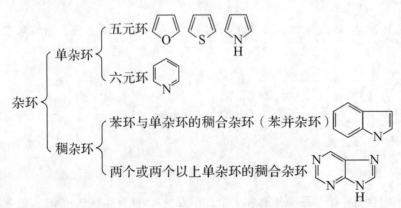

(二)命名

杂环化合物的命名相对较为复杂,主要有音译法和根据结构命名法两种。

1. 音译法

根据国际通用英文名称的汉字译音,选取同音汉字,加"口"字旁表示杂环化合物名称。例如:呋喃、噻吩等。当杂环上有取代基时,以杂环为母体,将杂环的原子编号。编号原则:一般从杂原子开始依次编号,或从杂原子旁的碳原子开始,依次用希腊字母 α、β、γ…编号,将取代基的位次、数目和名称写在杂环母体名称前。

4-甲基吡啶
γ-甲基吡啶

2-溴呋喃
α-溴呋喃

环上有 2 个或 2 个以上相同的杂原子时,应从连有氢原子或取代基的杂原子开始编号,并使这些杂原子具有较小的位次和;如果环上有不同的杂原子时,则按氧、硫、氮的顺序编号。

4-甲基咪唑

2-羟基嘧啶

5-乙基噻唑

当杂环上含有—CHO、—COOH、—SO₃H 等基团时,将杂环作为取代基来命名。例如:

5-硝基-2-呋喃甲醛

2. 根据结构命名法

根据相应杂环的碳环来命名,把杂环看作是相应的碳环中的碳原子被杂原子取代而形成的。如吡喃可看作是苯环上一个碳原子被氧原子取代,所以称氧杂芑。

二、重要的含氮杂环化合物

(一)五元杂环化合物

常见的五元杂环有吡咯、呋喃、噻吩,它们的结构和性质相似,是最重要的含一个杂原子的五元杂环化合物。现以吡咯为例加以讨论。

1. 吡咯的结构

在吡咯分子中,碳原子和氮原子均以 sp² 杂化轨道形成 σ 键,成环的 5 个原子处于同一平面上。每个碳原子未杂化的 p 轨道中各有 1 个电子,氮原子未杂化的 p 轨道中有一孤对电子,这些 p 轨道相互重叠形成一个含有 5 个原子 6 个电子的闭合 π 电子共轭体系,与苯的结构相似,具有芳香性,如图 12-3 所示。

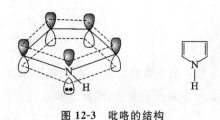

图 12-3 吡咯的结构

2. 吡咯的性质

(1)酸碱性 吡咯氮原子上的孤对电子与环中 π 电子形成共轭体系,使氮原子上的电子云密度降低,与 H⁺ 结合能力减弱($pK_b=13.6$),碱性很弱,不仅不能与酸反应生成盐,反而显弱酸性,能与氢氧化钾作用生成盐。

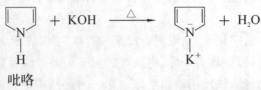

吡咯

(2) 亲电取代反应　吡咯分子中的氮原子具有 p-π 共轭效应,使环上碳原子的电子云密度增大,杂化活化,比苯更容易发生亲电取代反应,反应主要发生在 α 位。

$$\text{吡咯} + Br_2 \xrightarrow[0\ ℃]{乙醚} \text{2,3,4,5-四溴吡咯} + HBr$$

(二) 六元杂环化合物

六元杂环化合物有吡啶和嘧啶等,现主要介绍吡啶的结构和性质,及常见的六元环及其衍生物。

1. 吡啶的结构

吡啶的结构与苯相似,可看作苯分子中的"CH"被氮原子取代所得到的化合物,吡啶分子中 5 个碳原子和 1 个氮原子都以 sp² 杂化轨道相互重叠形成 σ 键,形成六元平面环状结构。每个原子未参与杂化的 p 轨道相互平行重叠,垂直于环平面,形成环状共轭体系。氮原子有 1 对孤对电子占据 sp² 杂化轨道,不参与环的共轭体系,未参与成键,可与质子结合,显碱性。由于氮原子的电负性比碳原子大,产生了吸电子共轭效应,使环上 π 电子云不像苯那样均匀分布,碳原子上的电子云密度降低。如图 12-4 所示。

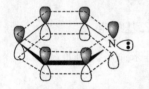

图 12-4　吡啶的结构

2. 吡啶的性质

(1) 酸碱性　吡啶分子中氮原子上有 1 对孤对电子,能与 H⁺ 结合,显弱碱性($pK_b=8.8$),能与强酸反应生成盐,其碱性较苯胺($pK_b=9.3$)强,但比氨和脂肪胺弱。

$$\text{吡啶} + HCl \longrightarrow \text{吡啶·HCl}$$

(2) 亲电取代反应　因吡啶环上氮原子的电负性较大,π 电子云在氮原子处密集,使环上碳原子的电子云密度降低,因此不易发生亲电取代反应,只有在强烈条件下,亲电取代反应才能进行,且发生在 β 位上。

$$\text{吡啶} + Br_2 \xrightarrow{\triangle} \text{β-溴吡啶}$$

(3) 亲核取代反应　在吡啶环中,由于氮原子的强烈吸电子作用,使环上电子云密度降低,特别是在 α、γ 位降低得更多,因此亲核取代反应容易发生在 α、γ 位。

$$\text{吡啶} + NaNH_2 \xrightarrow{100～150\ ℃} \text{2-氨基吡啶}$$

(4) 氧化还原反应　吡啶环稳定，一般不易被氧化，如果环上有烷基侧链时，烷基侧链可被氧化成羧基。

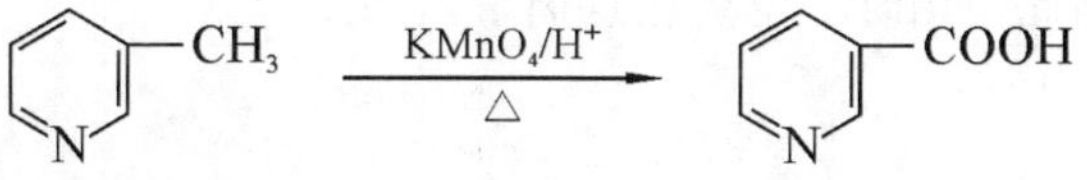

$$\text{β-甲基吡啶} \xrightarrow[\Delta]{\text{KMnO}_4/\text{H}^+} \text{β-吡啶甲酸}$$

吡啶对还原剂比苯活泼，易被还原生成六氢吡啶（$pK_b=2.8$）。

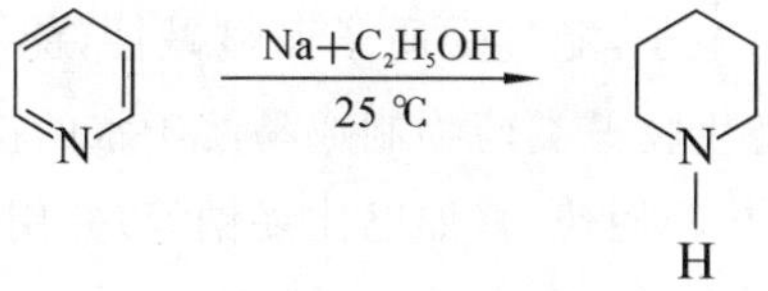

$$\text{吡啶} \xrightarrow[25\ ℃]{\text{Na}+\text{C}_2\text{H}_5\text{OH}} \text{哌啶（六氢吡啶）}$$

（三）稠杂环化合物

杂环与杂环稠合或杂环与苯环稠合而成的化合物称为稠杂环化合物。常见的稠杂环化合物有嘌呤、喹啉等，这里主要讨论嘌呤及其衍生物。

嘌呤为无色晶体，熔点为 217 ℃，易溶于水，是两性化合物，与酸或碱均能成盐。它是由 1 个嘧啶环与 1 个咪唑环稠合而成的，存在互变异构现象，生物体内主要以 9H-嘌呤为主。

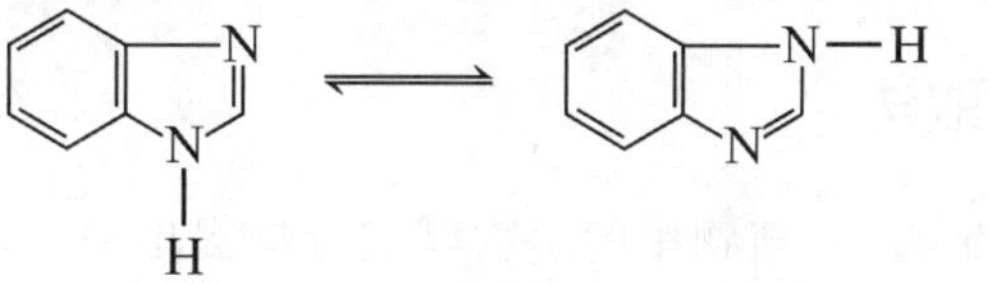

嘌呤本身在自然界中并不存在，但其衍生物以游离状态或结合形式广泛存在于动植物中。许多嘌呤衍生物具有生物活性，如腺嘌呤和鸟嘌呤为核酸的组成成分。

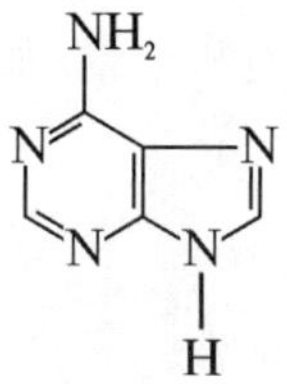

腺嘌呤
（6-氨基嘌呤）

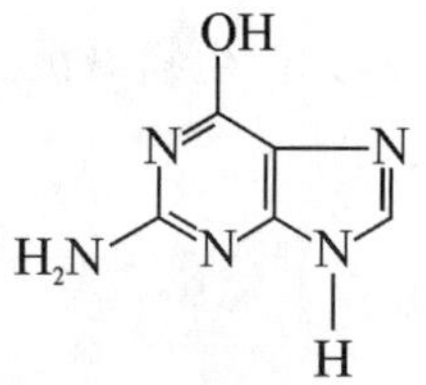

鸟嘌呤
（2-氨基-6-羟基嘌呤）

第四节　生　物　碱

生物碱是一类存在于植物体内（偶尔在动物体内发现），对人和动物有强烈生理作用的含氮碱性有机化合物。由于生物碱主要存在于植物体内，故又称为植物碱。生物碱的分子结构多属于仲胺、叔胺或季铵类，少数为伯胺类，常含有氮杂环。一种植物中往往含有多种生物碱，一种生物碱也可以存在于不同科属的植物中。在植物中生物碱常与有机酸结合成盐而存在，还有少数以糖苷、有机酸酯和酰胺的形式存在。

生物碱大多有特殊而明显的生理作用。许多生物碱是中草药的有效成分，目前已分离提纯出几千种生物碱，并有近百种用作临床药物，如麻黄碱、吗啡碱等。生物碱的毒性较大，量小可治疗疾病，量大可能引起中毒，甚至死亡，因此使用时一定要注意剂量。

一、生物碱的性质

生物碱多数为无色固体，味苦，具有旋光性。游离的生物碱多难溶于水，能溶于乙醇等有机溶剂。

（一）碱性

生物碱分子中的氮原子上有1孤对电子，能接受质子而显碱性，能与酸成盐。生物碱盐能溶于水，难溶于有机溶剂。临床上利用此性质将生物碱类药物制成易溶于水的盐类而应用，如盐酸吗啡、硫酸阿托品等。在使用生物碱时，应注意不能与碱性药物（如巴比妥钠等）并用，否则会析出沉淀而失去作用。

（二）沉淀反应

大多数生物碱或其盐类能与一些试剂反应，生成不溶性的盐而沉淀，借此反应可鉴定或分离生物碱。能与生物碱发生沉淀反应的试剂称为生物碱沉淀剂，常用的生物碱沉淀剂有碘化汞钾（K_2HgI_4）、磷钨酸（$H_3PO_4 \cdot 12WO_3 \cdot H_2O$）、鞣酸和苦味酸等。

（三）显色反应

能与生物碱产生颜色反应的试剂称为生物碱显色剂，常用的有钼酸铵的浓硫酸溶液、甲醛-浓硫酸、浓硫酸和浓硝酸等。利用生物碱的显色反应，可鉴别生物碱。

二、生物碱的一般提取法

生物碱的提取是用适当的方法将植物中的生物碱成分抽提出来。常用的方法有溶剂法、离子交换树脂法和沉淀法。

溶剂法是利用游离的生物碱难溶于水，而生物碱盐易溶于水的性质，使生物碱在有机相和水相之间不断转移，从而达到提取、精制的目的。常用稀酸（如稀盐酸）使生物碱转化为生物碱盐而转移到提取液中，再用氢氧化钠等处理提取液，此时生物碱沉淀下来，最后用有机溶剂（如乙醇、氯仿等）把游离的生物碱萃取出来。

三、常见的生物碱

（一）烟碱

烟碱又称尼古丁，是存在于烟草中的吡啶类生物碱，在烟草中含2%～8%，纸烟中约含1.5%。它是无色或黄色油状液体，易溶于乙醇和乙醚，沸点为246 ℃，有旋光性。其结构式如下：

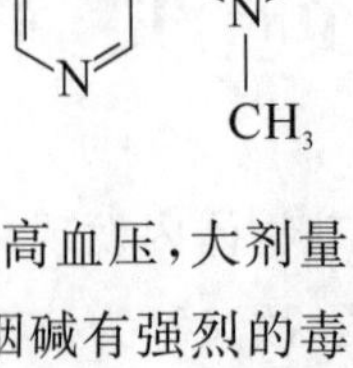

烟碱有成瘾性，少量能兴奋中枢神经，增高血压，大剂量时则抑制中枢神经，引起恶心、呕吐、意识模糊等中毒症状，甚至使心肌麻痹以致死亡。烟碱有强烈的毒性，能致癌。

（二）莨菪碱和阿托品

莨菪碱和阿托品均存在于颠茄、莨菪、曼陀罗和洋金花等茄科植物中，总称为颠茄生物碱。

莨菪碱是由莨菪醇和莨菪酸所形成的酯。莨菪醇的结构特点是含有稠合在一起的氢化吡咯和氢化吡啶环，这两个环共用2个碳原子和1个氮原子。结构式如下：

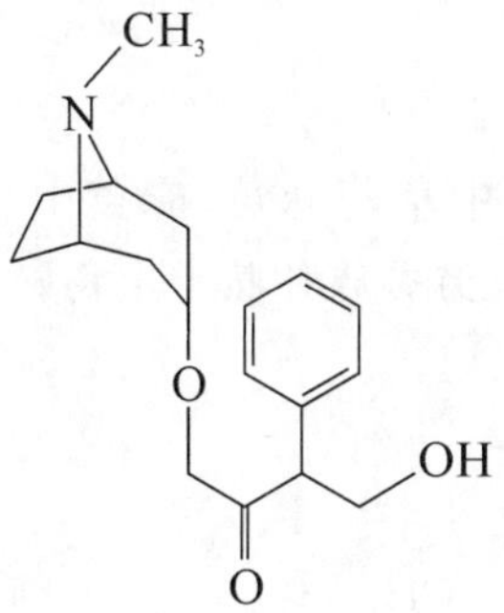

莨菪碱为左旋体，在碱性条件下或受热时易外消旋化，形成外消旋的莨菪碱，即阿托品。阿托品过去是从植物中提取得到的，现在可人工合成。它是白色晶体，熔点为 118 ℃，无旋光性，难溶于水，易溶于乙醇、氯仿中。在临床上，阿托品用作抗胆碱药，具有抑制腺体分泌及扩大瞳孔的作用，用于平滑肌痉挛、胃及十二指肠溃疡、散瞳、盗汗和胃酸过多等，也可作有机磷农药中毒的解毒剂。阿托品的毒性比莨菪碱小，但作用强度只有莨菪碱的一半。

（三）吗啡、可待因和海洛因

吗啡和可待因存在于鸦片中，鸦片是罂粟果流出的浆液，在空气中干燥后形成棕黑色黏性团块，鸦片中有 20 多种生物碱，其中吗啡约含 10%，可待因含 0.3%~1.9%。

吗啡为无色结晶，微溶于水，味苦。分子结构中因含有酚羟基和叔碳原子，故为两性化合物。医药上常用盐酸吗啡，其是强烈的镇痛药物，镇痛作用能持续 6 h，也能镇咳，但有成瘾和抑制呼吸的缺点，不宜常用。

可待因是吗啡的甲基醚，医药上应用的制剂是其磷酸盐，具有与吗啡相似的生理作用，兼有镇咳和镇痛的作用，其强度较吗啡弱，成瘾倾向小，比吗啡安全。

海洛因是吗啡的二乙酰基衍生物，自然界不存在，其镇痛作用较大，成瘾性极大，是吗啡的 3~5 倍，过量能致死，从不作为药用，被列为禁止制造和出售的药品。纯品为白色结晶性粉末，光照或久置变为淡黄色，难溶于水，易溶于氯仿、苯和热醇。

它们的结构式如下：

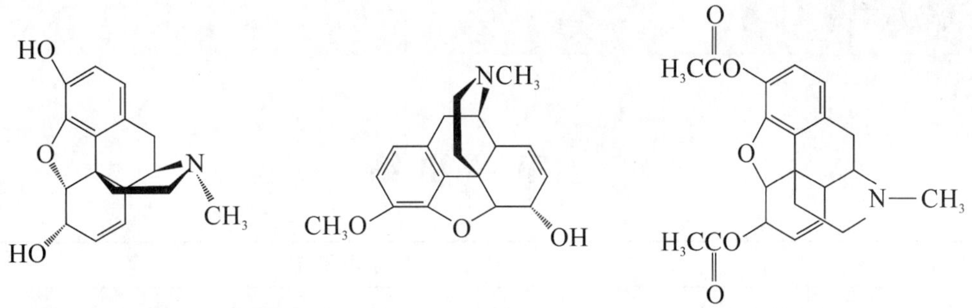

吗啡　　　　　　　　可待因　　　　　　　　海洛因

（四）小檗碱

小檗碱俗称黄连素，属于异喹啉类生物碱，存在于黄连、黄柏等小檗属植物中，游离的小檗碱主要以季铵盐形式存在。小檗碱为黄色结晶，味极苦，能溶于水，难溶于有机溶剂中。其结构式如下：

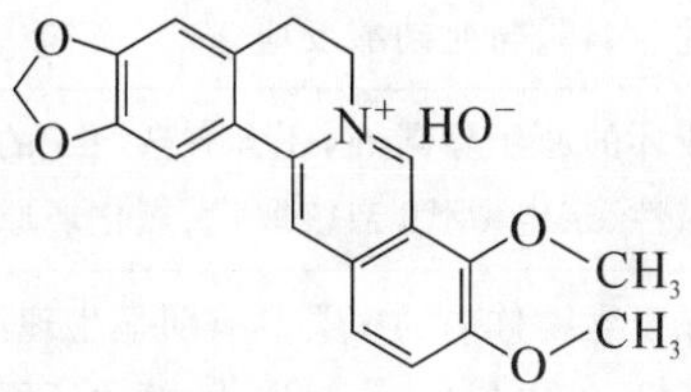

小檗碱为广谱抗菌剂，对多种革兰阳性细菌和阴性细菌有抑制作用，也有温和的镇静、降压和健胃

作用,临床上用于治疗痢疾和肠胃炎等症。

(五) 麻黄碱

麻黄碱又称为麻黄素,主要来源于中草药麻黄,麻黄中含生物碱1%~2%,其中含量较多的是(一)-麻黄碱和(+)-伪麻黄碱。它们都是芳香族仲胺类生物碱,无含氮杂环,它们的性质与一般生物碱不尽相同,与生物碱沉淀剂也不易发生沉淀。

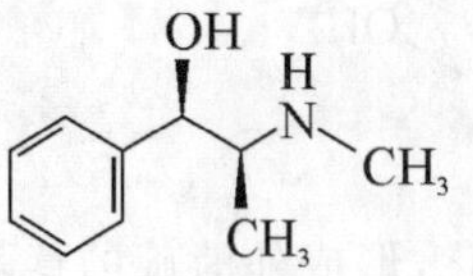

(一)-麻黄碱 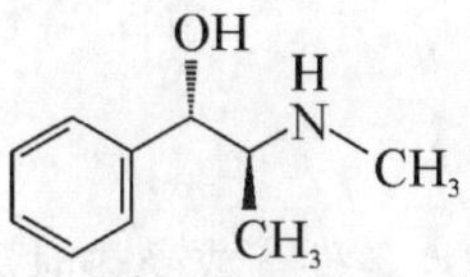　　　　(+)-伪麻黄碱

麻黄碱有类似肾上腺素的作用,能兴奋交感神经、升高血压,临床上常用其盐酸盐治疗支气管哮喘、过敏性反应、鼻黏膜肿胀和低血压等。

知识拓展

尿酸与痛风

痛风是一种由嘌呤代谢紊乱所致的疾病,多见于男性。血液中尿酸长期增高是发生痛风的关键原因。人体内尿酸主要来源于两个方面:①内源性尿酸:人体细胞内蛋白质分解代谢产生的核酸和其他嘌呤类化合物,经一些酶的作用而生成尿酸,约占80%。②外源性尿酸:食物中含有的嘌呤类化合物、核酸及核蛋白成分,经过消化与吸收后,在一些酶的作用下生成外源性尿酸,约占20%。通常情况下人体内尿酸不断地生成和排泄,在血液中维持一定的浓度。当嘌呤代谢紊乱时,尿酸的合成增加或排出减少,血和尿中的尿酸含量会增加,尿中的尿酸含量增加,严重时形成尿结石。血液中尿酸浓度高于0.48 mol/L时,尿酸盐晶体可沉积在关节、软组织、软骨和肾脏中,临床表现为痛风性关节炎、痛风及肾脏损害。

如果机体中尿酸含量超标,则应限制饮食中嘌呤和蛋白质的摄入。如禁食动物内脏、沙丁鱼以及各种肉类浓汤等富含嘌呤的饮食,以减少外源性尿酸来源,同时应进一步检查,确诊尿酸升高的原因,对症下药。

本章小结

含氮有机化合物	学习要点
胺	定义:氨分子中的氢原子被烃基取代后所形成的化合物 分类:根据氮原子连接的烃基数目分类,根据氨基数目分类 命名:简单胺命名为某胺或某某胺,复杂胺把氨基作为取代基 性质:碱性、酰化反应、与亚硝酸反应
酰胺	定义:氨或胺分子中氮原子上的氢原子被酰基取代所形成的化合物 性质:碱性、水解、与亚硝酸反应
杂环化合物	定义:构成环的原子除碳外,还含有杂原子的环状有机化合物 性质:酸碱性、亲电取代、亲核取代、氧化还原反应
生物碱	定义:存在于生物体内的一类具有明显生理活性的含氮碱性有机化合物 性质:酸碱性、亲电取代、亲核取代、氧化还原反应

目标检测

一、选择题。

1. 酸性最强的是（　　）。
   A. 硝基甲烷　　　B. 硝基乙烷　　　C. 硝基异丙烷　　　D. 硝基苯

2. 与亚硝酸反应的产物的碱溶液呈红色的是（　　）。
   A. 氨基甲烷　　　B. 硝基乙烷　　　C. 硝基异丙烷　　　D. 硝基苯

3. 可用于鉴别硝基化合物的是（　　）。
   A. Fe＋HCl　　　B. Sn＋HCl　　　C. As_2O_3＋NaOH　　　D. $NaNO_2$/HCl＋NaOH

4. 可使硝基苯还原成苯胺的是（　　）。
   A. Fe＋HCl　　　B. 葡萄糖/NaOH　　　C. Zn/NaOH　　　D. Zn/NH_4Cl

5. 水溶液中碱性最强的是（　　）。
   A. 甲胺　　　B. 二甲胺　　　C. 三甲胺　　　D. 苯胺

6. 碱性最强的是（　　）。

   A. 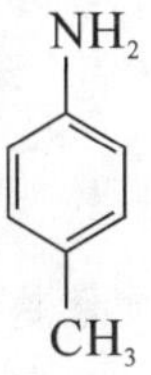 对甲基苯胺　　B. 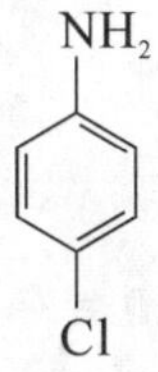 对氯苯胺　　C. 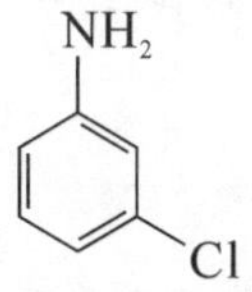 间氯苯胺　　D. 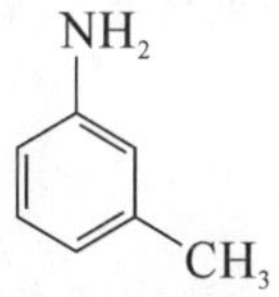 间甲基苯胺

7. 与亚硝酸反应生成黄色油状物的是（　　）。
   A. 甲胺　　　B. 二甲胺　　　C. 三甲胺　　　D. 氢氧化四甲铵

8. 与亚硝酸反应生成绿色沉淀的是（　　）。
   A. 苯胺　　　B. N-甲基苯胺　　　C. N,N-二甲基苯胺　　　D. 三甲胺

9. 常用于鉴别苯胺的试剂是（　　）。
   A. 氯水　　　B. 溴水　　　C. 碘/四氯化碳　　　D. 硝酸

二、根据所给结构式命名或根据名称写出结构式。

1. $(CH_3)_2CHNH_2$　　　　2. $(CH_3)_2NCH_2CH_3$

3. 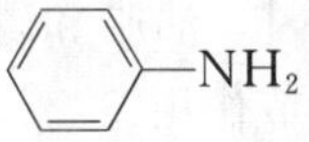 苯胺　　　　4. 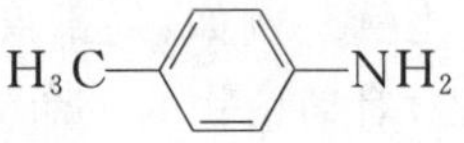 对甲基苯胺

5. 对硝基苯胺

三、按其碱性的强弱排列下列各组化合物，并说明理由。

1. 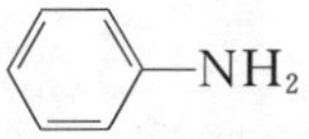 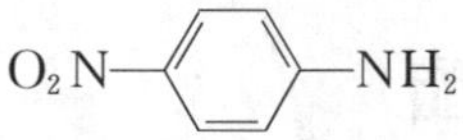 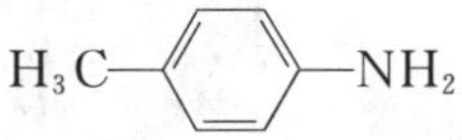 苯胺、对硝基苯胺、对甲基苯胺

2. 乙酰胺、甲胺和氨

（铜仁职业技术学院　姚　静）

第十三章　酯和脂类

第十三章
酯和脂类

学习目标

1. 掌握：酯和油脂的结构、命名、性质。
2. 熟悉：卵磷脂、脑磷脂的组成和结构特点。
3. 了解：甾体化合物的基本结构以及磷脂在人体中的作用。

案例导入

在我国，很早就已经掌握了酿酒的工艺和窖藏酒的方法，酒封存的时间越长，质量越好，口感越香，主要是因为在酒的储存过程中生成了有香味的酯。很多鲜花和水果的香味都来自酯及酯的混合物。

现实生活中，有哪些物质能散发出香味？举例说明。请思考：

1. 你还能说出哪些脂类物质？
2. 你听说过 ω-3 脂肪酸吗？
3. 你了解糖尿病酮症酸中毒吗？
4. 你对胆结石的形成了解吗？

酯是常见的羧酸衍生物，是羧酸中的羟基被其他原子或原子团取代后的产物之一。具有酯结构的药物在化学合成及半合成药物中占有很大的比例。例如：局部麻醉药盐酸普鲁卡因。油脂和磷脂是天然的酯类化合物，是人类生命物质的重要组成，对动植物的生命活动起着重要的调节作用。

第一节　酯

一、酯的结构与命名

（一）结构

羧酸中羰基上的羟基被烃氧基取代所得到的产物称为酯。一般可由羧酸与醇发生脱水反应制得，通式为 $(Ar)R-\overset{\overset{\displaystyle O}{\|}}{C}-OR'(Ar')$ 。

（二）酯的命名

酯根据相应的羧酸和醇来命名，称作“某酸某酯”。例如：

Note

$$\underset{\text{丙酸乙酯}}{CH_3CH_2-\overset{O}{\underset{\|}{C}}-O-C_2H_5} \quad \underset{\text{乙酸苄酯}}{CH_3-\overset{O}{\underset{\|}{C}}-OCH_2C_6H_5} \quad \underset{\text{苯甲酸苄酯}}{C_6H_5-\overset{O}{\underset{\|}{C}}-OCH_2C_6H_5}$$

$$\underset{\text{丙二酸二乙酯}}{CH_2\begin{cases}COOC_2H_5\\COOC_2H_5\end{cases}} \quad \underset{\text{丙二酸甲乙酯}}{CH_2\begin{cases}COOCH_3\\COOC_2H_5\end{cases}}$$

二、酯的性质

（一）物理性质

低级酯是具有芳香气味的无色液体，存在于植物的花及果实中。水果由于酯的存在而有香味，如苹果中含有戊酸异戊酯，香蕉中含有乙酸异戊酯。高级酯是蜡状固体。酯在水中溶解度很小，易溶于乙醇、乙醚等有机溶剂。酯是极性化合物，但因分子间不能形成氢键，故其沸点比相对分子质量相近的醇和羧酸都低。例如，乙酸乙酯的相对分子质量为 88，沸点为 77 ℃；正丁醇的相对分子质量为 74，沸点为 118 ℃；乙酸的相对分子质量为 60，沸点为 118 ℃。

（二）化学性质

1. 水解反应

酯的水解反应是指酯在催化剂作用下水解生成羧酸和醇的反应。酯的水解反应比酰卤和酸酐难，与酰胺类似，需要酸或碱催化。酯在酸性条件下的水解实际上是酸和醇进行酯化反应的逆反应。

$$R-\overset{O}{\underset{\|}{C}}-O-R' + H_2O \underset{\text{酯化}}{\overset{\text{水解}}{\rightleftharpoons}} R-\overset{O}{\underset{\|}{C}}-OH + R'OH$$

通常情况下，酯的水解反应速率较慢，但在无机酸或碱催化条件下加热，可加快其反应速率。在强碱（NaOH 或 KOH）条件下，生成羧酸盐，反应进行得较完全。

2. 醇解反应

酯和醇在酸或碱催化下生成新的酯和新的醇的反应称为酯的醇解反应，又称为酯交换反应。

$$R-\overset{O}{\underset{\|}{C}}-O-R' + R''OH \rightleftharpoons R-\overset{O}{\underset{\|}{C}}-OR'' + R'OH$$

酯交换反应可以用于由药效弱的酯生成药效强的酯。例如：

$$\underset{\text{对氨基苯甲酸乙酯}}{\underset{NH_2}{\overset{COOEt}{\bigcirc}}} \xrightarrow{HOCH_2CH_2NEt_2} \underset{\text{普鲁卡因（局麻剂）}}{\underset{NH_2}{\overset{COOCH_2CH_2NEt_2}{\bigcirc}}} + EtOH$$

酯的醇解反应

3. 氨解反应

酯与氨反应生成酰胺和醇。实验室中用此法制备酰胺。

$$R-\overset{O}{\underset{\|}{C}}-O-R' + NH_3 \longrightarrow R-\overset{O}{\underset{\|}{C}}-NH_2 + R'OH$$

许多氨的衍生物如胺（R—NH$_2$）、羟胺（NH$_2$—OH）、肼（NH$_2$—NH$_2$）等，只要氮原子上连有氢原子，均可发生酯的氨解反应。

4. 还原反应

酯还原可生成醇，常用的还原剂有钠-无水乙醇或氢化铝锂。此法可用来制备伯醇。

三、医药中常见的酯

（一）乙酸乙酯

乙酸乙酯是无色透明、有芳香气味的液体。熔点为−83.6 ℃，沸点为77.06 ℃，溶于氯仿、乙醇、乙醚，微溶于水。乙酸乙酯是重要的香精添加剂，还可用作黏合剂的溶剂、喷漆的稀释剂，是制造染料及药物的原料。

（二）乙酰乙酸乙酯

乙酰乙酸乙酯是无色、有清香气味的液体，沸点为181 ℃，易溶于乙醇和乙醚，微溶于水。

通常情况下，乙酰乙酸乙酯显示出双重反应性能。一方面能与羟胺或苯肼等羰基试剂生成肟和腙，显示了甲基酮的性质。另一方面能使溴的四氯化碳溶液褪色，表现了碳碳双键的性质，遇三氯化铁显紫色，表现了烯醇的性质。这是因为乙酰乙酸乙酯通常是烯醇式结构和酮式结构的混合物，它们之间存在着动态平衡。

由于乙酰乙酸乙酯的上述性质，使得它在有机合成上具有重要意义。

（三）丙二酸二乙酯

丙二酸二乙酯是无色、有异味的液体，沸点为199 ℃。丙二酸二乙酯及其取代衍生物水解生成丙二酸，丙二酸不稳定，易脱羧。丙二酸二乙酯的上述性质在有机合成上广泛用于合成各种类型的羧酸和酮。

第二节 脂 类

脂类包括油脂、类脂及其衍生物，是一类非均一的、物理和化学性质相近且不溶于水易溶于有机溶剂的重要有机化合物。油脂是油和脂肪的总称，结构上属于酯类化合物。室温下状态为液态的称为油，如花生油、芝麻油等植物油，常温下状态为半固体或固体的称为脂，如猪油、牛油等动物油。油脂是机体能量的主要能源物质，提供必需脂肪酸，同时对脂溶性的维生素在体内的吸收起着十分重要的作用。类脂是指结构、功能和理化性质与油脂类似的化合物。类脂主要包括磷脂、糖脂、甾醇及其酯。类脂是构成生物膜的重要成分。

一、油脂

（一）油脂的组成和结构

从化学结构和组成上看，油脂是一分子甘油和三分子高级脂肪酸通过酯化反应所生成的酯，习惯上称为三酰甘油或甘油三酯。结构通式如下：

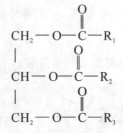

R 相同的油脂称为单甘油酯(也叫单三酰甘油),R 不同的油脂称为混合甘油酯(也称为混合三酰甘油),天然油脂是各种三酰甘油的混合物。

在天然油脂中已发现的脂肪酸有几十种,一般为含 12 至 20 之间的偶数碳原子的直链饱和脂肪酸和不饱和脂肪酸。饱和脂肪酸以软脂酸和硬脂酸在动物脂肪中含量最多。不饱和脂肪酸主要有油酸、亚油酸、亚麻酸和花生四烯酸。二十碳五烯酸(EPA)和二十二碳六烯酸(DHA)主要来自鱼油和海食品。此外,油脂中还含有少量游离脂肪酸、维生素和色素等其他成分。

油脂中常见的脂肪酸见表 13-1。

表 13-1　油脂中常见的脂肪酸

类型	名称	结构简式
饱和脂肪酸	月桂酸(十二酸)	$CH_3(CH_2)_{10}COOH$
	软脂酸(十六碳酸)	$CH_3(CH_2)_{14}COOH$
	硬脂酸(十八碳酸)	$CH_3(CH_2)_{16}COOH$
	花生酸(二十碳酸)	$CH_3(CH_2)_{18}COOH$
	巴西棕榈酸(二十四碳酸)	$CH_3(CH_2)_{22}COOH$
不饱和脂肪酸	油酸(9-十八碳烯酸)	$CH_3(CH_2)_7CH=CH(CH_2)_7COOH$
	亚油酸(9,12-十八碳二烯酸)	$CH_3(CH_2)_3(CH_2CH=CH)_2(CH_2)_7COOH$
	亚麻酸(9,12,15-十八碳三烯酸)	$CH_3(CH_2CH=CH)_3(CH_2)_7COOH$
	花生四烯酸(5,8,11,14-二十碳四烯酸)	$CH_3(CH_2)_3(CH_2CH=CH)_4(CH_2)_3COOH$
	EPA(5,8,11,14,17-二十碳五烯酸)	$CH_3(CH_2CH=CH)_5(CH_2)_3COOH$
	DHA(4,7,10,13,16,19-二十二碳六烯酸)	$CH_3(CH_2)_4(CH_2CH=CH)_6(CH_2)_2COOH$

多数脂肪酸在人体内都能合成,而亚油酸和亚麻酸在体内不能合成,花生四烯酸虽然能自身合成,但数量少。这些机体生命活动必不可少、人体不能合成或合成量不足、必须由食物提供的不饱和脂肪酸称为必需脂肪酸。

(二) 油脂的性质

纯净的油脂是无色、无臭、无味的中性化合物,油脂的密度均小于 1 g/cm³,不溶于水,易溶于有机溶剂。由于天然油脂含有色素和维生素的混合物,常常有颜色,且无恒定的熔点和沸点。

1. 油脂的水解与皂化反应

油脂在酸、碱或酶的作用下,一分子三酰甘油可水解生成一分子甘油和三分子脂肪酸。

(1) 酸性、加热条件下的水解反应。

$$\begin{array}{c} H_2C-OOCR \\ | \\ CHOOCR' \\ | \\ H_2C-OOCR'' \end{array} + H_2O \xrightarrow[4\sim5\,MPa]{280\,℃} \begin{array}{c} CH_2OH \\ | \\ CHOH \\ | \\ CH_2OH \end{array} + \begin{array}{c} RCOOH \\ R'COOH \\ R''COOH \end{array}$$

　　　　　　　　　　　　　　　　　　　　　　　甘油　　　脂肪酸

(2) 油脂在氢氧化钠或氢氧化钾条件下水解,得到甘油和高级脂肪酸钠盐或钾盐,即肥皂。

$$\begin{array}{c} H_2C-OOCR \\ | \\ CHOOCR \\ | \\ H_2C-OOCR \end{array} + 3NaOH \xrightarrow{\triangle} \begin{array}{c} CH_2OH \\ | \\ CHOH \\ | \\ CH_2OH \end{array} + 3RCOONa$$

　　　　　　　　　　　　　　　　　　　　　　　　　　　　羧酸钠(肥皂)

1 g 油脂完全皂化所需要的氢氧化钾的毫克数,称为皂化值。根据皂化值的大小,可以判断油脂的平均相对分子质量。皂化值越大,油脂的平均相对分子质量越小。

2. 油脂的加成反应

由不饱和脂肪酸生成的三酰甘油,其中的碳碳双键可与氢气、卤素单质等发生加成反应。

（1）加氢　油脂可通过催化加氢制得氢化油。由于加氢后可以提高油脂的饱和度,原来液态的油变为固态或半固态的脂肪,所以油脂的催化加氢常称作油脂的硬化,氢化油又称硬化油。硬化油容易储存、运输,还能扩大油脂的应用范围。"人造黄油"的主要成分就是氢化油。

$$\begin{matrix} H_2C-OOCC_{17}H_{33} \\ | \\ CH-OOCC_{17}H_{33} \\ | \\ H_2C-OOCC_{17}H_{33} \end{matrix} + H_2 \xrightarrow[0.15\sim0.25\ MPa]{\underset{175\sim190\ ℃}{Ni}} \begin{matrix} CH_2OOCC_{17}H_{35} \\ | \\ CHOOCC_{17}H_{35} \\ | \\ CH_2OOCC_{17}H_{35} \end{matrix}$$

　　　甘油三油酸酯　　　　　　　　　　　　　　　甘油三硬脂酸酯

（2）加碘　碘可和油脂中的碳碳双键发生加成反应。100 g 油脂所能吸收碘的克数称为碘值。根据碘值,可判断油脂的不饱和程度,碘值越大,不饱和程度越高。

3. 油脂的酸败

油脂久置后产生异味的现象称为酸败。酸败是由于受空气中的氧和微生物的作用,油脂中的不饱和键被氧化、水解而产生有刺激性臭味的低分子醛、酮和游离脂肪酸等。空气、光、热、潮气或霉菌可加速油脂的酸败,酸败的油脂有气味和毒性。

油脂的酸败程度可用酸值来表示。中和 1 g 油脂中的游离脂肪酸所需氢氧化钾的毫克数,称为油脂的酸值。酸值越大说明油脂酸败的程度越高,通常酸值大于 6.0 的油脂不宜食用。为防止油脂的酸败,油脂应储存于密闭的容器中,放置于阴凉处以及添加适当的抗氧化剂。

二、磷脂

磷脂和油脂的结构相似,是由甘油和两分子高级脂肪酸、一分子磷酸通过酯键结合而成的酯类化合物。磷脂广泛存在于动物的肝脏、神经细胞、脑组织及植物种子中。按其组成可分为两大类,一类是含有甘油的磷脂即甘油磷脂;一类是含有鞘氨醇的磷脂即鞘磷脂。在人体中甘油磷脂含量占比最多。

（一）甘油磷脂

甘油磷脂可以看作是磷脂酸的衍生物。

$$\boxed{R_2 常为花生四烯酸} \quad \begin{matrix} & & CH_2-O-\overset{\overset{O}{\|}}{C}-R_1 \\ & & | \\ R_2-\overset{\overset{O}{\|}}{C}-O-CH \\ & & | \\ & & CH_2-O-\overset{}{\underset{OH}{P}}-X \\ & & \overset{\|}{O} \end{matrix} \quad \boxed{\begin{matrix}X=胆碱、水、乙醇\\胺、丝氨酸、甘油、\\肌醇、二脂酰甘油等\end{matrix}}$$

从结构上看,甘油磷脂又称为磷酸甘油酯,其母体结构是磷脂酸,即 1 分子甘油与 2 分子脂肪酸和 1 分子磷酸通过酯键结合而成的化合物。R_1、R_2 为脂肪酸的烃基链,磷脂酸分子中的脂肪酸最常见的是软脂酸、硬脂酸、油酸、亚油酸等。

游离态的磷脂酸在自然界很少,在机体中多以甘油磷脂形式存在。若分子中磷酸部分的羟基再与胆碱、胆胺、肌醇等结合,则可得各种甘油磷脂,其中最常见的是卵磷脂和脑磷脂。

1. 卵磷脂

卵磷脂又称为磷脂酰胆碱,是磷脂酸分子中磷酸上的羟基与胆碱通过酯键结合而成的化合物。因最初是从蛋黄中发现的,且含量丰富而得名。

1 分子卵磷脂完全水解,可生成 1 分子甘油、2 分子脂肪酸、1 分子磷酸和 1 分子胆碱。卵磷脂结构式如下:

$$\begin{array}{c}\text{CH}_2\text{—O—}\overset{\overset{\displaystyle O}{\|}}{\text{C}}\text{—R}_1\\|\\ \text{CH—O—}\overset{\overset{\displaystyle O}{\|}}{\text{C}}\text{—R}_2\\|\\ \text{CH}_2\text{—O—}\underset{\underset{\displaystyle \text{OH}}{|}}{\text{P}}\text{—OCH}_2\text{CH}_2\text{N}^+(\text{CH}_3)_3\text{OH}^-\end{array}$$

R₁、R₂为亲油基；—OCH₂CH₂N⁺(CH₃)₃OH⁻ 为胆碱部分（亲水基）

卵磷脂中胆碱部分能促进脂肪在人体内的代谢,防止脂肪在肝脏中大量积存,因此卵磷脂常用作保健食品及抗脂肪肝的药物。

2. 脑磷脂

脑磷脂又称为磷脂酰胆胺,是磷脂酸分子中磷酸上的羟基与胆胺通过酯键结合而成的化合物。因在脑组织中含量较多而得名。

1分子脑磷脂完全水解,可生成1分子甘油、2分子脂肪酸、1分子磷酸和1分子胆胺。脑磷脂结构式如下：

$$\begin{array}{c}\text{CH}_2\text{—O—}\overset{\overset{\displaystyle O}{\|}}{\text{C}}\text{—R}_1\\|\\ \text{CH—O—}\overset{\overset{\displaystyle O}{\|}}{\text{C}}\text{—R}_2\\|\\ \text{CH}_2\text{—O—}\underset{\underset{\displaystyle \text{OH}}{|}}{\text{P}}\text{—OCH}_2\text{CH}_2\text{NH}_2\end{array}$$

—OCH₂CH₂NH₂ 为胆胺部分

脑磷脂与卵磷脂共存于脑、神经组织和许多组织器官中,其结构和理化性质与卵磷脂相似,脑磷脂能溶于乙醚,难溶于乙醇,据此可以将脑磷脂与卵磷脂分离。

（二）鞘磷脂

鞘磷脂又称为神经磷脂,鞘磷脂不是磷脂酸的衍生物,而是由鞘氨醇（神经氨肌醇）与脂肪酸、磷酸和胆碱各1分子结合而成的。鞘磷脂的结构通式如下：

$$\begin{array}{c}\text{CH}_3(\text{CH}_2)_m\text{—CH}=\text{CH—CHOH}\\|\\ \text{CHNHCO}(\text{CH}_2)_n\text{CH}_3\\|\\ \text{CH}_2\text{—O—X}\end{array}$$

鞘氨醇；脂肪酸；取代

X=磷脂胆碱、磷脂乙醇胺、单糖或寡糖

m多为12；n多在12~22之间

鞘磷脂是白色结晶,比较稳定,在空气中不易被氧化。它不溶于丙酮及乙醚,而溶于热乙醇中,这是鞘磷脂不同于卵磷脂、脑磷脂之处。

鞘磷脂是细胞膜的重要成分之一,鞘磷脂大量存在于脑和神经组织中,人体红细胞脂质中含20%~30%的鞘磷脂。

鞘磷脂

三、甾族化合物与甾醇

（一）甾族化合物

甾族化合物又称为甾体化合物或类固醇化合物,是广泛存在于生物体内且具有重要生理活性的天然产物,它主要包括甾醇、胆甾酸和甾体激素,对动植物的生命活动起重要作用,与医药有着极为密切的联系。

甾族化合物分子中都含有一个环戊烷并多氢菲(又称为甾环或甾烷)的碳骨架。"甾"字很形象地表达出了这种特征,"田"表示 4 个稠合环,"巛"表示环上的 3 个侧链。4 个环分别用 A、B、C、D 表示,环上的碳原子有固定的编号顺序。大多数甾族化合物在 C_{10}、C_{13} 上各连有 1 个甲基,常称为角甲基,在 C_{17} 上有连有 1 个取代基。

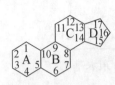

环戊烷并多氢菲 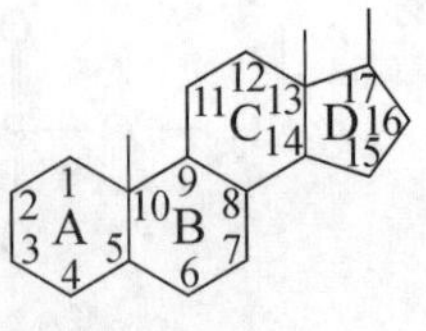　　　　甾族化合物的基本结构

> **知识拓展**
>
> ### 诺龙
>
> 诺龙是一种甾族化合物,属于合成代谢类类固醇,是最早被国际奥委会列入禁止使用的药物之一。它能够促进运动员的肌肉的生长发育,增加运动员训练中的耐力和训练负荷,减缓疲劳。但是,这种兴奋剂毒副作用很大,运动员长期服用会导致脱发、女子男性化等,严重的甚至可诱发高血压、冠心病、心肌梗死及脑出血以及肝癌和肾癌等。 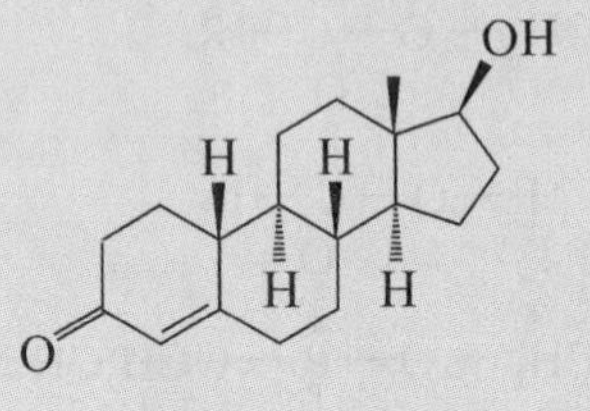
>
> 诺龙

(二) 甾醇

甾醇又称为固醇,常以游离态或酯、苷的形式广泛存在于动植物体内。天然甾醇在 C_3 上有一个羟基,并且绝大多数是 β 构型的。

1. 胆固醇

胆固醇是一种动物甾醇,又称胆甾醇,因最初是从胆结石中获得的固体醇而得名。胆固醇为无色或略带黄色的结晶,熔点为 148.5 ℃,难溶于水,易溶于有机物。胆固醇存在于人及动物的血液、脂肪、脑髓及神经组织中,也是合成胆甾酸和甾体激素等的前体。

胆固醇的结构特征是 C_3 上连有 1 个羟基,C_5、C_6 之间为双键,C_{17} 连有含 8 个碳原子的烃基。在体内它常与脂肪酸结合成胆固醇酯,人体血液中总胆固醇含量正常值成人为 2.9~6.0 mmol/L、儿童为 3.1~5.2 mmol/L。体内胆固醇含量过高会从血清中沉积出来引起胆结石和动脉粥样硬化。它也是合成维生素 D_2 的原料。

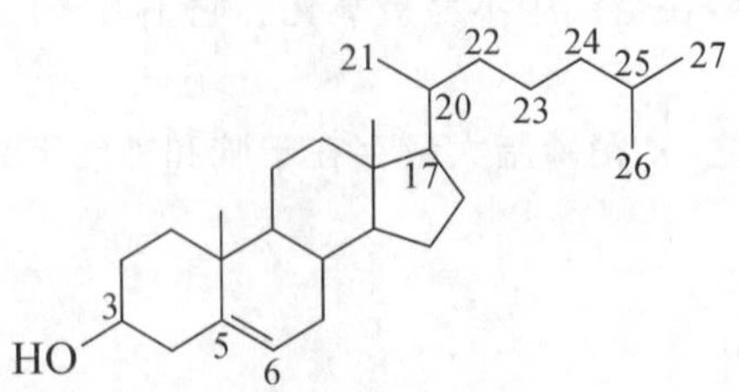

2. 7-脱氢胆固醇

胆固醇在酶催化下氧化成 7-脱氢胆固醇,其与胆固醇在结构上的差异是 C_7 与 C_8 之间多了一个 C=C,由血液运输到皮肤组织去,受紫外线照射时可发生开环反应而转化成维生素 D_3。因此经常接受日光浴是获得维生素 D_3 的最简易方法。

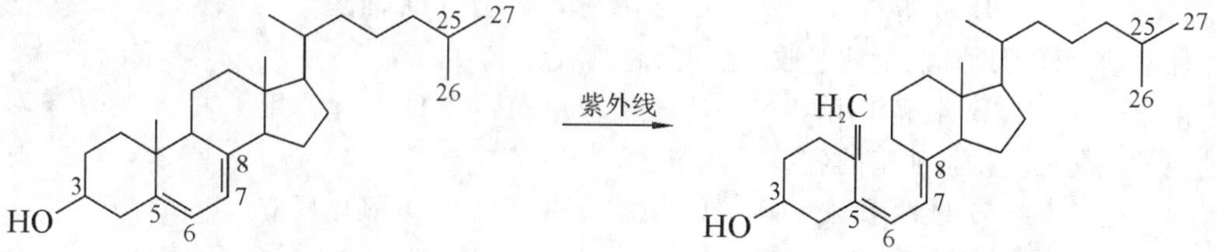

7-脱氢胆固醇 →(紫外线)→ 维生素D₃

维生素 D₃ 是机体从小肠中吸收 Ca^{2+} 过程中的关键化合物。体内维生素 D₃ 的浓度过低，会导致 Ca^{2+} 缺乏，进而难以维持骨骼的正常生长，易患软骨病。

3. 麦角甾醇

麦角甾醇最初是从麦角中获得的，但在酵母中更易得到，属于植物甾醇。麦角甾醇的分子结构中，比 7-脱氢胆固醇在 C_{24} 上多了一个甲基，在 C_{22}、C_{23} 之间为双键。麦角甾醇经日光照射后，B 环开环成前钙化醇，再经加热后生成维生素 D₂（即钙化醇）。

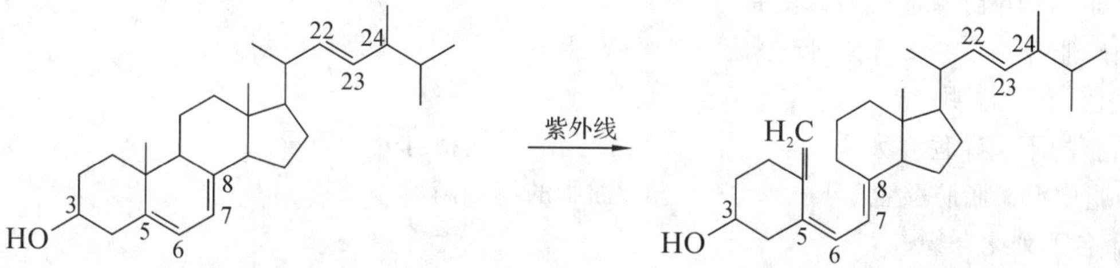

麦角甾醇 →(紫外线)→ 维生素D₂

维生素 D 是一类抗佝偻病维生素的总称。维生素 D₂ 和维生素 D₃ 广泛存于动物体内，在鱼类肝脏、牛奶和蛋黄中含量丰富。缺少维生素 D，会导致钙、磷吸收发生障碍，血液中钙、磷含量会下降，影响骨骼、牙齿的正常发育。当维生素 D 严重不足时，婴儿会引起佝偻病，成人则发生软骨病。临床上维生素 D 主要用于预防和治疗软骨症及佝偻病等。

本章小结

酯、脂类	学习要点
酯	定义：羧酸分子中—OH 被—OR 取代后的羧酸衍生物 命名：某酸某酯 性质：水解反应，醇解反应，氨解反应，还原反应
脂类	分类：油脂、类脂及其衍生物 性质：油脂的水解反应，油脂的硬化，油脂的酸败

目标检测

一、名词解释。

1. 必需脂肪酸　2. 皂化和皂化值　3. 油脂的硬化和碘值　4. 油脂酸败和酸值

二、选择题。

1. 酯的水解产物是（　　）。

A. 羧酸和醇　　B. 羧酸和醛　　C. 羧酸和醚　　D. 羧酸和酮

2. 下列物质属于不饱和脂肪酸的是（　　）。

A. 软脂酸　　　B. 硬脂酸　　　C. 丁酸　　　D. 油酸

3. 胆汁酸盐可以帮助油脂消化吸收,是因为它具有(　　)。

A. 酯化作用　　B. 水解作用　　C. 盐析作用　　D. 乳化作用

4. 油脂的皂化反应是指油脂的(　　)。

A. 氢化反应　　B. 碱性水解反应　　C. 加成反应　　D. 氧化反应

5. 天然油脂是由(　　)组成的。

A. 同种单甘油酯　　　　　　　B. 各种单甘油酯的混合物
C. 同种混甘油酯　　　　　　　D. 各种混甘油酯的混合物

6. 含不饱和脂肪酸多的油脂具有较低的熔点,这是因为(　　)。

A. 不饱和脂肪酸的对称性差
B. 不饱和脂肪酸的碳碳双键为顺式结构,分子间不能紧密排列,相互作用力小
C. 碳碳双键易断裂
D. 不饱和脂肪酸的种类少

7. 分子结构中含有胆碱残基的是(　　)。

A. 脑磷脂　　　B. 鞘磷脂　　　C. 磷脂酸　　　D. 神经酰胺

8. 酸值越大,说明(　　)。

A. 油脂的不饱和程度大　　　　B. 油脂的平均相对分子质量大
C. 油脂中游离脂肪酸含量高　　D. 油脂的熔点高

三、命名下列化合物。

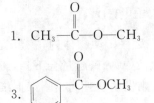

四、填空题。

1. 胆固醇是无色蜡状固体,不溶于_____,易溶于_____,常与_____、_____、_____共存。在人体中,若胆固醇代谢发生障碍,血液中的胆固醇含量就会升高,产生沉积,从而引起动脉粥样硬化。

2. 油脂是_____和_____的总称,它是由甘油和多种_____反应生成的甘油酯,其结构通式是_____。

3. 鞘磷脂是由_____、_____、_____和_____组成。

4. 生物膜中的磷脂主要是_____。

5. 脑磷脂中的含氮有机碱是_____,卵磷脂中的含氮有机碱是_____。

(铜仁职业技术学院　姚　静)

第十四章 糖 类

学习目标

1. 掌握：单糖的结构和化学性质。
2. 熟悉：二糖和多糖的结构和化学性质。
3. 了解：糖类化合物的分类和命名，常见的单糖、二糖和多糖。

案例导入

老王住院了，并被医院诊断患有糖尿病。医生嘱咐他今后要少吃糖，注意饮食均衡，在保证总热量的前提下，必须严格控制每餐米、面等主食的摄入量，以防体内血糖升高。

1. 糖是甜的，大米饭不甜，多吃怎么也会使血糖升高？
2. 还有哪些物质也是糖类化合物？它们又有哪些性质？

糖类是自然界存在最多、分布最广的一类有机化合物。糖类物质是人类食物的主要成分，也是人体维持生命活动所需能量的主要来源，人体所需能量的50%～70%来自糖的氧化分解；糖类还是组织细胞的重要成分，是人体内合成脂肪、蛋白质和核酸的重要原料；另外，糖类是体内重要的信息物质，在生命过程中发挥重要的生理功能。许多糖类化合物具有抗菌、抗病毒、抗肿瘤活性，可以作为治疗疾病的药物，如肝素、透明质酸、氨基糖苷类抗生素等。

最初发现的糖类物质由碳、氢和氧三种元素组成，因分子中 H 与 O 的比例为 2∶1，与水分子相同，所以被称为"碳水化合物"，可用通式 $C_n(H_2O)_m$ 表示。但后来发现这个名称并不确切，因为糖类分子中 H 与 O 并不是以水分子的形式存在的，且有许多糖类分子中 H 与 O 之比也不是 2∶1，如鼠李糖（$C_6H_{12}O_5$）、脱氧核糖（$C_5H_{10}O_4$）等；而有些物质如醋酸（$C_2H_4O_2$）、乳酸（$C_3H_6O_3$）等符合通式 $C_n(H_2O)_m$，但它们不属于糖类。

从化学结构上看，糖类是多羟基醛、多羟基酮以及它们的缩合产物。根据其能否水解及水解产物的情况进行分类。凡是不能水解的多羟基醛或多羟基酮称为单糖，如葡萄糖、果糖、核糖等；水解后能产生 2～10 个单糖分子的糖称为寡糖或低聚糖，其中以二糖最为常见，如蔗糖、麦芽糖、乳糖；水解后产生 10 个以上单糖分子的糖称为多糖，如淀粉、糖原等。

糖类通常根据其来源而采用俗名，如来自甘蔗汁的蔗糖、来自葡萄汁的葡萄糖以及来自乳汁的乳糖等。

第一节 单 糖

从结构上看，单糖可分为醛糖和酮糖。根据单糖分子中所含碳原子数目的不同，又可分为丙糖、丁糖、戊糖和己糖。在生物体内以戊糖和己糖最为常见。最简单的醛糖是甘油醛（丙醛糖），最简单的酮糖是 1,3-二羟基丙酮。有些单糖的羟基可被氢原子或氨基取代,它们分别称为去氧糖和氨基糖,如 2-脱氧核糖、2-氨基葡萄糖等。

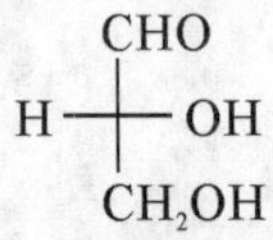

$$\begin{array}{cccc} \text{甘油醛} & \text{1,3-二羟基丙酮} & \text{2-脱氧核糖} & \text{2-氨基葡萄糖} \end{array}$$

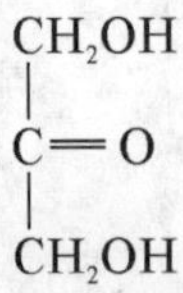

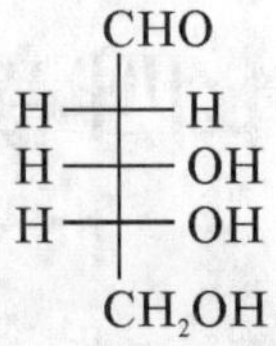

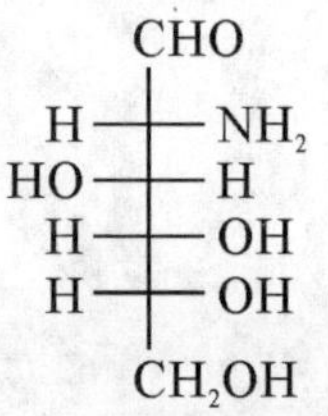

在单糖中,与生命活动关系密切的是葡萄糖、果糖、核糖和脱氧核糖等。本章以葡萄糖和果糖为例,讨论单糖的结构和性质。

一、单糖的结构

(一) 葡萄糖的结构

1. 葡萄糖的开链结构和构型

葡萄糖的分子式为 $C_6H_{12}O_6$,为己醛糖,是一个直链五羟基己醛。在己醛糖的分子结构中含有 4 个手性碳原子(C_2、C_3、C_4、C_5),应有 16 个旋光异构体,葡萄糖是己醛糖的旋光异构体之一,其结构可用费歇尔投影式表示:

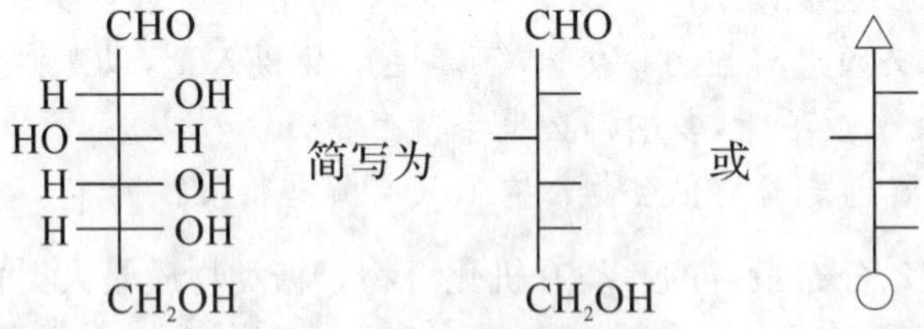

D-(+)-葡萄糖

这种结构称为葡萄糖的开链结构。

单糖的构型通常采用 D/L 构型标记法,以甘油醛为标准确定。人为规定距离羰基最远(编号最大)的手性碳原子的构型即为单糖的构型。葡萄糖分子中编号最大的手性碳原子 C_5 上的羟基在右侧,与 D-甘油醛的构型相同,则称为 D 型;若葡萄糖 C_5 上的羟基在左侧,与 L-甘油醛的构型相同,则称为 L 型。

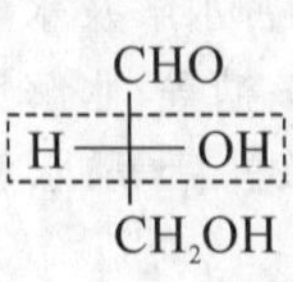

$$\begin{array}{cccc} \text{D-甘油醛} & \text{D-葡萄糖} & \text{L-甘油醛} & \text{L-葡萄糖} \\ \text{D-(+)-古罗糖} & \text{D-(+)-艾杜糖} & \text{D-(+)-半乳糖} & \text{D-(+)-塔罗糖} \end{array}$$

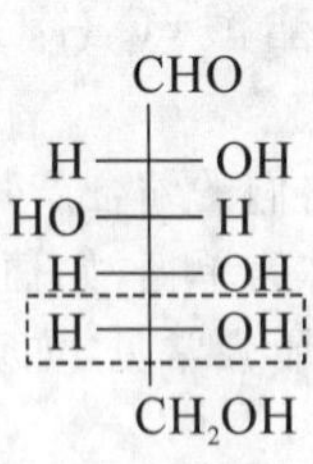

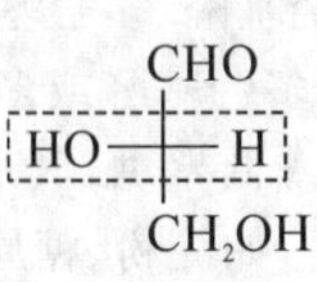

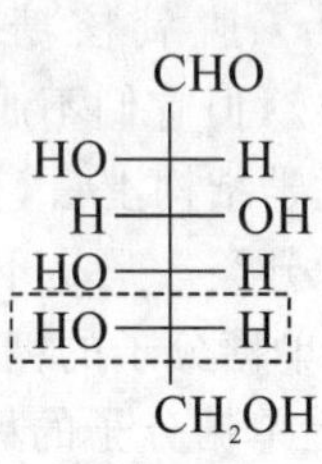

2. 葡萄糖的变旋光现象和环状结构

D-葡萄糖在不同条件下可得两种不同的结晶。从冷乙醇中可得熔点为 146 ℃、比旋光度为 +112° 的晶体;而从热吡啶中可得熔点为 150 ℃、比旋光度为 +18.7° 的晶体。上述两种葡萄糖晶体溶于水后,比旋光度都会自行发生变化,并都在 +52.5° 时不再改变。这种在溶液中比旋光度自行发生变化的现象称为变旋光现象。这种现象用葡萄糖的开链结构是无法解释的。

葡萄糖分子中既有羟基又有醛基,在分子内能发生亲核加成反应,形成环状半缩醛结构。在葡萄糖的 5 个羟基中,C_5 上的羟基与醛基反应,形成稳定的六元环状半缩醛结构。由于分子内羟基和醛基加成的结构,C_1 成为手性碳,因而葡萄糖形成两种不同构型的氧环式半缩醛。在此环状半缩醛中,C_1 上生成的羟基称为半缩醛羟基,它与 D-葡萄糖 C_5 上的羟基在同侧者称为 α 型,在异侧者称为 β 型。

氧环式	开链醛式	氧环式
α-D-(+)-吡喃葡萄糖 $[α]_D^{20}=+112°$	开链 D-葡萄糖	β-D-(+)-吡喃葡萄糖 $[α]_D^{20}=+18.7°$
36.4%	0.02%	63.58%

葡萄糖的环状结构为氧环式结构,是由 1 个氧原子和 5 个碳原子形成的六元环,类似于含氧的六元杂环化合物吡喃( ),所以环状结构的葡萄糖也称为吡喃葡萄糖。

α-D-(+)-吡喃葡萄糖和 β-D-(+)-吡喃葡萄糖就是上述比旋光度和熔点均不相同的两种结晶。葡萄糖的变旋光现象可以用两种环状结构和开链结构的互变加以解释。将吡喃葡萄糖中的任意一种异构体溶于水时,都会先产生微量的开链醛式结构。当开链结构转变为环状结构时,同时生成 α 型、β 型两种异构体。当 α 型、β 型和开链醛式三种异构体达到互变平衡状态时,α 型约占 36.4%,β 型约占 63.58%,而开链醛式仅有极少量,约占 0.02%。在达到平衡之前,比旋光度的数值随着 α 型和 β 型的含量的改变而变化,直至达到平衡,比旋光度会达到恒定值。

可以看出,葡萄糖变旋光现象的产生是葡萄糖两种环状结构和开链结构互变的结果。具有环状半缩醛(酮)结构的单糖均有变旋光现象。

3. 葡萄糖环状结构的哈沃斯式和构象式

葡萄糖的环状半缩醛结构用费歇尔投影式表示,过长的碳氧键不能合理体现环的稳定性。为了更真实地表示单糖分子的空间构型,单糖分子的环状结构一般用哈沃斯(Haworth)透视式来表示。哈沃斯透视式简称哈沃斯式,是一种平面环状的结构式,即把成环的原子置于同一个平面,连在各碳原子上的原子或基团分别置于环平面的上方和下方,以表示它们的空间位置。哈沃斯式在糖化学中广泛使用。D-葡萄糖的哈沃斯式结构表示如下:

α-D-(+)-吡喃葡萄糖　　　　β-D-(+)-吡喃葡萄糖

哈沃斯式的写法是先画一个含一个氧原子的六元环,使环平面横切纸平面,离我们视线近的(即纸平面的前方)用粗线和楔形线,远的(即纸平面的后方)用细线。习惯将氧原子写在六元环平面的后右上方,氧原子右下侧的碳原子为决定环状构型的碳原子(如葡萄糖为 C_1),从这个碳原子开始顺时针依次对环中碳原子编号。将在氧环式中位于左侧的原子或基团写在环平面的上方,位于右侧的原子或基团写在环平面的下方。D 型糖 C_5 上的羟甲基写在环平面上方,L 型糖写在环平面下方。C_1 上的半缩醛羟基与羟甲基在环平面的异侧为 α 型,在环平面的同侧为 β 型。例如,D-葡萄糖的哈沃斯式 C_5 上的羟甲基写在环平面上方,C_1 上的半缩醛羟基写在环平面下方的是 α 型,在环平面上方的是 β 型。

哈沃斯式将环视为平面，原子和原子团垂直排布在环的上下方，它不能真实地反映出吡喃葡萄糖的立体结构，也就不能说明为什么在水溶液中β-D-吡喃葡萄糖含量比α-D-吡喃葡萄糖高。吡喃葡萄糖分子的真实空间结构类似于环己烷，稳定的六元环是椅式构象。α-D-吡喃葡萄糖和β-D-吡喃葡萄糖的构象式如下所示：

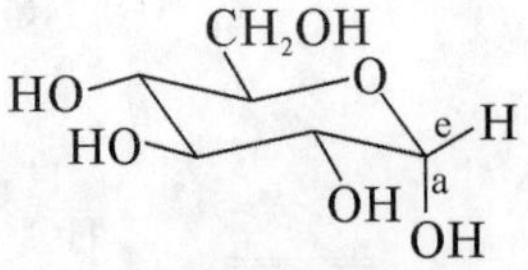

α-D-吡喃葡萄糖 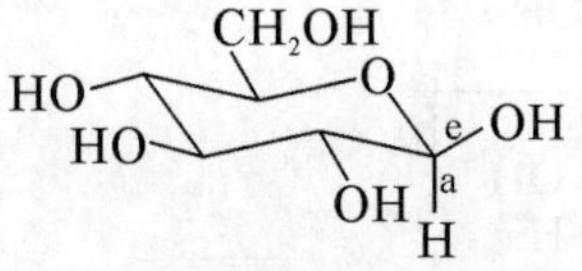　　　　　　β-D-吡喃葡萄糖

可以看出，α-D-吡喃葡萄糖C_1上的半缩醛羟基在直立键（a 键）上，而β-D-吡喃葡萄糖C_1上的半缩醛羟基在平伏键（e 键）上，由于大基团处在平伏键上比处在直立键上的能量低，故β-D-吡喃葡萄糖的构象为优势构象，稳定性更高。所以，在葡萄糖的互变平衡体系中，β-D-吡喃葡萄糖所占的比例大于α-D-吡喃葡萄糖。

（二）果糖的结构

果糖与葡萄糖互为同分异构体，但果糖属于己酮糖，两者结构除C_1和C_2外，从C_3到C_6完全相同。

与葡萄糖相似，果糖也主要以环状结构存在。果糖开链结构C_5或C_6上的羟基能与C_2上的酮基发生亲核加成反应生成环状半缩酮结构，形成五元环呋喃型或六元环吡喃型两种环状结构的果糖，它们也有α型和β型两种异构体。自然界中游离态的果糖主要以吡喃型存在，结合态的果糖主要以呋喃型存在，如蔗糖中的果糖就是呋喃果糖。果糖的开链式以及吡喃果糖、呋喃果糖的哈沃斯式互变平衡体系如下：

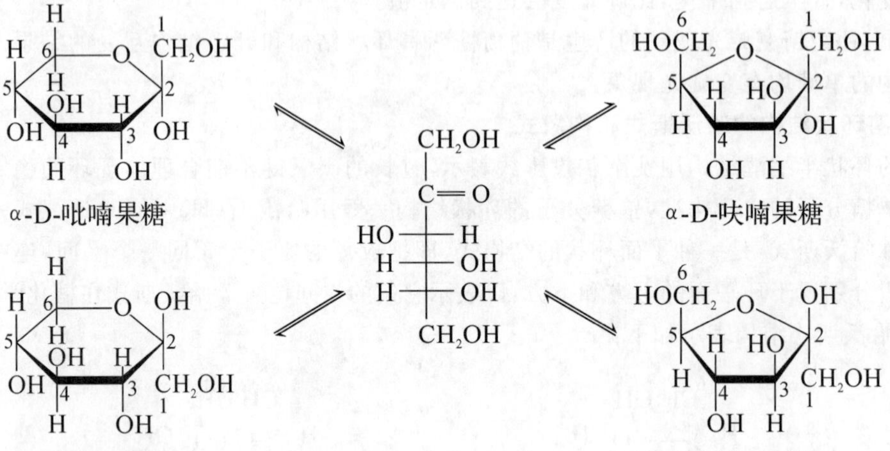

α-D-吡喃果糖　　　　　　　　　　　　　　　α-D-呋喃果糖
β-D-吡喃果糖　　　　　　　　　　　　　　　β-D-呋喃果糖

与葡萄糖相同，在果糖的水溶液中，同样存在环状半缩酮和开链结构的互变平衡，果糖也具有变旋光现象，达到平衡时的比旋光度为－92°。

二、单糖的化学性质

（一）成苷反应

单糖环状结构中的半缩醛（酮）羟基较为活泼，可与含羟基的化合物（如醇或酚）作用，分子间脱水生成具有缩醛（酮）结构的化合物，称为糖苷，此类反应称为成苷反应。例如 D-葡萄糖与甲醇在干燥氯化氢催化下，脱水生成α-D-甲基吡喃葡萄糖苷和β-D-甲基吡喃葡萄糖苷的混合物。

$$\text{α或β-D-吡喃葡萄糖} + \text{HOCH}_3 \xrightarrow{\text{干燥HCl}} \text{α-D-甲基吡喃葡萄糖苷} + \text{β-D-甲基吡喃葡萄糖苷}$$

成苷反应发生在糖的半缩醛(酮)羟基上,所以糖的半缩醛(酮)羟基又称为苷羟基。

糖苷是糖的衍生物,由糖和非糖部分组成。糖的部分称为糖苷基,可以是单糖或低聚糖;非糖部分称为配糖基或苷元。在糖苷中,连接糖苷基和配糖基的键称为苷键。一般所说的苷键为氧苷键,即糖苷基和配糖基通过氧原子相连的苷键。此外,还有氮苷键、硫苷键等。半缩醛(酮)羟基有 α 型和 β 型之分,因而成苷反应生成的苷键也有 α-苷键和 β-苷键两种。

糖苷分子中没有半缩醛(酮)羟基,不能通过互变异构转化成开链结构,故无变旋光现象。与其他缩醛相同,糖苷在碱性条件下稳定,在酸性条件下易发生水解,生成原来的糖和非糖部分。

糖苷广泛存在于自然界,大多数具有生物活性,是许多中草药的有效成分之一。如水杨苷、苦杏仁苷、洋地黄苷等。单糖与含氮杂环生成的糖苷是核酸的组成部分。

(二) 氧化反应

1. 与碱性弱氧化剂的反应

托伦试剂、费林试剂和班氏试剂都属于碱性弱氧化剂,能把单糖(醛糖或酮糖)氧化成复杂的氧化产物,同时 Ag^+(配离子)和 Cu^{2+}(配离子)分别被还原为单质 Ag(银镜)和 Cu_2O 砖红色沉淀。

$$\text{单糖} + Ag^+(\text{托伦试剂}) \xrightarrow{\Delta} Ag\downarrow + \text{复杂的氧化物}$$

$$\text{单糖} + Cu^{2+}(\text{费林试剂或班氏试剂}) \xrightarrow{\Delta} Cu_2O\downarrow + \text{复杂的氧化物}$$

酮糖(如 D-果糖)也能被上述弱氧化剂氧化,这是由于酮糖在碱性条件下能够发生互变异构反应,转化成醛糖。

单糖易与碱性弱氧化剂反应,说明单糖有还原性。凡是能被碱性弱氧化剂(托伦试剂、费林试剂及班氏试剂)氧化的糖,称为还原糖,反之称为非还原糖。单糖都是还原糖。临床上常将班氏试剂作为尿糖定性检出试剂,就是利用了葡萄糖的还原性。

2. 与溴水的反应

溴水可与醛糖发生反应,选择性地将醛基氧化成羧基,同时溴水的红棕色褪去。但溴水的氧化性较弱,不能氧化酮糖,因此可利用溴水来区分醛糖和酮糖。

$$\begin{array}{c}\text{CHO}\\ \text{H}-\text{OH}\\ \text{HO}-\text{H}\\ \text{H}-\text{OH}\\ \text{H}-\text{OH}\\ \text{CH}_2\text{OH}\end{array} \xrightarrow{Br_2/H_2O} \begin{array}{c}\text{COOH}\\ \text{H}-\text{OH}\\ \text{HO}-\text{H}\\ \text{H}-\text{OH}\\ \text{H}-\text{OH}\\ \text{CH}_2\text{OH}\end{array}$$

D-葡萄糖   D-葡萄糖酸

3. 与稀硝酸的反应

稀硝酸的氧化性比溴水强,它能将醛糖中的醛基和伯醇羟基氧化而生成糖二酸。例如 D-葡萄糖经稀硝酸氧化,生成 D-葡萄糖二酸。

$$\begin{array}{c}\text{CHO}\\\text{H}-\text{OH}\\\text{HO}-\text{H}\\\text{H}-\text{OH}\\\text{H}-\text{OH}\\\text{CH}_2\text{OH}\end{array} \xrightarrow{\text{稀HNO}_3} \begin{array}{c}\text{COOH}\\\text{H}-\text{OH}\\\text{HO}-\text{H}\\\text{H}-\text{OH}\\\text{H}-\text{OH}\\\text{COOH}\end{array}$$

D-葡萄糖　　　　　D-葡萄糖二酸

酮糖也可被稀硝酸氧化,发生 C_2-C_3 键的断裂,生成小分子的醇酸。如 D-果糖经硝酸氧化可生成乙醇酸和三羟基丁酸。

在体内酶的作用下,葡萄糖分子中 C_6 位的羟甲基被氧化成羧基,生成葡萄糖醛酸。葡萄糖醛酸在肝脏中能与一些含羟基、氨基等的有毒物质结合,转变为无毒的化合物,经肾脏排出体外,起到解毒和保护肝脏的作用。

$$\begin{array}{c}\text{CHO}\\\text{H}-\text{OH}\\\text{HO}-\text{H}\\\text{H}-\text{OH}\\\text{H}-\text{OH}\\\text{CH}_2\text{OH}\end{array} \xrightarrow{\text{酶}} \begin{array}{c}\text{CHO}\\\text{H}-\text{OH}\\\text{HO}-\text{H}\\\text{H}-\text{OH}\\\text{H}-\text{OH}\\\text{COOH}\end{array} \rightleftharpoons$$

D-葡萄糖　　　　　D-葡萄糖醛酸

(三) 成酯反应

单糖分子中的多个羟基都可以与酸脱水成酯。单糖的磷酸酯是体内许多代谢过程的中间产物。例如,人体内的葡萄糖在酶的作用下可与磷酸作用生成葡萄糖-1-磷酸酯(俗称 1-磷酸葡萄糖)、葡萄糖-6-磷酸酯(俗称 6-磷酸葡萄糖)或葡萄糖-1,6-二磷酸酯(俗称 1,6-二磷酸葡萄糖)。糖的磷酸酯是体内糖原储存和分解的中间产物。

β-1,6-二磷酸葡萄糖

三、重要的单糖

(一) 葡萄糖

葡萄糖是白色结晶性粉末,自然界中的葡萄糖为右旋糖,比旋光度 $[\alpha]_D^{20}$ 为 $+52.5°$。葡萄糖是许多低聚糖和多糖的组成成分。存在于人体血液中的葡萄糖称为血糖,保持血糖浓度的恒定具有重要的生理意义。

葡萄糖是一种重要的营养物质,是人体所需能量的主要来源,尤其是中枢神经系统活动所需的能量完全由葡萄糖氧化提供。在临床上,葡萄糖溶液是输液常用的液体,葡萄糖注射液用于治疗水肿,并有强心、利尿和解毒的作用。同时,葡萄糖还是合成维生素 C 和葡萄糖酸钙等药物的主要原料。

(二) 果糖

果糖是白色晶体,熔点为 104 ℃,是天然糖类中最甜的糖,自然界中的果糖为左旋体,比旋光度 $[\alpha]_D^{20}$ 为 $-92.4°$。

果糖在体内也可形成磷酸酯,常见的有果糖-6-磷酸酯(俗称 6-磷酸果糖)和果糖-1,6-二磷酸酯(俗称 1,6-二磷酸果糖)。果糖的磷酸酯是体内糖代谢过程中重要的中间产物。在酶的作用下,1,6-二磷酸果糖发生 C_3—C_4 键的断裂,生成 3-磷酸甘油醛和磷酸二羟基丙酮,继续进行代谢反应。

磷酸二羟基丙酮　　3-磷酸甘油醛

(三) D-核糖和 D-2-脱氧核糖

D-核糖和 D-2-脱氧核糖都是戊醛糖,均具有左旋性,在自然界中不以游离态存在,常与磷酸和某些含氮杂环化合物(如嘌呤、嘧啶)结合而存在于核蛋白中,是组成核酸的重要组成成分之一。在核酸中核糖和脱氧核糖都以 β-型呋喃糖形式存在,称为 β-D-呋喃核糖和 β-D-脱氧呋喃核糖。

D-核糖　　　β-D-呋喃核糖　　　D-2-脱氧核糖　　　β-D-2-脱氧呋喃核糖

第二节　二　糖

二糖也称为双糖,是最简单的低聚糖。二糖水解时生成两个单糖分子,这两个单糖可以相同,也可以不同。二糖是一分子单糖的半缩醛(酮)羟基(又称苷羟基)与另一分子单糖的羟基脱水后的缩合产物,所以二糖的生成其实是成苷反应,只是配糖基是另一分子的单糖而已。连接两个单糖的苷键有两种情况。一种是两个单糖分子都以其半缩醛(酮)羟基脱水而成的。这样形成的二糖分子中没有半缩醛(酮)羟基,不能通过互变生成开链醛式结构,也就没有还原性和变旋光现象,为非还原性二糖。另一种是一个单糖分子中的半缩醛(酮)羟基和另一个单糖分子中的醇羟基脱水而成的。这样形成的二糖分子中还保留着半缩醛(酮)羟基,能通过互变生成开链醛式结构,因而有还原性和变旋光现象,为还原性二糖。

一、还原性二糖

(一) 麦芽糖

麦芽糖存在于麦芽中。人体在消化食物的过程中,淀粉先经淀粉酶作用水解成麦芽糖,然后经过麦芽糖酶的作用水解成 D-葡萄糖,所以麦芽糖是淀粉水解过程的中间产物。

从分子结构上看,麦芽糖由一分子 α-D-葡萄糖 C_1 上的苷羟基与另一分子 D-吡喃葡萄糖 C_4 上的醇羟基脱水,通过 α-1,4-苷键结合而成。其结构式如下:

麦芽糖分子中还保留有一个苷羟基,在水溶液中可通过互变形成α型和β型两种环状结构和开链结构的动态平衡,所以麦芽糖有变旋光现象,有还原性,属于还原性二糖。麦芽糖能与托伦试剂、费林试剂和班氏试剂等碱性弱氧化剂发生反应,还能发生成苷反应。在稀酸或酶的作用下,乳糖可水解成两分子葡萄糖。

麦芽糖为白色晶体,麦芽糖结晶含一分子结晶水,熔点为103 ℃(分解),易溶于水,比旋光度$[\alpha]_D^{20}$为+136°。麦芽糖有甜味,是饴糖的主要成分,具有营养价值,也可用作细菌的培养基。

(二) 乳糖

乳糖存在于哺乳动物的乳汁中,人乳中含量为60~70 g/L,牛乳中含量为40~50 g/L,是婴儿发育所必需的营养物质。

从分子结构上看,乳糖由一分子β-D-半乳糖C_1上的苷羟基与一分子D-吡喃葡萄糖C_4上的醇羟基脱水,通过β-1,4-苷键结合而成。其结构式如下:

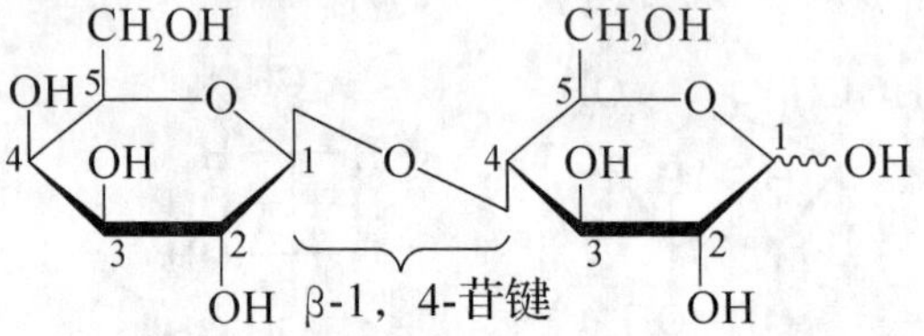

乳糖分子中葡萄糖部分仍保留着一个苷羟基,所以有变旋光现象,有还原性,属于还原性二糖。在稀酸或酶的作用下,乳糖可水解成半乳糖和葡萄糖。

乳糖是白色晶体,微甜,吸湿性小。乳糖的结晶含一分子结晶水,熔点为202 ℃,溶于水,但水溶性较小,比旋光度$[\alpha]_D^{20}$为+53.5°。在医药上,利用乳糖吸湿性小的特点,常将其用作药物的稀释剂,以配制散剂和片剂。

二、非还原性二糖——蔗糖

蔗糖是自然界分布最广的二糖,广泛分布在各种植物中,在甘蔗和甜菜中含量最高。

从分子结构上看,蔗糖由一分子α-D-吡喃葡萄糖C_1上的苷羟基与一分子β-D-呋喃果糖C_2上的苷羟基脱水,以α,β-1,2-苷键结合而成。其结构式如下:

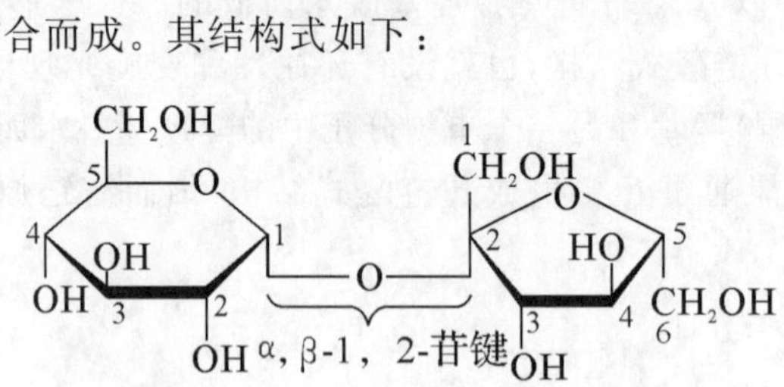

蔗糖分子中无苷羟基,在水溶液中不能转变成开链结构,因此没有变旋光现象,也没有还原性,属于非还原性二糖。

蔗糖是白色晶体,熔点为186 ℃,甜度仅次于果糖,易溶于水,水溶液的比旋光度$[\alpha]_D^{20}$为+66.7°。蔗糖在稀酸或酶的作用下水解成等物质的量的葡萄糖与果糖的混合物,比旋光度$[\alpha]_D^{20}$为-19.75°。

$$C_{12}H_{22}O_{11} + H_2O \longrightarrow C_6H_{12}O_6 + C_6H_{12}O_6$$
蔗糖　　　　　　　　　D-葡萄糖　D-果糖

蔗糖是右旋糖,其水解后的混合物却是左旋的。这是由水解生成的果糖的左旋强度大于葡萄糖的右旋强度所导致的,所以常将蔗糖的水解称为转化,水解后的混合物称为转化糖。蜂蜜中大部分是转化糖。

蔗糖营养丰富,是主要的食用糖。在医药上,蔗糖主要用作矫味剂和配制糖浆。

第三节 多　　糖

多糖是天然高分子化合物,由许多个单糖分子通过苷键连接而成,其相对分子质量为几万到几百万,如淀粉、纤维素、糖原等。自然界大多数多糖含有80～100个单元的单糖。连接单糖的苷键主要有α-1,4-苷键、β-1,4-苷键和α-1,6-苷键三种。直链多糖一般以α-1,4-苷键和β-1,4-苷键连接,支链多糖的链与链的连接点常是α-1,6-苷键。

多糖的性质与单糖、二糖的性质有较大的区别。多糖为无定形粉末,没有甜味,大多数不溶于水,少数能与水形成胶体溶液。由于多糖分子中的苷羟基几乎都被结合为苷键,只存在极微量的苷羟基,且被隐藏在整个分子的内部空间里,所以多糖没有变旋光现象,也没有还原性,不能与托伦试剂、费林试剂和班氏试剂发生反应。

多糖在自然界中分布极广,如淀粉、糖原是作为养分储存在生物体内;纤维素、甲壳素是动植物体的骨架;黏多糖、血型物质具有复杂的生理功能,在生物体内有重要的作用。多糖是与生命活动密切相关的一类化合物,其中淀粉、纤维素和糖原尤为重要。

一、淀粉

淀粉是绿色植物光合作用的产物,广泛分布于植物中,是人类获取糖类的主要来源之一。淀粉为白色粉末,它是由α-D-葡萄糖脱水缩合而成的多糖。淀粉由直链淀粉和支链淀粉两部分组成,两者在分子大小、苷键类型和分子形状上都存在差异。淀粉用热水处理后,可溶解部分为直链淀粉,不溶而膨胀的部分为支链淀粉。一般淀粉中含直链淀粉10%～30%,支链淀粉70%～90%。

(一) 直链淀粉

直链淀粉存在于淀粉的内层,一般是由250～300个α-D-葡萄糖分子以α-1,4-苷键连接而成的直链多糖。直链淀粉不易溶于冷水,可溶于热水形成胶体溶液。

直链淀粉溶液遇碘显深蓝色,加热至沸后褪色,冷却后颜色复现。这是由于碘分子钻入螺旋空隙中形成蓝色复合物(图14-1)。这个反应非常灵敏,常用于淀粉的鉴别。当直链淀粉受热时,维系其螺旋状立体结构的氢键会伸直,淀粉-碘复合物被破坏,因此蓝色消失。冷却时,淀粉再形成螺旋状立体结构,继而与碘形成复合物,蓝色会自动恢复。

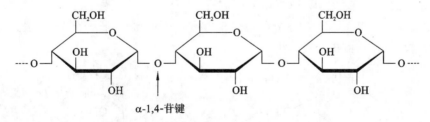

图14-1　直链淀粉的结构

(二) 支链淀粉

支链淀粉存在于淀粉外层,一般是由6000～40000个α-D-葡萄糖分子连接而成。在支链淀粉中,主链由α-1,4-苷键连接,而分支处为α-1,6-苷键。在支链淀粉的直链上,每隔20～25个D-葡萄糖单位就有一个以α-1,6-苷键连接的分支,因此其结构较直链淀粉复杂得多(图14-2)。

支链淀粉不溶于水,在热水中溶胀成糊状。支链淀粉与碘生成紫红色的配合物。

淀粉在酸或酶作用下水解,逐步生成相对分子质量较小的多糖、二糖等一系列中间产物,最终生成

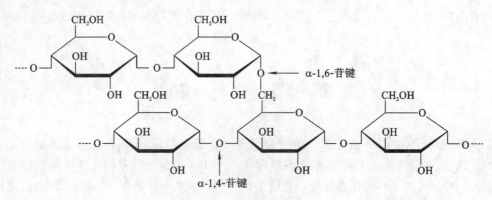

图 14-2 支链淀粉的结构

D-葡萄糖。糊精的相对分子质量比淀粉小,能溶于水,具有较强的黏性。相对分子质量较大的糊精遇碘显红色,叫红糊精。淀粉的水解过程可借水解产物与碘所显颜色的不同而确定。

$$(C_6H_{12}O_6)_n \longrightarrow (C_6H_{12}O_6)_{n-x} \longrightarrow C_{12}H_{22}O_{11} \longrightarrow C_6H_{12}O_6$$
淀粉(蓝)　　糊精(红 无色)　　麦芽糖　　　葡萄糖

二、糖原

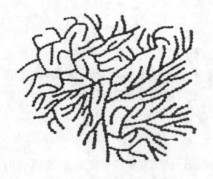

图 14-3 糖原结构示意图

糖原是人与动物体内储存的一种多糖,又称为动物淀粉,主要存在于肝脏和肌肉中。糖原对维持人体血糖浓度起着重要作用。血液中的葡萄糖含量较高时,葡萄糖就结合生成糖原储存起来,当血液中的葡萄糖含量低于正常水平时,糖原就分解为葡萄糖进入血液,供给机体能量。

糖原的结构单位是 D-葡萄糖,其结构与支链淀粉类似,但分支更多、更密,分子中每隔 8~10 个葡萄糖单元就出现一个以 α-1,6-苷键连接的分支。如图 14-3 所示。

糖原是白色无定形粉末,可溶于热水形成胶体溶液,遇碘显红色。

三、纤维素

纤维素是自然界分布最广、存在量最多的多糖,是植物细胞壁的结构成分。木材中含纤维素约 50%,棉花中纤维素的含量在 90% 以上。

纤维素是由成千上万个 β-D-葡萄糖分子通过 β-1,4-苷键结合成的长链分子,一般无分支链,纤维素分子链相互间通过氢键作用而扭成绳索状。

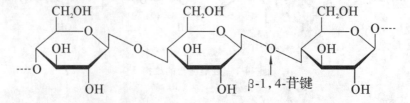

纤维素在高温高压下与无机酸共热,水解得到 β-D-葡萄糖。纤维素虽然与淀粉一样由 D-葡萄糖组成,但由于是以 β-1,4-苷键连接,不能被淀粉酶水解。因此,人不能消化纤维素,但是纤维素可以促进肠的蠕动,所以食物中保持一定量的纤维素对人体健康是十分有利的。食草动物的消化道中有一些微生物能够分泌水解 β-1,4-苷键的酶,可以消化纤维素。

纤维素的用途十分广泛,临床上可用于制造脱脂棉、纱布,在药物制剂中,纤维素经处理后可用作片剂的螯合剂、填充剂、崩解剂和赋形剂。

本章小结

糖类	学习要点
单糖	结构:葡萄糖的开链结构和构型,葡萄糖环状结构的哈沃斯式,果糖的结构 性质:成苷反应,氧化反应,成酯反应 重要的单糖:葡萄糖,果糖
二糖	还原性二糖:麦芽糖,乳糖 非还原性二糖:蔗糖
多糖	淀粉:直链淀粉,支链淀粉 糖原 纤维素

目标检测

一、写出下列各种糖的哈沃斯式。

1. α-D-吡喃葡萄糖
2. β-D-呋喃果糖
3. β-D-2-脱氧呋喃核糖
4. β-D-吡喃半乳糖

二、完成下列反应。

1.
```
    CHO
H ── OH
HO ── H        Br₂/H₂O
H ── OH     ─────────→
H ── OH
    CH₂OH
```

2. 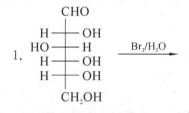 + 苯-CH₂OH $\xrightarrow{\text{干燥HCl}}$

三、用化学方法区分下列各组化合物。

1. 麦芽糖和蔗糖
2. 淀粉和纤维素
3. D-葡萄糖和D-果糖
4. α-D-甲基吡喃葡萄糖苷和D-葡萄糖

四、简答题。

1. 请以葡萄糖为例,说明为什么单糖有变旋光现象?
2. 用稀碱处理D-甘露糖可得到哪几种单糖?
3. 试从组成单位、苷键类型两方面比较直链淀粉、支链淀粉、纤维素、糖原结构上的异同点。

(皖西卫生职业学院　黄继红)

第十五章 氨基酸、蛋白质和核酸

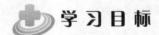

1. 了解:氨基酸的结构、分类和命名;蛋白质的基本结构;蛋白质的结构和功能的关系;核酸的分类、组成、结构及其生理功能。
2. 理解:氨基酸的化学性质及两性电离在生理上的意义,蛋白质的理化性质及其在临床上的应用。

 案例导入

  Peter Agre 教授因发现水通道蛋白获得 2003 年的诺贝尔化学奖。水通道蛋白分布广泛,目前已在哺乳动物、两栖类、植物、酵母、细菌以及各种各样的有机体中发现水通道蛋白的存在。目前已知哺乳类动物体内的水通道蛋白有十三种,其中六种位于肾脏。这种蛋白质主要用于细胞内外水分子的运输。
  1. 蛋白质由什么组成?
  2. 蛋白质的结构是什么样的?
  3. 水通道蛋白有何生理意义?

  蛋白质和核酸是构成生命最基本的物质,是一切活细胞的组织物质,也是酶、抗体及一些激素中的主要物质。蛋白质是生命的物质基础,是细胞组分中含量最丰富、功能最多的生物大分子。人体的各种生命现象和生理功能都与蛋白质有密切关系。而氨基酸是构成蛋白质的基本单位。核酸也是生物大分子化合物,分为核糖核酸(RNA)和脱氧核糖核酸(DNA)两种,被称为"遗传大分子",它包含遗传信息,在生物体的生长、繁殖、遗传、变异等生命活动中,起决定性作用。

第一节 氨 基 酸

  氨基酸是含有氨基和羧基的一类有机化合物的通称。氨基酸是一类具有特殊重要意义的化合物,是构成蛋白质的基本单位,并赋予蛋白质特定的分子结构形态,使它的分子具有生化活性。

一、氨基酸的结构、分类和命名

(一) 氨基酸的结构

  氨基酸从结构上可以看成是羧酸分子中烃基上的氢原子被氨基取代而生成的化合物。氨基酸分子既有氨基又含有羧基,属于取代羧酸。自然界中的氨基酸有 300 多种,但组成人体蛋白质的氨基酸只有 20 种(表 15-1),均属于 L-α-氨基酸(脯氨酸为 L-α-亚氨基酸)。

$$\underset{\text{L-}\alpha\text{-氨基酸}}{\overset{\displaystyle COOH}{\underset{\displaystyle R}{H_2N-C-H}}}$$

表 15-1　组成人体蛋白质的 20 种氨基酸

分类		名称	结构	简写符号		等电点
				中文	字母代号	
脂肪族氨基酸	中性氨基酸	甘氨酸 (α-氨基乙酸)	$H_2C-COOH$ $\quad\ \ \|$ $\quad\ NH_2$	甘	Gly	5.97
		丙氨酸 (α-氨基丙酸)	$H_3C-\overset{H}{\underset{NH_2}{C}}-COOH$	丙	Ala	6.00
		*缬氨酸	$H_3C-\overset{H}{\underset{CH_3}{C}}-\overset{H}{\underset{NH_2}{C}}-COOH$	缬	Val	5.96
		*亮氨酸 (α-氨基异己酸)	$H_3C-\overset{H}{\underset{CH_3}{C}}-\overset{H_2}{C}-\overset{H}{\underset{NH_2}{C}}-COOH$	亮	Leu	6.02
		*异亮氨酸 (β-甲基-α-氨基戊酸)	$H_3C-\overset{H_2}{C}-\overset{H}{\underset{CH_3}{C}}-\overset{H}{\underset{NH_2}{C}}-COOH$	异亮	Ile	5.98
		丝氨酸 (β-羟基-α-氨基丙酸)	$H_2C-\overset{H}{\underset{NH_2}{C}}-COOH$ $\ \|$ OH	丝	Ser	5.68
		*苏氨酸 (β-羟基-α-氨基丁酸)	$CH_3-CH-CH-COOH$ $\quad\quad\ \|\quad\ \ \|$ $\quad\quad OH\ \ NH_2$	苏	Thr	5.7
		*蛋氨酸 (γ-甲硫基-α-氨基丁酸)	$H_3C-S-\overset{H_2}{C}-\overset{H_2}{C}-\overset{H}{\underset{NH_2}{C}}-COOH$	蛋	Met	5.74
		半胱氨酸 (α-氨基-β-巯基丙酸)	$H_2C-\overset{H}{\underset{NH_2}{C}}-COOH$ $\ \|$ SH	半胱	Cys	5.05
		天冬酰胺 (α-氨基-γ-氨基甲酰丙酸)	$H_2N-\overset{O}{\overset{\|}{C}}-\overset{H_2}{C}-\overset{H}{\underset{NH_2}{C}}-COOH$	天胺	Asn	5.41
		谷氨酰胺 (α-氨基-δ-羧戊酰胺)	$H_2N-\overset{O}{\overset{\|}{C}}-\overset{H_2}{C}-\overset{H_2}{C}-\overset{H}{\underset{NH_2}{C}}-COOH$	谷胺	Gln	5.65

续表

分类		名称	结构	简写符号 中文	简写符号 字母代号	等电点
脂肪族氨基酸	酸性氨基酸	天冬氨酸 (α-氨基丁二酸)	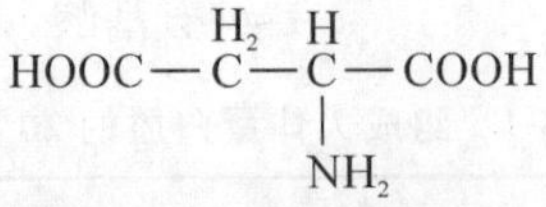 HOOC—CH₂—CH(NH₂)—COOH	天门冬	Asp	2.77
脂肪族氨基酸	酸性氨基酸	谷氨酸 (α-氨基戊二酸)	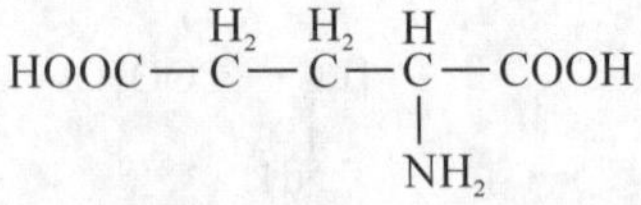 HOOC—CH₂—CH₂—CH(NH₂)—COOH	谷	Glu	3.22
脂肪族氨基酸	碱性氨基酸	*赖氨酸 (α,ε-二氨基己酸)	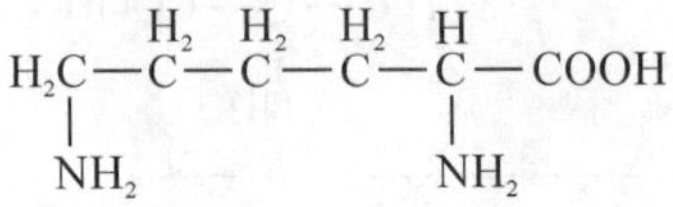 H₂C(NH₂)—CH₂—CH₂—CH₂—CH(NH₂)—COOH	赖	Lys	9.74
脂肪族氨基酸	碱性氨基酸	精氨酸 (δ-胍基-α-氨基戊酸)	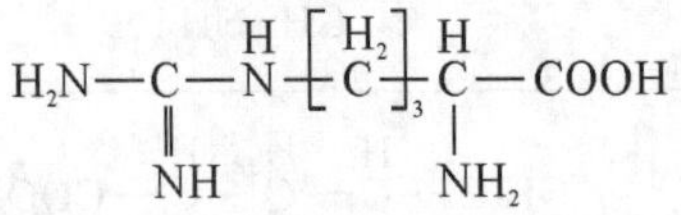 H₂N—C(=NH)—NH—(CH₂)₃—CH(NH₂)—COOH	精	Arg	10.76
芳香族氨基酸		*苯丙氨酸 (β-苯基-α-氨基丙酸)	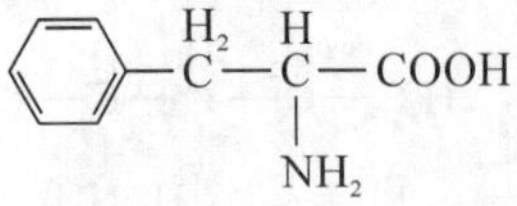 C₆H₅—CH₂—CH(NH₂)—COOH	苯	Phe	5.48
芳香族氨基酸		酪氨酸 (β-对羟苯基-α-氨基丙酸)	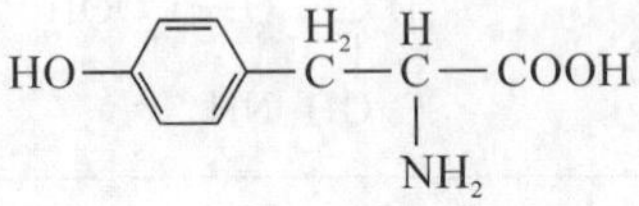 HO—C₆H₄—CH₂—CH(NH₂)—COOH	酪	Tyr	5.66
杂环氨基酸		脯氨酸 (α-羧基四氢吡咯)	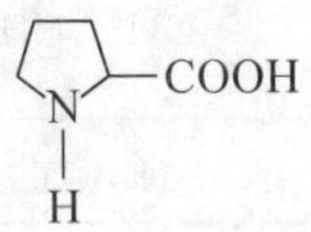 吡咯烷-2-甲酸结构	脯	Pro	6.30
杂环氨基酸		*色氨酸 (β-3-吲哚-α-氨基丙酸)	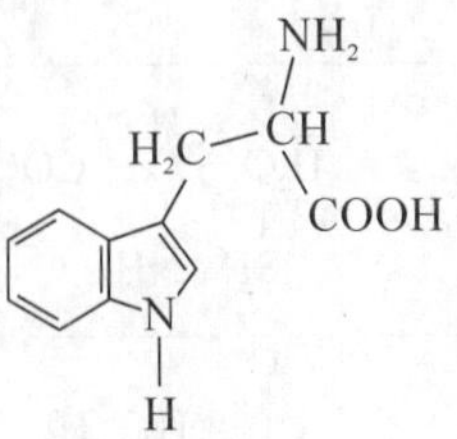 吲哚-CH₂—CH(NH₂)—COOH	色	Trp	5.98
杂环氨基酸		组氨酸 (β-5-咪唑-α-氨基丙酸)	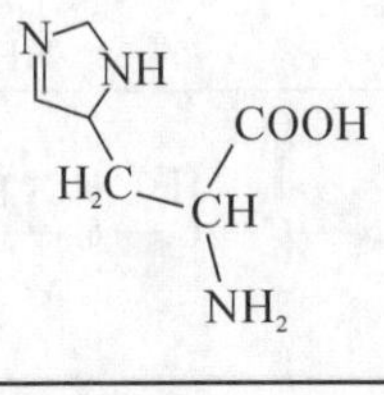 咪唑-CH₂—CH(NH₂)—COOH	组	His	7.59

(二) 氨基酸的分类和命名

(1) 根据氨基酸分子中烃基结构不同,氨基酸可分为脂肪族氨基酸、芳香族氨基酸和杂环氨基酸。

(2) 根据氨基酸分子中氨基和羧基的相对位置,氨基酸可分为 α-氨基酸、β-氨基酸和 γ-氨基酸等。

(3) 根据氨基酸分子中氨基和羧基的相对数目不同,氨基酸可分为酸性氨基酸、碱性氨基酸、中性氨基酸。

(4) 根据氨基酸的营养作用,氨基酸可分为必需氨基酸和非必需氨基酸。

必需氨基酸:人体内不能合成,但又是营养上不可缺少的,只能依靠食物供给的氨基酸,称为必需氨基酸。必需氨基酸包括亮氨酸、异亮氨酸、苯丙氨酸、苏氨酸、蛋氨酸、缬氨酸、色氨酸、赖氨酸等。

氨基酸的系统命名法一般以羧酸作为母体,氨基为取代基来命名。但氨基酸常根据其来源和性质而采用俗名,如甘氨酸因具有甜味而得名;胱氨酸最先得于尿结石。例如:

$$CH_3-\underset{\underset{NH_2}{|}}{CH}-COOH \qquad \qquad C_6H_5-CH_2-\underset{\underset{NH_2}{|}}{CH}-COOH$$

α-氨基丙酸　　　　　　　　β-苯基-α-氨基丙酸

二、氨基酸的性质

α-氨基酸都是无色晶体,熔点较高,一般在 200 ℃以上。不同的氨基酸其味不同,有的无味,有的味甜,有的味苦,谷氨酸的单钠盐有鲜味,是味精的主要成分。各种氨基酸在水中的溶解度差别很大,但都能溶于强酸或强碱中,难溶于乙醇、乙醚和苯等。通常酒精能把氨基酸从其溶液中沉淀出来。

氨基酸分子中既含有氨基又含有羧基,具有氨基和羧基的典型性质。由于氨基和羧基相互影响氨基酸也具有一些特殊性质。天然蛋白质水解得到的氨基酸都是 L 型氨基酸。

(一) 两性电离和等电点

1. 两性电离

氨基酸分子中含有酸性的羧基和碱性的氨基,因此具有两性电离的性质。

(1) 酸式电离。

氨基酸分子中的羧基具有典型的羧基性质,可发生酸式电离,电离出氢离子,形成阴离子。

$$R-\underset{\underset{NH_2}{|}}{\overset{\overset{H}{|}}{C}}-COOH \quad \rightleftharpoons \quad R-\underset{\underset{NH_2}{|}}{\overset{\overset{H}{|}}{C}}-COO^- + H^+$$

(2) 碱式电离。

氨基酸分子中的氨基具有典型的氨基性质,可发生碱式电离,形成阳离子。

$$R-\underset{\underset{NH_2}{|}}{\overset{\overset{H}{|}}{C}}-COOH + H_2O \quad \rightleftharpoons \quad R-\underset{\underset{NH_3^+}{|}}{\overset{\overset{H}{|}}{C}}-COOH + OH^-$$

(3) 两性电离。

氨基酸分子中既有氨基又有羧基,是两性化合物,分子内的羧基和氨基相互作用也能生成盐,这种由分子内部酸性基团和碱性基团相互作用所形成的盐,称为内盐。

$$R-\underset{\underset{NH_2}{|}}{\overset{\overset{H}{|}}{C}}-COOH \quad \rightleftharpoons \quad R-\underset{\underset{NH_3^+}{|}}{\overset{\overset{H}{|}}{C}}-COO^-$$

内盐分子中既有带正电荷的部分,又有带负电荷的部分,故又称为两性离子。

2. 等电点

实验表明,在氨基酸的晶体中,氨基酸是以两性离子形式存在的。这种特殊的两性离子结构,是氨基酸具有低挥发性、高熔点、可溶于水和难溶于有机溶剂的根本原因。氨基酸在水溶液中的电离程度和方向取决于溶液的 pH 值。在一般情况下,羧基与氨基电离的程度并不相等,在酸性溶液中主要以阳离子形式存在,向负极移动,在碱性溶液中主要以阴离子形式存在,向正极移动。因此,当溶液 pH 值等于某一特定值时,氨基酸主要以两性离子形式存在,氨基酸所带的正、负电荷相等,净电荷等于零,在电场中不移动,这时溶液的 pH 值称为该氨基酸的等电点,常用 pI 表示。

随着溶液 pH 值的变化,氨基酸在溶液中的存在形式可表示如下:

$$R-\overset{H}{\underset{NH_2}{C}}-COOH$$

$$R-\overset{H}{\underset{NH_2}{C}}-COO^- \underset{OH^-}{\overset{H^+}{\rightleftharpoons}} R-\overset{H}{\underset{NH_3^+}{C}}-COO^- \underset{OH^-}{\overset{H^+}{\rightleftharpoons}} R-\overset{H}{\underset{NH_3^+}{C}}-COOH$$

阴离子　　　　　　　两性离子　　　　　　　阳离子
pH>pI　　　　　　　pH=pI　　　　　　　　pH<pI

由于各种氨基酸的组成和结构不同,羧基和氨基的电离程度也不同。酸性氨基酸的等电点一般在 2.8~3.2;碱性氨基酸的等电点一般在 7.6~10.8;中性氨基酸的等电点一般在 5.0~6.5。在等电点时,氨基酸的酸式电离和碱式电离的程度相等,但 pH 值不等于 7。

氨基酸
等电点

在等电点时,氨基酸的溶解度最小,容易析出。利用这一性质,通过调节溶液的 pH 值,使不同的氨基酸在各自的等电点分别结晶析出,达到分离和提纯氨基酸的目的。

(二) 成肽反应

两分子 α-氨基酸在酸或碱存在下受热,脱水而缩合成的酰胺键,称为肽键($-\overset{O}{\overset{\|}{C}}-\overset{H}{\overset{|}{N}}-$),所生成的化合物称为肽。反应时 1 分子 α-氨基酸中的羧基和另 1 分子 α-氨基酸中的氨基脱去一分子水。例如:

$$H_2N-\overset{H}{\underset{R^1}{C}}-\overset{O}{\overset{\|}{C}}-OH + H-N-\overset{H}{\underset{R^2}{C}}-COOH \xrightarrow{-H_2O} H_2N-\overset{H}{\underset{R^1}{C}}-\overset{O}{\overset{\|}{C}}-\overset{H}{\underset{}{N}}-\overset{H}{\underset{R^2}{C}}-COOH$$

二肽

由于二肽分子中仍含有自由的氨基和羧基,因此还可以继续与氨基酸脱水成为三肽、四肽以至多肽。一般由 10 个以下氨基酸脱水缩合成的肽称为寡肽,由 10 个以上氨基酸形成的肽称为多肽。多肽分子中的氨基酸通过肽键彼此相连形成长链,称为多肽链。由多种 α-氨基酸分子按不同的排列顺序以肽键相互结合,可以形成成千上万种多肽链,一般将相对分子质量在 10000 以上的多肽称为蛋白质。

在多肽中,将带有游离氨基的一端写在左边,称为 N-末端,将带有游离羧基的一端写在右边,称为 C-末端。例如:

$$H_2N-\underset{R^1}{\underset{|}{\overset{H}{\overset{|}{C}}}}-\overset{O}{\overset{\|}{C}}-\underset{}{\overset{H}{\overset{|}{N}}}-\underset{R^2}{\underset{|}{\overset{H}{\overset{|}{C}}}}-\overset{O}{\overset{\|}{C}}-\underset{}{\overset{H}{\overset{|}{N}}}-\underset{R^3}{\underset{|}{\overset{H}{\overset{|}{C}}}}-\overset{O}{\overset{\|}{C}}\cdots\overset{H}{\overset{|}{N}}-\underset{R^n}{\underset{|}{\overset{H}{\overset{|}{C}}}}-COOH$$

N-末端 　　　　　　　　　　　　　　　　　　　　　　C-末端

（三）羧基的反应——脱羧反应

氨基酸和氢氧化钡共热,可发生脱羧反应,生成胺类化合物。

$$H_2N(CH_2)_4-\underset{NH_2}{\underset{|}{CH}}-\boxed{COOH} \xrightarrow{-CO_2} H_2N(CH_2)_5NH_2$$
　　　　　　　　　　　　　　　　　　　　　　尸胺

（四）氨基的反应——与亚硝酸反应

α-氨基酸中的氨基,能与亚硝酸反应放出 N_2,并生成 α-羟基酸。

$$R-\underset{NH_2}{\underset{|}{\overset{H}{\overset{|}{C}}}}-COOH + HNO_2 \longrightarrow R-\underset{OH}{\underset{|}{\overset{H}{\overset{|}{C}}}}-COOH + N_2\uparrow + H_2O$$
　　　　　　　　　　　　　　　　　　　　　　α-羟基酸

（五）与茚三酮的显色反应

α-氨基酸与水合茚三酮在溶液中共热时,生成蓝紫色化合物。

这个反应非常灵敏,通过比较产物颜色的深浅或测定生成 CO_2 的体积,可定量测定 α-氨基酸的含量,这个反应是鉴定 α-氨基酸最迅速、最简单的方法。

第二节　蛋　白　质

蛋白质是生命物质的基础,生命活动的基本特征就是蛋白质的不断自我更新。蛋白质和多肽都是由 α-氨基酸脱水缩合而成的,因此,在蛋白质和多肽之间没有严格的界限。

通常将相对分子质量在 10000 以上的多肽称为蛋白质。相对分子质量低于 10000 的称为多肽。胰岛素相对分子质量为 6000,为多肽,但在溶液中受锌离子作用形成二聚体,因此相对分子质量超过 10000,被认为是最小的蛋白质。

一、蛋白质的结构、分类和命名

（一）蛋白质的元素组成

天然蛋白质的结构复杂、种类繁多,但组成蛋白质的元素并不多,主要由碳、氢、氧、氮、硫等元素组成。有些蛋白质还含有铁、碘、磷、锰、锌、钼、钴等元素。对各种天然蛋白质经过元素分析可知其各种元素的含量如表 15-2 所示。

表 15-2　天然蛋白质中各元素的含量

元素	C	O	N	S	H
含量/(%)	50～55	19～24	13～19	0～4	6.0～7.3

由于生物体内含氮化合物主要是蛋白质,生物体内的蛋白质含氮量相当接近,平均约为16%,即每含1g氮大约相当于6.25g蛋白质,将6.25称为蛋白质系数。因此测定生物样品的含氮量可以按照以下公式计算出蛋白质的大约含量:

样品中蛋白质质量=样品中含氮质量×6.25

(二)蛋白质的分类

蛋白质种类繁多,可根据不同特征进行分类。

1. 根据蛋白质的形状分类

根据蛋白质的形状可将蛋白质分为纤维蛋白质和球状蛋白质。纤维蛋白质分子呈细长形,排列成纤维状,不溶于水,如胶原蛋白、弹性蛋白等。

球状蛋白质分子折叠卷曲成球形或椭球形,一般能溶于水,如免疫球蛋白、肌红球蛋白等。

2. 根据蛋白质的组成分类

根据蛋白质的化学组成特点,可将蛋白质分为单纯蛋白质和结合蛋白质。单纯蛋白质仅由氨基酸组成,如清蛋白、球蛋白、组蛋白等。

结合蛋白质由单纯蛋白质和非蛋白质两部分结合而成。非蛋白质部分称为辅基。按照辅基不同,结合蛋白质又可分为糖蛋白、脂蛋白、金属蛋白、色蛋白、磷蛋白等。

3. 根据蛋白质的功能分类

根据蛋白质在机体生命活动中所起的作用不同,可将其分为功能蛋白质和结构蛋白质。功能蛋白质是指在生命活动中发挥调节、控制作用,参与机体具体生理活动并随生命活动的变化而被激活或抑制的蛋白质,如酶、激素等。

结构蛋白质是指参与细胞或组织器官的构成,起支持或保护作用的一类蛋白质,如角蛋白、弹性蛋白等。

(三)蛋白质的结构

蛋白质是多肽链构成的具有特定结构的高分子化合物,其种类极其繁多,结构相当复杂。蛋白质的分子结构决定了蛋白质的理化性质和生物学功能。根据蛋白质分子结构的水平,可将其分为一级结构、二级结构、三级结构和四级结构。一般将一级结构称为基本结构,二级结构、三级结构和四级结构称为高级结构。

1. 蛋白质的一级结构

蛋白质的一级结构也称为基本结构,指蛋白质多肽链中氨基酸的种类、数量、排列顺序和连接方式。蛋白质多肽链中各种氨基酸是通过肽键连接起来的,蛋白质的一级结构是最稳定、最基本的结构。

不同的蛋白质具有不同的一级结构,因此具有不同的空间结构和功能。若蛋白质多肽链中氨基酸的排列顺序有所改变,蛋白质的性质、生理功能就会发生相应变化。

2. 蛋白质的二级结构

蛋白质分子在一级结构的基础上,多肽链需进一步卷曲折叠形成特定的球状或纤维状空间结构才能发挥其生理功能,即蛋白质的空间构象。蛋白质的空间结构主要靠分子中原子团间非键合的相互作用形成副键,主要有氢键、疏水作用力、盐键、范德华引力等非共价键维持固定。由于副键的作用,肽链和肽链中的某些部分联系在一起,形成特定的空间结构。

二级结构主要是指蛋白质分子中多肽链的α-螺旋(图15-1)和β-折叠(图15-2)两种构象。氢键在维系和固定蛋白质的二级结构中起着重要作用。

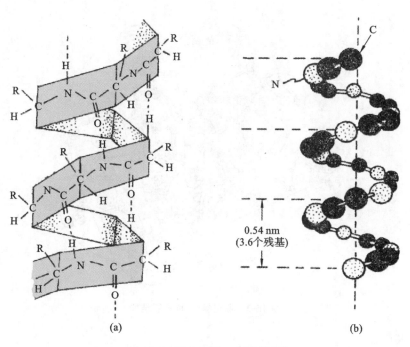

图 15-1 蛋白质的 α-螺旋结构

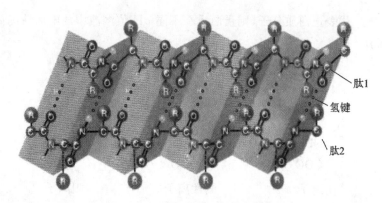

图 15-2 蛋白质的 β-折叠结构

3. 蛋白质的三级结构

由蛋白质的二级结构在空间盘绕、折叠、卷曲而形成的更为复杂的空间构象称为蛋白质的三级结构。三级结构为整条肽链中全部氨基酸残基的相对空间位置,即肽链中所有原子在三维空间的排布位置。维持三级结构的作用力有氢键、二硫键、疏水作用力和盐键。

蛋白质的三级结构如图 15-3 所示。

4. 蛋白质的四级结构

有些蛋白质分子含有两条或多条多肽链,每一条多肽链都有独立的三级结构,称为蛋白质的亚基。蛋白质分子中,各亚基之间以非共价键结合形成的复杂结构称为蛋白质的四级结构。亚基之间的结合主要是氢键和疏水键,其中疏水键起主导作用。

大多数蛋白质分子只有一条多肽链,具有三级结构就具有生物活性,质量更大或具有调节功能的蛋白质需具有四级结构才具有生物活性。

二、蛋白质的性质

(一)两性电离和等电点

蛋白质分子中仍然存在游离的氨基和游离的羧基,因此蛋白质与氨基酸一样具有两性解离的性质。当蛋白质处于某一 pH 值溶液时,蛋白质解离成正、负离子的趋势相等,净电荷为零,此时溶液的 pH 值

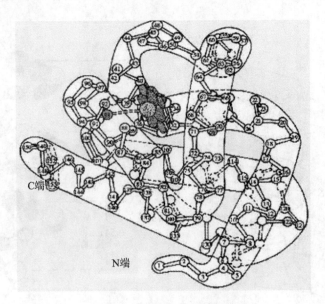

图 15-3 肌红蛋白的三级结构

称为蛋白质的等电点。

如果以 $P{<}_{COOH}^{NH_2}$ 代表蛋白质分子,则蛋白质在不同 pH 值溶液中的电离情况如下:

$$P{<}_{COOH}^{NH_2}$$

$$P{<}_{COO^-}^{NH_2} \underset{OH^-}{\overset{H^+}{\rightleftharpoons}} P{<}_{COO^-}^{NH_3^+} \underset{OH^-}{\overset{H^+}{\rightleftharpoons}} P{<}_{COOH}^{NH_3^+}$$

阴离子　　　　　两性离子　　　　阳离子
pH>pI　　　　　pH=pI　　　　　pH<pI

由于不同蛋白质的氨基酸的组成或排列顺序不同,其所含有的游离的氨基和羧基数目也不同,所以不同蛋白质具有不同的等电点。一般含酸性氨基酸较多的蛋白质,其等电点较低(pH<7),含碱性氨基酸较多的蛋白质,其等电点较高(pH>7)。在等电点时,蛋白质分子呈电中性,其溶解度、黏度、渗透压和膨胀性都最小,用于分离、纯化和分析鉴定蛋白质。一些蛋白质的等电点见表 15-3。

表 15-3　常见蛋白质的等电点

蛋白质	等电点	来源	蛋白质	等电点	来源
胃蛋白酶	2.88	猪胃	胰蛋白酶	5.3	猪胰液
乳清蛋白	4.12	牛乳	血红蛋白	6.7	血液
卵清蛋白	4.86	鸡蛋	肌球蛋白	7.0	肌肉
血清蛋白	4.88	马血	细胞色素	10.7	组织细胞
脲酶	5.0	人尿	鱼精蛋白	12.3	鲑鱼精

大多数蛋白质的等电点在 5 左右,而人的体液、血液和组织液中的 pH 值约为 7.4,所以,人体内的蛋白质大多以电离成带负电荷的阴离子形式存在,或与体内的 K^+、Na^+、Ca^{2+}、Mg^{2+} 等结合成盐。蛋白质和蛋白质盐可组成缓冲对,在血液中起着重要的缓冲作用。

(二)蛋白质的胶体性质

蛋白质属于生物大分子,相对分子质量大,其分子直径已达胶体范围(1~100 nm),不能透过半透膜,所以蛋白质溶液具有胶体溶液性质。

蛋白质颗粒表面多为极性基团,能在水溶液中形成水化膜,具有亲水溶胶的性质。蛋白质为两性分子,颗粒表面皆带电荷。当溶液的 pH 值大于或小于 pI 时,蛋白质分子表面会带有同种电荷,同种电荷相互排斥,从而能在水中形成稳定的胶体。若无外加条件,不致互相聚沉。若除掉这两个稳定因素,蛋白质便容易聚沉析出。利用这个方法可以纯化蛋白质。

(三)蛋白质的变性

蛋白质受到某些物理或化学因素作用时,其空间结构遭到破坏,导致其理化性质改变、生物活性丧失,这种现象称为蛋白质的变性。引起蛋白质变性的物理因素有高温、高压、振荡或搅拌、紫外线、X 射线、电离辐射、超声等,化学因素有强酸强碱、重金属盐、生物碱试剂、有机溶剂等。蛋白质变性的实质是蛋白质分子中的一些副键,如氢键、盐键、疏水键等被破坏,使蛋白质的空间结构发生改变,并不涉及一级结构的改变。变性后的蛋白质,由于空间结构遭到破坏,使蛋白质的天然结构变得松弛,本来隐藏于分子内部的疏水基团暴露,溶解度降低,黏度增大,容易析出。

蛋白质的变性又可分为可逆变性和不可逆变性。若蛋白质变性程度较轻,去除变性因素后,蛋白质仍可恢复或部分恢复其原有的构象和功能,称为可逆变性(复性)。否则,称为不可逆变性。

蛋白质的变性原理在医学上已得到广泛运用。在临床工作中经常应用加热、紫外线照射、喷洒酒精等手段来灭菌及消毒,使细菌和病毒的蛋白质变性,从而失去其致病性和繁殖能力。此外,防止蛋白质变性也是有效保存蛋白质制剂(如疫苗等)的必要条件。

(四)蛋白质的沉淀

蛋白质分子从溶液中凝聚析出的现象称为蛋白质沉淀,蛋白质变性与沉淀的关系:变性的蛋白质大多沉淀,沉淀的蛋白质不一定变性。

如将蛋白质溶液的 pH 值调节到等电点,蛋白质分子呈等电状态,虽然分子间同性电荷相互排斥作用消失,但是还有水化膜起保护作用,一般不会发生凝聚作用,如果这时再加入某种脱水剂,除去蛋白质分子的水化膜,则蛋白质分子就会互相凝聚而析出沉淀。常用的沉淀剂有中性盐、有机溶剂、生物碱试剂及某些酸和重金属盐等。

1. 盐析

在蛋白质溶液中加入大量的中性盐,导致蛋白质的胶体稳定性被破坏从而析出的方法,称为盐析。常用的中性盐有硫酸铵($(NH_4)_2SO_4$)、硫酸钠(Na_2SO_4)、氯化钠(NaCl)等。盐析的蛋白质一般不会变性,所以常用于分离天然蛋白质。

在含有多种蛋白质的溶液中,各种蛋白质盐析时所需的盐浓度及 pH 值不同,故可用于对混合蛋白质组分的分离。例如用半饱和的硫酸铵来沉淀出血清中的球蛋白,饱和硫酸铵可以使血清中的白蛋白、球蛋白都沉淀出来,盐析沉淀的蛋白质,经透析除盐,仍保证蛋白质的活性。

2. 有机溶剂沉淀蛋白质

可与水混合的有机溶剂,如酒精、甲醇、丙酮等,对水的亲和力很大,能破坏蛋白质颗粒的水化膜,在等电点时使蛋白质沉淀。在常温下,有机溶剂沉淀蛋白质易引起变性,例如酒精消毒灭菌就是如此。但若在低温条件下,则可减缓变性的速度,如分离制备各种血浆蛋白质。

3. 生物碱试剂及某些酸沉淀蛋白质

蛋白质又可与生物碱试剂(如苦味酸、钨酸、鞣酸)以及某些酸(如三氯醋酸、过氯酸、硝酸)结合成不溶性的盐沉淀,沉淀的条件为 pH<pI,这样蛋白质带正电荷,易于与酸根结合成盐。临床血液化学分析时常利用此原理除去血液中的蛋白质,此类沉淀反应也可用于检验尿中蛋白质。

4. 重金属盐沉淀蛋白质

蛋白质可以与重金属离子如汞、铅、铜、银等结合成盐沉淀,沉淀的条件为 pH>pI。重金属盐沉淀的蛋白质常是变性的蛋白质,但若在低温条件下,并控制重金属离子浓度,也可用于分离制备不变性的蛋白质。临床上利用蛋白质能与重金属盐结合的这种性质,抢救误服重金属盐中毒的患者,给患者口服大量蛋白质,然后用催吐剂将结合的重金属盐呕吐出来解毒。

(五)蛋白质的加热

将接近于等电点的蛋白质溶液加热,可使蛋白质发生凝固而沉淀。加热使蛋白质变性,有规则的肽链结构被打开成松散状不规则的结构,分子的不对称性增加,疏水基团暴露,进而凝聚成凝胶状的蛋白块。如煮熟的鸡蛋,蛋黄和蛋清都凝固。

蛋白质的变性、沉淀、凝固相互之间有很密切的关系。但蛋白质变性后并不一定沉淀,变性蛋白质只在等电点附近才沉淀,沉淀的变性蛋白质也不一定凝固。

(六)蛋白质的颜色反应

1. 缩二脲反应

蛋白质分子中有很多肽键,因此在强碱性溶液中,蛋白质与稀硫酸铜溶液作用,可以发生缩二脲反应,使溶液显红色或紫色。

2. 黄蛋白反应

某些蛋白质遇浓硝酸立即变成黄色,再加氨水变为橙色,这个反应称为黄蛋白反应。含有苯环的蛋白质能发生此反应。

3. 与茚三酮的显色反应

蛋白质与水合茚三酮在溶液中共热时,蛋白质经水解后产生的氨基酸与茚三酮反应生成蓝紫色化合物。

4. 酚试剂反应

蛋白质分子与酚试剂(磷钼酸-磷钨酸化合物)作用,可生成蓝色化合物。

(七)蛋白质的水解

蛋白质在酸、碱溶液中加热或在酶的催化下,能水解为相对分子质量较小的化合物。其水解过程如下:

$$蛋白质 \longrightarrow 多肽 \longrightarrow 二肽 \longrightarrow \alpha\text{-氨基酸}$$

食物中的蛋白质在人体中酶的催化下,水解成各种 α-氨基酸后,才能被人体吸收,其中的部分氨基酸在体内重新合成人体蛋白质。

第三节 核 酸

核酸最早是由瑞士外科医生 Friedrich Miescher 发现的,1868 年他从脓细胞的细胞核中分离出一种含磷的酸性有机物,后来被命名为核酸。

一、核酸的分子组成

(一)核酸的基本组成成分

核酸经水解可得到核苷酸,而核苷酸水解后可得到磷酸、戊糖和碱基。其水解过程如图 15-4 所示。

核酸分为核糖核酸(RNA)和脱氧核糖核酸(DNA)。DNA 存在于细胞核和线粒体内,携带遗传信息,并通过复制的方式将遗传信息进行传代。RNA 是 DNA 的转录产物,参与遗传信息的复制和表达。在某些情况下,RNA 也可作为遗传信息的载体。核酸水解的最终产物如表 15-4 所示。

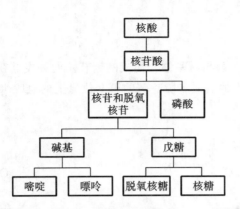

图 15-4　核酸的水解过程

表 15-4　核酸的最终水解产物

水解产物	DNA	RNA
磷酸	磷酸	磷酸
戊糖	脱氧核糖	核糖
碱基	腺嘌呤（A）　鸟嘌呤（G） 胞嘧啶（C）　胸腺嘧啶（T）	腺嘌呤（A）　鸟嘌呤（G） 胞嘧啶（C）　尿嘧啶（U）

1. 碱基

碱基是构成核苷酸的基本组分之一。碱基是含氮的杂环化合物，有嘌呤衍生物和嘧啶衍生物两类。

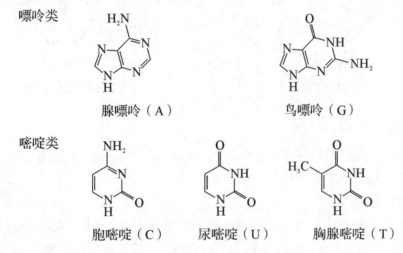

构成 DNA 的碱基有 A、G、C 和 T；而构成 RNA 的碱基有 A、G、C 和 U。尿嘧啶是 RNA 中特有的碱基。胸腺嘧啶是 DNA 中特有的碱基。

2. 磷酸

核酸呈酸性是因为分子中含有磷酸（H_3PO_4）。核酸中磷元素的含量是恒定的，在 DNA 中的平均含量约为 9.9%，RNA 中的平均含量约为 9.4%。

3. 戊糖

戊糖是核酸分类的依据，也是核酸重要的组成部分。戊糖分为核糖和脱氧核糖。DNA 在水解后得到的是 D-2-脱氧核糖，RNA 在水解后得到的是 D-核糖。

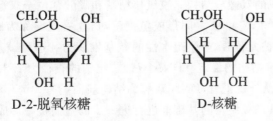

D-2-脱氧核糖　　　　　D-核糖

（二）核酸的基本单位

1. 核苷

核苷是戊糖（核糖或脱氧核糖）与碱基缩合而成的糖苷。两种戊糖在和碱基形成核苷时，均以 C_1 位 β-苷羟基与嘧啶碱的第 1 位氮上的氢或者嘌呤碱的第 9 位氮上的氢脱水生成含氮糖苷。如：

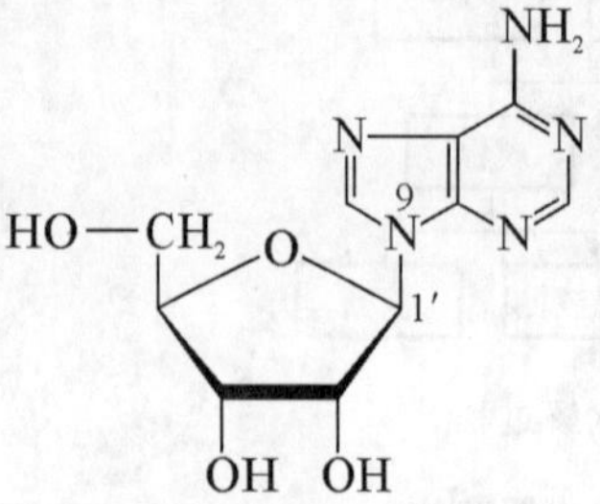

腺嘌呤核苷（腺苷） 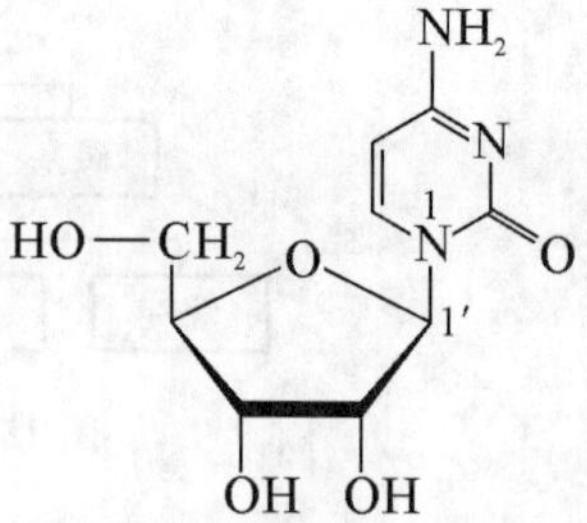　　　　胞嘧啶核苷（胞苷）

2. 核苷酸

核苷酸是核苷分子中戊糖上的羟基与磷酸脱水生成的酯。核酸水解得到的核苷酸中，磷酸是与戊糖 C_5 位上的羟基形成核苷酸的。

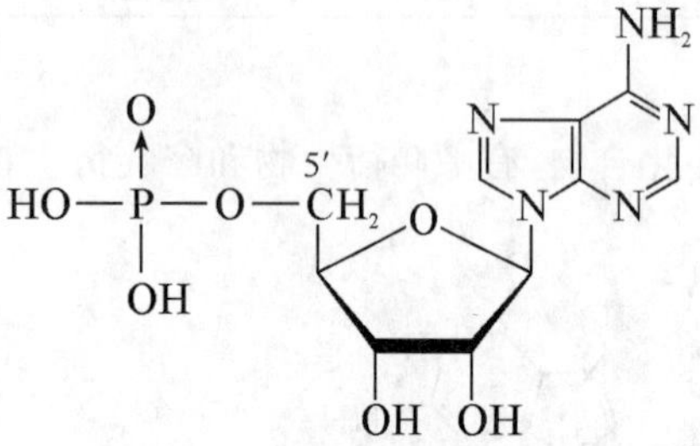

腺嘌呤核苷酸 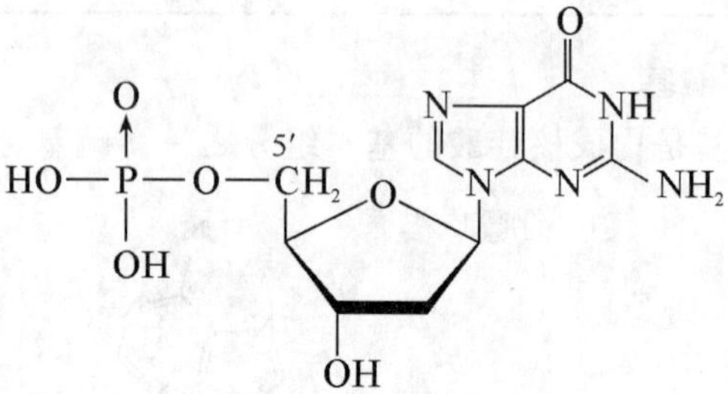　　　　鸟嘌呤脱氧核苷酸

二、核酸的结构和性质

核酸是以各种核苷酸为单体，通过磷酸二酯键缩合而成的多核苷酸。在形成磷酸二酯键时，磷酸分别和戊糖 C_5 位、C_3 位的羟基脱水成酯。

（一）核酸的一级结构

核酸的一级结构是指构成核酸的核苷酸或脱氧核苷酸从 $5'$-末端到 $3'$-末端的排列顺序，如图 15-5 所示。由于核苷酸之间的差异在于碱基的不同，因此核酸的一级结构也就是碱基序列。核酸的一级结构决定了核酸的基本性质。

（二）核酸的空间结构

1. DNA 的空间结构

1953 年，Watson 和 Crick 在前人研究工作的基础上提出了 DNA 分子的双螺旋结构模型，为遗传学进入分子水平奠定了基础，两人也因此于 1962 年获得诺贝尔医学或生理学奖。DNA 的双螺旋结构模型如图 15-6 所示。

DNA 的双螺旋结构表明，DNA 分子是由两条反向平行的互补的脱氧多核苷酸链，围绕一个共同的中心轴以右手方向盘旋，形成的双螺旋结构。脱氧核糖基和磷酸基位于双螺旋外侧，碱基位于双螺旋内侧。两条链上的碱基即 A 和 T，C 和 G 之间形成氢键配对，这一规律称为碱基配对规律。相邻的两个碱基对平面在旋进过程中会彼此重叠，产生疏水性的碱基堆积力。这种碱基堆积力与碱基之间形成的氢键共同维系着 DNA 双螺旋结构的稳定。DNA 双螺旋结构的直径为 2.37 nm，每旋转 1 周约含 10 个碱基对，其螺距为 3.4 nm。从外观上看，DNA 双螺旋结构表面上有大沟和小沟相间隔。

DNA 的三级结构是在其二级结构的基础上进行进一步的盘曲折叠形成的更加复杂的超螺旋结构。

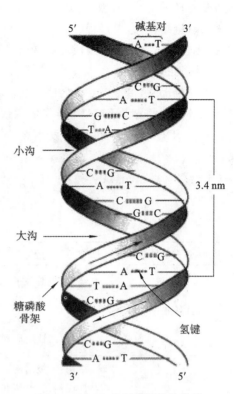

图 15-5　DNA 的一级结构　　　　图 15-6　DNA 的双螺旋结构模型

2. RNA 的空间结构

根据对 RNA 的 X 射线衍射分析,大多数 RNA 分子是一条单链。链的许多区域自身发生回折,形成许多短的双螺旋区,不配对的碱基形成突环。在 RNA 分子中,碱基 A 和 U 形成氢键配对,C 和 G 之间形成氢键配对。

(三) 核酸的性质

1. 核酸的一般性质

DNA 为白色纤维状固体,RNA 为白色粉末状固体,都微溶于水,其钠盐在水中的溶解度较大,但不溶于乙醇、乙醚和氯仿等一般有机溶剂。DNA 溶液的黏度很大,而 RNA 溶液的黏度小得多。核酸受到强大离心力的作用时,可从溶液中沉降下来,其沉降速度与核酸的大小和密度有关。核酸可以发生酸解、碱解和酶解。

2. 核酸的紫外吸收

在核酸分子中,由于嘌呤碱和嘧啶碱具有共轭双键体系,碱基、核苷、核苷酸和核酸在 240~290 nm 之间有强吸收峰,最大吸收峰出现在 260 nm 左右。通过紫外吸收值的测定,可以对核酸及其组分进行定性和定量测定。

3. 核酸的变性、复性与杂交

(1) 变性。

核酸的变性是指核酸双螺旋区的碱基之间的氢键断裂,变成单链的过程。能够引起核酸变性的因素很多。温度升高、酸碱度改变、甲醛和尿素等的存在均可引起核酸的变性。

DNA 变性后,双螺旋结构完全解开成两条不规则的单链,许多性质发生了变化,包括它的生物活性和紫外吸收性质。RNA 本身只有局部的双螺旋区,所以变性行为所引起的性质变化没有 DNA 那样明显。

(2) DNA 的复性。

变性 DNA 在适当的条件下,两条彼此分开的单链可以重新缔合成为双螺旋结构,这一过程称为复性。DNA复性后，一系列物理、化学性质将得到恢复。DNA复性的程度、速率与复性过程的条件有关。

将热变性的DNA骤然冷却至低温时，DNA不可能复性。将热变性的DNA经缓慢冷却后可以恢复原来的双链结构，这一过程称为退火。相对分子质量越大复性越难。浓度越大，复性越容易。此外，DNA的复性也与它本身的组成和结构有关。

(3) 核酸的杂交。

热变性的DNA单链，在复性时并不一定与同源DNA互补链形成双螺旋结构，它也可以与在某些区域有互补序列的异源DNA单链形成双螺旋结构。这样形成的新分子称为杂交DNA分子。DNA单链与互补的RNA链之间也可以发生杂交。核酸的杂交在分子生物学和遗传学的研究中具有重要意义。

本章小结

氨基酸、蛋白质和核酸	学习要点
氨基酸	结构：羧酸分子中烃基上的氢原子被氨基取代而生成的化合物 分类：根据烃基、氨基和羧基的相对位置分类，氨基和羧基的相对数目分类，营养分类 命名：系统命名法一般以羧酸作为母体，氨基为取代基来命名，常用习惯命名法 性质：两性电离和等电点，成肽反应，脱羧反应，与亚硝酸反应，与茚三酮的反应
蛋白质	结构：一级结构、二级结构、三级结构和四级结构 性质：两性电离和等电点，胶体性质，变性，沉淀，颜色反应，水解反应
核酸	分子组成：核酸的基本组成成分，核酸的基本单位 结构：一级结构，空间结构 性质：一般性质，紫外吸收，变性、复性与杂交

目标检测

一、填空题。

1. 羧酸分子中_____上的氢原子被_____取代后生成的化合物，称为氨基酸。氨基酸分子中既有_____，又有_____，因此氨基酸具有两性。

2. 根据氨基酸分子中氨基与羧基的相对数目，可将氨基酸分为_____、_____、_____三类。

3. 在等电点时，氨基酸或蛋白质在溶液中以_____形式存在，溶解度_____。

4. 蛋白质分子中维持蛋白质一级结构稳定的化学键为_____，维持二级结构稳定的化学键为_____。

5. 蛋白质溶液稳定的主要因素是_____和_____。

6. 核酸可以分为两类，一类是_____，简称RNA，一类是_____，简称DNA。

7. 将核酸完全水解，得到的三类物质分别是_____、_____和_____。

二、选择题。

1. 蛋白质分子中的主键是（　　）。
 A. 肽键　　　　B. 氢键　　　　C. 二硫键　　　　D. 酯键

2. 谷氨酸（pI=3.22）在pH值为5.30的溶液中，存在的主要形式是（　　）。
 A. 两性离子　　B. 阳离子　　　C. 阴离子　　　　D. 中性分子

3. 在DNA中，不存在的碱基为（　　）。

A. T B. G C. U D. C

4. 鸡蛋煮熟了,蛋白质发生了(　　)。
A. 盐析 B. 水解 C. 显色 D. 变性

5. 重金属盐能使人畜中毒,这是由于它在体内(　　)。
A. 发生了盐析作用 B. 使蛋白质变性
C. 与蛋白质生成配合物 D. 发生了氧化反应

6. 核酸的基本组成单位是(　　)。
A. 磷酸和核糖 B. 核苷和碱基 C. 单核苷酸 D. 含氮碱基

7. DNA 的一级结构是(　　)。
A. 各核苷酸中核苷与磷酸的连接键性质 B. 多核苷酸中脱氧核苷酸的排列顺序
C. DNA 的双螺旋结构 D. 核糖与含氮碱基的连接键性质

8. DNA 与 RNA 彻底水解后的产物是(　　)。
A. 戊糖不同,碱基不同 B. 戊糖相同,碱基不同
C. 戊糖不同,碱基相同 D. 戊糖不同,部分碱基不同

(皖西卫生职业学院　黄继红)

实验一　化学实验基本操作

一、化学实验室安全操作规程

化学实验中使用的仪器大部分是易碎的玻璃器皿,许多药品都是可燃、易爆、有腐蚀性或有毒的危险品,实验过程中常常需要用明火加热。因此,稍有不慎,就会发生意外事故。必须牢固树立安全、规范操作的思想,遵循以下安全守则,严肃认真地完成实验。

(1) 认真预习实验内容,熟悉实验步骤中的操作规定和注意事项。

(2) 加热或倾倒液体时,切勿俯视容器,以防液滴飞溅造成伤害。给试管加热时,切勿将管口对着自己或他人,以免药品喷出伤人。

(3) 取用药品要选用药匙等专用器具,不能用手直接拿取,防止药品接触皮肤造成伤害。

(4) 绝不允许将几种试剂或药品随意研磨或混合,以免发生爆炸、灼伤等意外事故。

(5) 使用玻璃仪器时,要按操作规程,轻拿轻放,以免破损,造成伤害。

(6) 严禁在实验室内饮食,实验结束,应整理好实验台再离开实验室。

二、实验室意外事故的紧急处理

1. 割伤

首先查看伤口处有无玻璃碎屑等异物,若有应先将异物取出。如为轻伤,可用生理盐水或双氧水清洗伤口处,然后涂上碘伏,撒些消炎药并包扎;也可在洗净的伤口处贴上创可贴以止血,促进愈合。伤势较重时,应先按紧主血管以防止大量出血,并用酒精在伤口周围清洗消毒,随后立即送往医院治疗。

2. 烫伤

一旦被火焰、蒸气、红热的玻璃、铁器等烫伤,应立即将伤处用大量水冲洗,以迅速降温避免深度烧伤,若起泡则不宜挑破,应用纱布包扎后送医院治疗。对轻微烫伤,可在伤处涂擦饱和碳酸氢钠溶液或用碳酸氢钠调成糊状敷于伤口处,或用苦味酸溶液擦洗,也可抹鱼肝油等。

3. 酸碱腐蚀

若在眼睛内或皮肤上溅着强酸或强碱,应立即用大量清水冲洗,然后再用3%~5%碳酸氢钠溶液或2%醋酸溶液冲洗。

4. 溴腐蚀致伤

应立即用大量水冲洗,然后用酒精擦洗,再涂上甘油。

5. 吸入刺激性或有毒气体

吸入溴蒸气、氯气、氯化氢气体时,可吸入少量酒精和乙醚的混合蒸气使之解毒。吸入硫化氢或一氧化碳气体而感到不适时,应立即到室外呼吸新鲜空气。但应注意氯气、溴中毒不可进行人工呼吸,一氧化碳中毒不可使用兴奋剂。

6. 毒物进入口内

将5~10 mL稀硫酸铜溶液加入一杯温水中,内服后,用手指深入咽喉部刺激以促呕吐,吐出毒物,然后立即送往医院。

7. 着火

起火后,要立即灭火并防止火势蔓延。灭火的方法要针对起因选用合适的方法。一般的小火用湿布、石棉布等覆盖燃烧物,即可灭火。火势大时可使用灭火器。注意电气设备所引起的火灾,只能使用二氧化碳或四氯化碳灭火器灭火,不能使用泡沫灭火器,以免触电。实验实训人员衣服着火时切勿惊慌乱跑,应立即脱下衣服或用石棉布覆盖着火处,或就地卧倒打滚,使火焰熄灭。

三、常见基本操作

(一) 移液管和吸量管的使用

1. 移液管和吸量管

移液管和吸量管是用来准确移取一定体积液体的玻璃量器,见实验图 1-1。移液管为中间膨大的玻璃管,在上部刻有一标线,只能够移取标定的体积。常见的移液管有 5 mL、10 mL、25 mL、50 mL 等规格。吸量管是带有分刻度的玻璃管,也称为分度吸管、刻度吸管,用于准确移取所需不同体积的液体。

2. 洗涤

洗涤前要检查吸管的上口和排液嘴,必须完整无损。一般先用自来水冲洗,然后用铬酸洗液洗涤,让洗液布满全管,停放 1~2 min,洗液放回原瓶。用洗液洗涤后,沥尽洗液,用自来水充分冲洗,再用蒸馏水洗 3 次。洗好的吸管必须达到内壁与外壁的下部完全不挂水珠,将其放在干净的吸管架上。

3. 移取

移取溶液前,先吹尽管尖残留的水,再用滤纸将吸管尖内、外的水擦去,然后移取待取溶液洗涤 3 次,以确保所移取的操作溶液浓度不变。注意勿使溶液回流,以免稀释及沾污溶液。

使用移液管移取待取液时,将管尖插入液面下 1~2 cm。管尖不应伸入液面太深,以免管外壁黏附过多的溶液;也不应伸入太少,以防液面下降后吸空。当管内液面升高到刻度以上时,移去洗耳球,迅速用右手食指堵住管口,将管上提,离开液面。稍松右手食指,用右手拇指及中指轻轻捻转管身,使液面缓慢而平稳地下降,直到溶液弯液面的最低点与刻度上边缘相切,视线与刻度上边缘在同一水平面上,立即停止捻动并用食指按紧管口,保持容器内壁与吸管口端接触,以除去吸附于吸管口端的液滴。取出移液管,立即插入承接溶液的器皿中,使容器倾斜而管直立,流液口尖端和容器内壁接触保持不动,松开食指,让管内溶液自由地顺壁流下(实验图 1-2)。待液面不再下降后,等待 15 s 取出吸管。管口尚存少量液体时切勿吹出(管上若标有"吹"字,则需吹出最后一滴液体)。

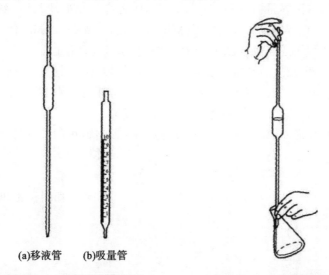

实验图 1-1 移液管和吸量管   实验图 1-2 放出溶液操作

使用吸量管移取溶液时,吸取溶液和调节液面至上端标线的操作与移液管相同。放液时用食指控制管口,使液面慢慢下降至所需刻度相切时,按住管口,随即将吸管从接收容器中移开。

（二）容量瓶的使用

容量瓶是细颈、梨形的平底玻璃瓶，配有玻璃磨口塞或塑料塞。颈上有温度、容积和标线，表示在所指温度下（一般为 20 ℃），当液体的凹液面与标线相切时瓶内液体体积。容量瓶通常有 25 mL、50 mL、100 mL、250 mL、500 mL、1000 mL 等数种规格。

1. 检查漏水方法

容量瓶在使用前应先检查瓶塞是否漏水。其方法是加自来水至标线附近，塞紧瓶塞。用食指按住塞子，将瓶倒立 2 min，如实验图 1-3(a) 所示。

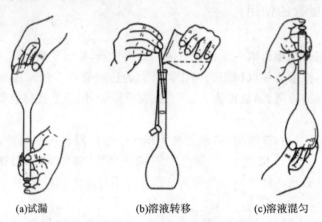

(a)试漏　　　　(b)溶液转移　　　　(c)溶液混匀

实验图 1-3　容量瓶的操作示意图

用干滤纸沿瓶口缝隙处检查看有无水渗出。如果不漏水，将瓶直立，旋转瓶塞 180°，塞紧，再倒立 2 min，如仍不漏水，则可使用。

2. 配制溶液方法

由固体物质配制溶液时，准确称取一定量的固体物质，置于小烧杯中，加水或其他溶剂使其全部溶解（如果物质难溶，可盖上表面皿，加热溶解，但须放冷后才能转移），定量转移入容量瓶中。转移时，将玻璃棒伸入容量瓶中，使其下端靠在瓶颈内壁，上端不要碰瓶口，烧杯嘴要靠紧玻璃棒，使溶液沿玻璃棒和内壁流入，如实验图 1-3(b) 所示。溶液全部转移后，将玻璃棒稍向上提起，同时使烧杯直立，将玻璃棒放回烧杯。用洗瓶蒸馏水吹洗玻璃棒和烧杯内壁，将洗涤液也转移至容量瓶中。重复洗涤多次（至少 3 次）。完成定量转移后，加水至容量瓶容积的 3/4 左右时，将容量瓶摇动几周（勿倒转），使溶液初步混匀。然后把容量瓶平放在桌上，慢慢加水到接近标线 1 cm 处，等待 1~2 min，使黏附在瓶颈内壁的溶液流下。用细长滴管伸入瓶颈接近液面处，眼睛平视标线，加水至弯曲液面最低点与标线相切。立即塞上干燥的瓶塞，按实验图 1-3(c) 握持容量瓶的姿势，将容量瓶倒转，使气泡上升到瓶顶。将容量瓶直立后，再次倒立振荡，如此重复 10~20 次，使溶液混合均匀。最后放正容量瓶，打开瓶塞，使其周围的溶液流下。重新塞好塞子，再倒立振荡 1~2 次，使溶液全部充分混匀。

操作中不能用手掌握住瓶身，以免体温造成液体膨胀，影响容积的准确性。热溶液应冷却至室温后，再注入容量瓶中。

（郑州铁路职业技术学院　彭秀丽）

实验二　溶液的配制和稀释

一、实验目的

(1) 掌握溶液浓度的计算方法及溶液的配制方法。
(2) 掌握溶液稀释的基本操作。

二、实验用品

(1) 仪器:10 mL 量杯、50 mL 烧杯、50 mL 量筒、50 mL 容量瓶、25 mL 移液管、台秤。
(2) 试剂:浓 H_2SO_4、浓 HCl、0.2 mol/L HAc 溶液、固体 NaCl、1 mol/L NaOH 溶液、固体葡萄糖。

三、实验步骤

(一) 溶液的配制

1. 医用消毒酒精的配制

(1) 计算:配制 100 mL 75% 消毒酒精溶液所需 95% 酒精的体积。
(2) 配制:用量筒量取所需体积的 95% 酒精,然后转移至 100 mL 容量瓶中,加水稀释至刻度,摇匀。将配制好的溶液倒入回收瓶中。

2. 生理盐水的配制

(1) 计算:配制 100 mL 生理盐水所需 NaCl 的质量。
(2) 配制:在台秤上称出所需 NaCl 的质量,置于 50 mL 烧杯中,加水使其溶解,转移到 100 mL 容量瓶中,用少量蒸馏水洗涤烧杯 2~3 次,将洗液转移至容量瓶中,加蒸馏水至刻度,混匀。配制好的溶液倒入回收瓶。

(二) 溶液的稀释

1. 配制 0.1 mol/L HAc 标准溶液

用移液管准确移取 25.00 mL 0.2 mol/L HAc 溶液,置于 50 mL 容量瓶中,加水稀释至刻度,混匀。配制好的溶液倒入回收瓶。

2. 配制 1 mol/L HCl 溶液

(1) 计算:配制 50 mL 1 mol/L HCl 溶液所需浓盐酸(质量分数为 37%,密度为 1.19 g/mL)的体积 (x mL)。
(2) 配制:用 10 mL 量筒量取所需浓盐酸的体积,倒入 50 mL 烧杯内,加少量水稀释。将上述溶液转移至 50 mL 容量瓶中,用少量蒸馏水洗涤烧杯 2~3 次,将洗液转移至容量瓶中,加蒸馏水至刻度,混匀。配制好的溶液倒入回收瓶中。

3. 配制 0.1 mol/L NaOH 溶液

(1) 计算:配制 50 mL 0.1 mol/L NaOH 溶液所需 1 mol/L NaOH 溶液的体积(x mL)。
(2) 配制:用 10 mL 量筒量取所需 1 mol/L NaOH 溶液的体积,倒入 100 mL 烧杯内,再加蒸馏水稀释,将上述溶液转移到 50 mL 容量瓶中,将洗液并入,加蒸馏水至刻度,混匀。配制好的溶液倒入回收瓶。

4. 配制 50 g/L 的葡萄糖溶液

(1) 计算:配制 50 g/L 葡萄糖溶液所需葡萄糖的质量。

(2) 配制:在台秤上称出所需葡萄糖的质量,置于 50 mL 烧杯中,加水使其溶解,转移到 50 mL 容量瓶中,用少量蒸馏水洗涤烧杯 2~3 次,将洗液并入容量瓶中,加蒸馏水至刻度,混匀。配制好的溶液倒入回收瓶中。

四、实验注意事项

(1) 在配制溶液时,首先应根据所需配制溶液的组成标度、体积,计算出溶质的用量。

(2) 在用固体物质配制溶液时,如果物质含结晶水,则应将结晶水计算进去。稀释浓溶液时,应根据稀释前后溶质质量不变的原则,计算出所需浓溶液的体积,然后加水稀释。稀释浓硫酸时,应将浓硫酸慢慢注入水中。

(3) 在配制溶液时,应根据配制要求选择所用的仪器。如果对溶液组成标度的准确度要求不高,可用台秤、量筒、量杯等仪器进行配制;若要求溶液的浓度比较准确,则应用分析天平、移液管、刻度吸管、容量瓶等仪器进行配制。

五、实验思考

(1) 能否在量筒、容量瓶中直接溶解固体试剂?为什么?

(2) 洗净的移液管还要用待取液润洗吗?为什么?容量瓶需要吗?

(广州卫生职业技术学院　李炎武)

实验三 溶胶溶液

一、实验目的

(1) 掌握溶胶的制备方法。
(2) 验证溶胶的光学性质和电学性质。
(3) 熟悉溶胶的聚沉和高分子化合物溶液对溶胶的保护作用。

二、实验用品

(1) 仪器:100 mL 烧杯、100 mL 锥形瓶、手电筒、U 形管、电池、石墨电极。
(2) 试剂:1 mol/L $FeCl_3$ 溶液、0.01 mol/L KI 溶液、0.01 mol/L $AgNO_3$ 溶液、0.01 mol/L KNO_3 溶液、0.2 mol/L NaCl 溶液、0.2 mol/L Na_2SO_4 溶液、0.2 mol/L Na_3PO_4 溶液、0.1 mol/L NaCl 溶液、0.1 mol/L $BaCl_2$ 溶液、0.1 mol/L $AlCl_3$ 溶液、1%的白明胶。

三、实验步骤

1. 溶胶的制备

(1) $Fe(OH)_3$ 溶胶:将 50 mL 蒸馏水盛于 100 mL 烧杯中煮沸,然后边搅拌边慢慢加入 4 mL 1 mol/L $FeCl_3$ 溶液,继续搅拌 1 min,即生成红色的 $Fe(OH)_3$ 溶胶。

(2) AgI 溶胶:在锥形瓶中加入 40 mL 0.01 mol/L KI 溶液,然后用滴定管把 20 mL 0.01 mol/L $AgNO_3$ 溶液慢慢地滴入锥形瓶中,即得 AgI 负溶胶(A)。

按同样方法将 5 mL 0.01 mol/L KI 溶液慢慢地滴入 20 mL 0.01 mol/L $AgNO_3$ 溶液中,即得 AgI 正溶胶(B)。

上面所制备溶胶留待下面实验用。

2. 溶胶的光学性质和电学性质

(1) 丁铎尔效应:取 $Fe(OH)_3$ 溶胶于试管中,在黑暗的背景下用手电筒照射上面所制备的溶胶。在与光束垂直方向上观察溶胶的光锥现象并做出解释。

(2) 电泳:取洁净干燥的 U 形管,注入一定量的 $Fe(OH)_3$ 溶胶,然后用滴管在 U 形管两端慢慢注入 0.01 mol/L KNO_3 溶液,使之与溶胶形成明显的界面。将两支石墨电极分别插入 KNO_3 液层中(切勿搅动界面),并与直流电源的正、负极连接。接通直流电源并把电压调至 200 V,数分钟后,可以看到溶胶与水之间的界面向一极移动,判断 $Fe(OH)_3$ 溶胶带什么电荷,并解释原因。

3. 溶胶的聚沉

(1) 电解质对溶胶的作用:取 3 支试管,各加入 2 mL $Fe(OH)_3$ 溶胶,然后分别加入 1 滴 0.2 mol/L NaCl 溶液、0.2 mol/L Na_2SO_4 溶液和 0.2 mol/L Na_3PO_4 溶液,振荡试管,观察并比较生成沉淀的量。解释为什么相同浓度的 NaCl 溶液、Na_2SO_4 溶液、Na_3PO_4 溶液对 $Fe(OH)_3$ 溶胶的聚沉能力不同。

另取 3 支试管,各加入 2 mL AgI 负溶胶(A),然后分别边振荡边滴加 0.1 mol/L NaCl 溶液、0.1 mol/L $BaCl_2$ 溶液和 0.1 mol/L $AlCl_3$ 溶液,至出现沉淀为止。准确记录滴加每种电解质溶液的体积,解释为什么相同浓度的 NaCl 溶液、$BaCl_2$ 溶液和 $AlCl_3$ 溶液对 AgI 溶胶的聚沉能力不同。

(2) 正、负溶胶的相互作用：将上述实验制得的 AgI 负溶胶(A)和 AgI 正溶胶(B)按下表所列比例混合，逐个观察混合后现象(溶胶颜色等)。说明各试管中溶胶的稳定程度及其原因。

试管编号	(1)	(2)	(3)	(4)	(5)	(6)	(7)
溶胶(A)/mL	0	1	2	3	4	5	6
溶胶(B)/mL	6	5	4	3	2	1	0

(3) 加热对溶胶的作用：取 1 支试管，加入 3 mL Fe(OH)$_3$ 溶胶，慢慢加热至沸，可观察到什么现象？解释原因。

4. 高分子化合物溶液对溶胶的保护作用

取 3 支试管，各加入 2 mL Fe(OH)$_3$ 溶胶和 4 滴质量分数为 1% 的白明胶，摇匀。然后分别加入 1 滴 0.2 mol/L NaCl 溶液、0.2 mol/L Na$_2$SO$_4$ 溶液和 0.2 mol/L Na$_3$PO$_4$ 溶液，振荡试管。观察有无沉淀出现，与实验步骤 3(1) 的现象比较，并解释原因。

四、实验注意事项

(1) 胶体分散系是分散质粒子直径为 1~100 nm 的分散体系。

(2) 溶胶的制备方法有分散法和凝聚法两类，本实验采用凝聚法，通过化学反应制备溶胶。如 Fe(OH)$_3$ 溶胶和 AgI 溶胶的制备：

$$AgNO_3 + KI \longrightarrow AgI(溶胶) + KNO_3$$

当溶液中 AgNO$_3$ 过量时，得正溶胶；当溶液中 KI 过量时，得负溶胶。

(3) 溶胶不稳定，容易发生聚沉。聚沉是溶胶粒子聚集变大的结果。使溶胶聚沉的因素很多，如加入电解质、加入相反电荷的溶胶、加热以及加大溶胶的浓度等。在各种因素中，加入电解质的作用最为重要，电解质反离子对溶胶聚沉起主要作用。并且，反离子的电荷数越高，电解质的聚沉能力越强。

(4) 在溶胶中加入足量的高分子化合物溶液，能降低溶胶对电解质的敏感性而提高溶胶的稳定性，这种作用称为高分子化合物溶液对溶胶的保护作用。

五、实验思考

(1) 把 FeCl$_3$ 溶液加到冷水中，能否制得 Fe(OH)$_3$ 溶胶？为什么？

(2) 使溶胶聚沉的因素有哪些？它们是如何作用的？

（广州卫生职业技术学院 李炎武）

实验四　缓冲溶液的配制与性质

一、实验目的

（1）掌握缓冲溶液的配制方法和步骤。
（2）熟悉缓冲溶液总浓度及缓冲比对缓冲容量的影响。
（3）学会使用 pH 试纸测定溶液的 pH 值。

二、实验原理

能抵抗外来少量强酸、强碱或适当稀释而保持 pH 值基本不变的溶液称为缓冲溶液。缓冲溶液的缓冲对由共轭酸碱对组成，其中共轭酸是抗碱成分，共轭碱是抗酸成分。

不同的缓冲对配制的缓冲溶液的缓冲范围不同，配制缓冲溶液时要根据实际需要 pH 值选择合适的缓冲对。所配制缓冲溶液的 pH 值应尽可能地接近缓冲对的 pK_a 值，从而使缓冲溶液的缓冲比接近于 1，所配制缓冲溶液的缓冲容量也尽可能大。

缓冲溶液的 pH 值可用下式计算：

$$pH = pK_a + \lg \frac{[共轭碱]}{[共轭酸]}$$

当共轭酸和共轭碱浓度相等时，可以利用下式进行计算：

$$pH = pK_a + \lg \frac{V_{共轭碱}}{V_{共轭酸}}$$

配制缓冲溶液时，只要按计算值量取共轭酸溶液和其共轭碱溶液，混合后即可得到一定 pH 值的缓冲溶液。

可用缓冲容量衡量缓冲溶液的缓冲能力的大小。缓冲容量越大，其缓冲能力越强。缓冲容量与缓冲溶液总浓度和缓冲比有关。当缓冲比一定时，缓冲溶液总浓度越大，缓冲容量越大；当缓冲溶液总浓度一定时，缓冲比越接近于 1，缓冲容量越大，缓冲比为 1 时，缓冲容量最大；缓冲比越偏离于 1，共轭酸、碱的浓度差越大，缓冲容量越小。

三、实验用品

（1）仪器：吸量管、烧杯、试管、量筒、玻璃棒、洗耳球。
（2）试剂：0.1 mol/L HAc 溶液、0.1 mol/L NaAc 溶液、0.1 mol/L $NH_3 \cdot H_2O$ 溶液、0.1 mol/L NH_4Cl 溶液、0.1 mol/L NaH_2PO_4 溶液、0.1 mol/L Na_2HPO_4 溶液、0.1 mol/L NaOH 溶液、1 mol/L NaOH 溶液、0.1 mol/L HCl 溶液、1 mol/L NaAc 溶液、1 mol/L HAc 溶液、甲基红指示剂、广泛 pH 试纸、精密 pH 试纸。

四、实验步骤

1. 缓冲溶液配制

配制甲、乙、丙三种缓冲溶液各 10 mL，组成如实验表 4-1 所示。计算所需各组分的体积，并填入表中。

用 10 mL 小量筒按照实验表 4-1 中所示用量,量取液体,配制甲、乙、丙三种缓冲溶液于已标号的 3 支大试管中。用玻璃棒分别蘸取甲、乙、丙三种缓冲溶液适量滴于广泛 pH 试纸上,测定所配制的缓冲溶液的 pH 值,填入表中。比较实验值与计算值是否相符(保留溶液备用)。

实验表 4-1　缓冲溶液的配制

缓冲溶液	理论 pH 值	各组分的体积/mL	pH 值(测量)
甲	5	0.1 mol/L HAc 0.1 mol/L NaAc	
乙	7	0.1 mol/L NaH_2PO_4 0.1 mol/L Na_2HPO_4	
丙	9	0.1 mol/L $NH_3 \cdot H_2O$ 0.1 mol/L NH_4Cl	

2. 缓冲作用

先取两支试管分别加入 3 mL 蒸馏水,再各加入 2 滴 0.1 mol/L HCl 溶液、0.1 mol/L NaOH 溶液,用广泛 pH 试纸测定其 pH 值,观察其是否具备缓冲作用。

(1) 抗酸作用。

将步骤 1 中配制的甲、乙、丙三种溶液依次各取 3 mL,分别加入 3 滴 0.1 mol/L HCl,用 pH 试纸测其 pH 值并填入实验表 4-2。

实验表 4-2　缓冲溶液的抗酸作用

缓冲溶液/3 mL	甲	乙	丙
加入试剂/2 滴	0.1 mol/L HCl	0.1 mol/L HCl	0.1 mol/L HCl
pH 值(测量)			

(2) 抗碱作用。

将步骤 1 中配制的甲、乙、丙三种溶液依次各取 3 mL,分别加入 2 滴 0.1 mol/L NaOH,用 pH 试纸测其 pH 值并填入实验表 4-3。

实验表 4-3　缓冲溶液的抗碱作用

缓冲溶液/3 mL	甲	乙	丙
加入试剂/2 滴	0.1 mol/L NaOH	0.1 mol/L NaOH	0.1 mol/L NaOH
pH 值(测量)			

(3) 抗稀释作用。

将步骤 1 中配制的甲、乙、丙三种溶液依次各取 3 mL,分别加入 5 mL 水,用 pH 试纸测其 pH 值并填入实验表 4-4。

实验表 4-4　缓冲溶液的抗稀释作用

缓冲溶液/3 mL	甲	乙	丙
加入试剂/5 mL	水	水	水
pH 值(测量)			

将上述结果与实验表 4-1 中数据比较,判断缓冲溶液是否具有抗酸、抗碱和抗稀释能力。

3. 缓冲容量

(1) 缓冲容量与总浓度的关系:取 2 支试管,用吸量管在一支试管中加 0.1 mol/L HAc 和 0.1 mol/L NaAc 溶液各 3 mL,另一支试管中加 1 mol/L HAc 和 1 mol/L NaAc 溶液各 3 mL,摇动使之混合均匀。

在两试管中分别滴入 2 滴甲基红指示剂,观察溶液颜色,然后在两支试管中分别滴加 1 mol/L NaOH 溶液,边滴边振荡混匀,直到溶液的颜色变成黄色。记录各管所加的 NaOH 的滴数。讨论结果。

(2) 缓冲容量与缓冲组分比值的关系:取 2 支试管,用吸量管在一支试管中加入 0.1 mol/L Na_2HPO_4 和 0.1 mol/L NaH_2PO_4 各 5.00 mL,另一支试管中加入 9.00 mL 0.1 mol/L Na_2HPO_4 和 1.00 mL 0.1 mol/L NaH_2PO_4,用精密 pH 试纸测定两溶液的 pH 值。然后在每支试管中加入 1 mL 1 mol/L NaOH 溶液。再用精密 pH 试纸测定两溶液的 pH 值。对比两支试管 pH 值变化情况,解释原因。

五、实验注意事项

(1) 配制缓冲溶液时,应根据计算结果,用吸量管准确量取规定体积的共轭酸和共轭碱溶液。
(2) 缓冲溶液在加入酸、碱或蒸馏水后,需振荡混匀后再进行 pH 值的测定。

六、实验思考

(1) 缓冲溶液的 pH 值由哪些因素决定?
(2) 现有下列几种酸及这些酸的各种对应盐类(包括酸式盐),欲配制 pH=2、pH=10、pH=12 的缓冲溶液,应各选用哪种缓冲组分较好?

$$H_3PO_4、HAc、H_2C_2O_4、H_2CO_3、HF$$

(3) 将 10 mL 0.1 mol/L HAc 溶液和 10 mL 0.1 mol/L NaOH 溶液混合后,所得溶液是否具有缓冲能力? 使用 pH 试纸检验溶液的 pH 值时,应注意哪些问题?

(郑州铁路职业技术学院　王洪涛)

实验五　醇和酚的性质

一、实验目的

（1）验证醇和酚的主要化学性质，理解分子结构与性质的关系。
（2）掌握鉴别醇和酚的化学方法。

二、实验原理

（一）醇

醇的化学性质主要由其官能团醇羟基决定，反应主要发生在羟基以及与羟基相连的碳原子上。醇具有以下化学性质：①醇羟基的氢易被金属钠取代生成醇钠，醇钠遇水分解生成醇和氢氧化钠。②在氧化剂作用下，伯醇被氧化为醛，仲醇被氧化为酮。③醇与酸反应生成酯。④醇与氢卤酸反应生成卤代烃，其反应速度与氢卤酸的性质和醇的结构有关。通常用卢卡斯试剂鉴别6个碳原子以下的伯、仲、叔醇。⑤具有两个相邻羟基的多元醇与新配制的氢氧化铜反应，使氢氧化铜沉淀消失形成深蓝色的溶液。因此可用此反应鉴别含有相邻羟基的多元醇。

（二）酚

酚结构的特殊性决定了酚除具备醇的某些性质外，还具有不同于醇的特有性质。酚的化学性质如下：①酚具有弱酸性。②大多数的酚类能和三氯化铁溶液发生显色反应，该反应可作为酚的定性鉴别反应。③酚类容易被氧化。④酚羟基使苯环邻、对位活化而易进行亲电取代反应，在苯酚溶液中加入溴水后，立即产生2,4,6-三溴苯酚白色沉淀。

三、实验用品

（1）仪器：试管、烧杯、恒温水浴锅、酒精灯。
（2）试剂：金属钠、无水乙醇、酚酞指示剂、甘油、正丁醇、仲丁醇、叔丁醇、冰醋酸、异戊醇、卢卡斯试剂、饱和碳酸氢钠溶液、液体苯酚、饱和溴水、浓硫酸、5 mol/L 氢氧化钠溶液、5 mol/L 硝酸、0.3 mol/L 硫酸铜溶液、0.2 mol/L 苯酚溶液、0.2 mol/L 邻苯二酚溶液、1.5 mol/L 硫酸溶液、0.2 mol/L 苯甲醇溶液、0.06 mol/L 三氯化铁溶液、0.2 mol/L 重铬酸钾溶液。

四、实验步骤

（一）醇的化学性质

1. 醇钠的生成和水解

在编号为1、2的两支干燥试管中分别加入1 mL无水乙醇和1 mL正丁醇，再各加洁净的金属钠一小粒，观察反应放出气体和试管发热情况，以及反应速度的差异。待金属钠全部反应完后，将第1号试管内溶液的一半倾入表面皿上，使多余的乙醇完全挥发（必要时将表面皿放在水浴上加热），残留在表面皿上的固体就是乙醇钠，滴2~3滴水于乙醇钠上使其溶解，然后滴1滴酚酞指示剂。观察并解释有关现象。

2. 醇的氧化

取 4 支试管分别加入正丁醇、仲丁醇、叔丁醇、蒸馏水各 3 滴,然后各加入 1.5 mol/L 硫酸 1 mL、0.2 mol/L 重铬酸钾溶液 2~3 滴,振摇,观察并解释有关现象。

3. 伯醇、仲醇、叔醇的鉴别——卢卡斯试验

取 3 支干燥的试管,编号后分别加入正丁醇、仲丁醇、叔丁醇各 5 滴,在 50~60 ℃水浴中预热片刻。然后同时向 3 支试管中加入卢卡斯试剂各 1 mL,振摇、静置,观察反应液是否变混浊,记录反应液开始变混浊所需的时间。解释所发生的现象。

4. 酯化反应

在干燥的试管内加入 2 mL 冰醋酸、2 mL 异戊醇以及 0.5 mL 浓硫酸,然后将试管放在水浴中加热 10 min。加热完毕,将试管内的溶液倒入盛有冷水的小烧杯中,观察有何现象,是否有香味,并加以解释。

5. 与氢氧化铜的反应

取 2 支试管,各加入 2.5 mol/L 氢氧化钠溶液 1 mL 和 0.3 mol/L 硫酸铜溶液 10 滴,摇匀。然后分别加入乙醇、甘油各 1 mL,振荡,观察现象并加以比较。

(二)酚的化学性质

1. 酚的酸性

取 2 支试管,各加液体苯酚 3 滴和 1 mL 水,振荡,观察现象。往 1 支试管中加入饱和碳酸氢钠溶液 1 mL,振荡,观察变化。往另 1 支试管中滴加 2.5 mol/L 氢氧化钠溶液数滴,振荡并观察变化,继续加入 1.5 mol/L 硫酸使溶液呈酸性,观察并解释发生的变化。

2. 与溴水的反应

在试管中加入 0.2 mol/L 苯酚溶液 4 滴,逐滴加入饱和溴水,振荡,直到有白色沉淀生成,观察并解释发生的变化。

3. 与三氯化铁的反应

取 3 支试管,分别加入 0.2 mol/L 苯酚溶液、0.2 mol/L 邻苯二酚溶液和 0.2 mol/L 苯甲醇溶液数滴,再各加入 0.06 mol/L 三氯化铁溶液 1 滴,振荡,观察并解释发生的现象。

4. 酚的氧化反应

在试管中加入 0.2 mol/L 苯酚溶液 10 滴和 2.5 mol/L 硫酸溶液 5 滴,再加 0.2 mol/L 重铬酸钾溶液 4~5 滴,观察并解释发生的变化。

五、实验注意事项

(1)卢卡斯试剂的配制:将熔融过的无水氯化锌 34 g 溶于 23 mL 的浓盐酸(ρ=1.18 g/mL)中,搅拌混合均匀即可。

(2)酚与三氯化铁的反应中,三氯化铁的量不宜过多,否则三氯化铁的颜色将掩盖应产生的颜色。

六、实验思考

(1)为什么卢卡斯试剂可以鉴别伯、仲、叔醇?如何判别?

(2)为什么苯酚溶于氢氧化钠溶液而不溶于碳酸氢钠溶液?

(3)为什么苯酚容易与溴水反应?且产物是 2,4,6-三溴苯酚?

(郑州铁路职业技术学院　王洪涛)

实验六 醛和酮的性质

一、实验目的

（1）验证醛和酮的主要化学性质。
（2）掌握醛和酮的鉴别方法。

二、实验用品

（1）仪器：大试管、小试管、烧杯（250 mL）、温度计（100 ℃）、石棉网、酒精灯。
（2）试剂：甲醛、乙醛、苯甲醛、丙酮、乙醇、2,4-二硝基苯肼、碘试剂、2 mol/L NaOH 溶液、0.05 mol/L $AgNO_3$ 溶液、0.5 mol/L 氨水、费林试剂 A、费林试剂 B、0.05 mol/L $Na_2[Fe(CN)_5NO]$、希夫试剂。

三、实验原理

（1）加成反应：2,4-二硝基苯肼等羰基试剂与醛、酮反应，不停留在加成阶段，而是继续脱水，生成缩合产物。
（2）碘仿反应：在强碱性条件下，同一个碳上含有 3 个 α-H 的醛、酮或醇都可以与 NaIO 作用，生成 CHI_3 沉淀。
（3）银镜反应：醛与托伦试剂发生银镜反应，而酮则不反应。
（4）费林反应：甲醛与费林试剂反应形成铜镜，其他脂肪醛与费林试剂反应生成 Cu_2O 沉淀。芳香醛、酮等不与费林试剂反应。
（5）希夫反应：醛与希夫试剂反应显特殊颜色。甲醛与希夫试剂所显的颜色遇硫酸不褪色，其他醛与希夫试剂所显的颜色遇硫酸褪色。
（6）临床上常用亚硝酰铁氰化钠溶液、氨水与丙酮的显色反应检查患者尿液中是否含有丙酮。

四、实验步骤

1. 醛、酮与 2,4-二硝基苯肼的反应

取 4 支试管，分别加入 3 滴甲醛、乙醛、丙酮、苯甲醛，再各加入 10 滴 2,4-二硝基苯肼试剂，充分振荡后，静置片刻，记录并解释发生的现象。

2. 碘仿反应

取 4 支试管，分别加入 5 滴甲醛、乙醛、乙醇、丙酮，再各加入 10 滴碘试剂，然后分别滴加 2 mol/L NaOH 溶液，至碘的颜色恰好褪去。振荡，观察有无沉淀生成，若无沉淀，可在温水浴中温热数分钟，冷却后再观察，记录并解释发生的现象。

3. 银镜反应

在 1 支大试管中加入 2 mL 0.05 mol/L $AgNO_3$ 溶液，再加入 1 滴 2 mol/L NaOH 氢氧化钠溶液，然后边振荡边滴加 0.5 mol/L 氨水，至生成的沉淀恰好溶解，即为托伦试剂。将托伦试剂分装在 4 支洁净的试管中，分别加入 2 滴甲醛、乙醛、丙酮、苯甲醛，摇匀后放在热水浴中加热，观察现象，记录并解释发生的现象。

4. 费林反应

在大试管中加入 2 mL 费林试剂 A 和 2 mL 费林试剂 B,混合均匀,即是费林试剂。将费林试剂分装到 4 支洁净的试管中,再分别加入 2 滴甲醛、乙醛、丙酮、苯甲醛,振荡,放在热水浴中加热观察现象,记录并解释发生的现象。

5. 希夫反应

取 4 支试管,分别加入 5 滴甲醛、乙醛、乙醇、丙酮,然后各加入 10 滴希夫试剂,观察现象,记录并解释发生的现象。

6. 丙酮的鉴定

取 2 支试管,各加入 1 mL 0.05 mol/L $Na_2[Fe(CN)_5NO]$ 和 10 滴 0.5 mol/L 氨水摇匀,再分别加入 5 滴乙醛和丙酮,摇匀,观察现象,记录并解释发生的现象。

五、实验注意事项

(1) 2,4-二硝基苯肼试剂的配制:取 2,4-二硝基苯肼 3 g,溶于 15 mL 浓硫酸中,将此溶液慢慢加入 70 mL 95%乙醇中,再用醇稀释至 100 mL,过滤。

(2) 碘试剂的配制:称取 2 g 碘和 5 g 碘化钾,溶于 100 mL 纯水中。

(3) 进行碘仿反应时应注意样品不能过多,否则生成的碘仿可能会溶于醛或酮中。另外,滴加 NaOH 溶液时也不能过量,至溶液呈淡黄色(有微量的碘存在)即可。

(4) 进行银镜反应应将试管洗涤干净,加入碱液不要过量,否则会影响实验效果。另外,反应时采用水浴加热,以防生成具有爆炸性的 AgN_3 而发生意外。实验完毕,立即用硝酸洗去银镜。

(5) 费林试剂的配制:称取 5 g 硫酸铜晶体溶于 100 mL 蒸馏水中,即得费林试剂 A。称取 17 g 酒石酸钾钠溶于 20 mL 热水中,加入 20 mL 5 mol/L NaOH 溶液,再加纯水稀释到 100 mL,即得费林试剂 B。费林试剂不稳定,两种溶液要分别储存,使用时等体积混合即可。

(6) 费林试剂与醛反应时,溶液颜色由蓝色转变为绿色,再变为黄色进而生成砖红色的氧化亚铜(甲醛反应后生成金属铜)。芳香醛、酮不能与费林试剂反应,但因费林试剂加热时间过长也会分解为砖红色的氧化亚铜沉淀,出现假阳性反应。

(7) 希夫试剂的配制:称取 0.2 g 品红盐酸盐溶于 100 mL 热水中,冷却后,加入 2 g 亚硫酸氢钠和 2 mL 浓盐酸,加纯水稀释到 200 mL,待红色褪去即可使用。若呈浅红色,可加入少量活性炭混匀,过滤。将希夫试剂储存于棕色瓶中。

(8) 醛与希夫试剂的反应必须在室温和酸性条件下进行。因为希夫试剂不能受热,亦不能含有碱性物质和氧化剂,否则二氧化硫会逸出而恢复品红的颜色,出现假阳性反应。

六、实验思考

(1) 进行银镜反应时要注意什么?

(2) 使用希夫试剂鉴别醛应该注意什么?

(皖西卫生职业学院　冯寅寅)

实验七 羧酸、取代羧酸的性质

一、实验目的

(1) 验证羧酸和取代羧酸的主要化学性质。
(2) 掌握羧酸及取代羧酸的鉴别方法。

二、实验原理

羧酸均有酸性,与碱作用生成羧酸盐。羧酸的酸性比盐酸和硫酸弱,但比碳酸强,因此可与碳酸钠或碳酸氢钠成盐而溶解。饱和一元羧酸中甲酸的酸性最强,二元羧酸中草酸的酸性最强。羧酸和醇在浓硫酸的催化下发生酯化反应,生成有香味的酯。在适当的条件下羧酸可发生脱羧反应。甲酸分子中含有醛基,具有还原性,可被高锰酸钾或托伦试剂氧化。由于两个相邻羧基的相互影响,草酸易发生脱羧反应和被高锰酸钾氧化。

三、实验用品

(1) 仪器:试管、烧杯、酒精灯、试管夹。
(2) 试剂:冰醋酸、草酸、苯甲酸、乙醇、水杨酸、10%甲酸、10%乙酸、10%草酸、10%苯酚、5%氢氧化钠溶液、5%盐酸、0.05%高锰酸钾溶液、0.05 mol/L 三氯化铁溶液、5%碳酸钠溶液、浓硫酸、饱和石灰水、pH 试纸、10%乳酸溶液、5%酒石酸溶液、5%柠檬酸。

四、实验步骤

(一) 羧酸的性质

1. 羧酸的酸性

(1) 用干净的玻璃棒分别蘸取 10%乙酸、10%甲酸、10%草酸、10%苯酚于 pH 试纸上,观察和记录其 pH 值并解释之。

(2) 在 2 支试管中分别加入 0.1 g 苯甲酸、水杨酸和 1 mL 水,边摇边逐滴加入 5%氢氧化钠溶液至恰好澄清,再逐滴加入 5%盐酸溶液,观察和记录反应现象并解释之。

(3) 在 2 支试管中分别加入 0.1 g 苯甲酸、水杨酸,边摇边逐滴加入 5%碳酸钠溶液,观察和记录反应现象并解释。

2. 成盐反应

取 0.2 g 苯甲酸晶体放入盛有 1 mL 水的试管中,加入 10%氢氧化钠溶液数滴。振荡并观察现象。接着再加数滴 10%盐酸,振荡,并观察所发生的变化。

3. 成酯反应

在一干燥的小试管中放入 1 mL 无水乙醇和 1 mL 冰醋酸,再加入 0.2 mL 浓硫酸,振摇均匀后浸在 60~70 ℃的热水浴中约 10 min。产生的蒸气经导管通到饱和碳酸钠溶液的液面上。这时可看到有透明的油状液体产生并闻到香味。导管不能插入饱和 Na_2CO_3 溶液中。

（二）醇酸与三氯化铁的反应

取 3 支试管，各加入 1 滴苯酚溶液和 3 滴 1％的三氯化铁溶液，摇动试管，观察试管里溶液的颜色。然后在这 3 支试管里分别加入 5 滴 10％乳酸溶液、5％酒石酸溶液和 5％柠檬酸溶液，观察各试管溶液的颜色变化。

五、实验注意事项

（1）酯化反应温度不能过高，若超过乙酸异戊酯和异戊醇的沸点，会引起两者挥发，使现象不明显。

（2）羧酸一般无还原性，但由于甲酸与草酸的结构特殊，均能被氧化而具有还原性。

六、实验思考

（1）甲酸是一元羧酸，草酸是二元羧酸，它们都有还原性，可以被氧化。其他的一元羧酸和二元羧酸是否也能被氧化？

（2）如何鉴别甲酸、乙酸与草酸？

（3）为什么酯化反应要加硫酸？为什么酯的碱性水解比酸性水解效果好？

（上海震旦职业学院　王文华）

实验八 糖类的性质

一、实验目的

(1) 验证糖类的化学性质。
(2) 掌握糖类的化学鉴别方法。

二、实验用品

(1) 仪器：试管、烧杯、酒精灯、点滴板1块、pH试纸、水浴锅等。
(2) 试剂：2%葡萄糖、2%果糖、2%麦芽糖、2%乳糖、2%蔗糖、2%淀粉、3 mol/L硫酸、1 mol/L碳酸钠、碘液、浓硫酸、浓盐酸、托伦试剂、费林试剂A和费林试剂B、间苯二酚的盐酸溶液、苯肼试剂、Benedict试剂。

三、实验步骤

（一）糖的还原性

(1) 与托伦试剂反应：取4支试管，各加入托伦试剂1 mL，然后分别加入4滴2%葡萄糖、2%果糖、2%蔗糖、2%麦芽糖溶液，摇匀，将试管同时50~60 ℃水浴中加热，观察有无银镜产生。

(2) 与费林试剂的反应：取5支试管，各加入1 mL费林试剂A和1 mL费林试剂B，混匀，然后分别加入4滴2%葡萄糖、2%果糖、2%蔗糖、2%麦芽糖、1%淀粉溶液，摇匀，将试管同时放入沸水浴中加热2~3 min，然后取出冷却，观察。

（二）糖的颜色反应——Seliwanoff反应

取试管4支，分别加入Seliwanoff试剂（间苯二酚的盐酸溶液）各1 mL，再加2%葡萄糖、2%果糖、2%蔗糖、2%麦芽糖溶液各5滴，摇匀后同时放入沸水浴中加热，仔细观察比较各试管中溶液出现红色的先后顺序。

（三）糖砂的生成

取3支试管，各加入2%葡萄糖、2%蔗糖、2%乳糖溶液2 mL，再分别加入1 mL新鲜配制的苯肼试剂，摇匀，取少量棉花塞住试管口，同时放入沸水浴中加热煮沸，随时将出现沉淀的试管取出，并记录时间。加热20~30 min以后，将所有试管取出，让其自行冷却，比较各试管中产生沉淀的顺序。

（四）淀粉的碘试验

在试管中加入10滴1%淀粉溶液，再加入1滴0.1%碘溶液，观察现象。将试管放入沸水中加热5~10 min，观察现象，取出冷却后，结果又如何？

（五）糖的水解

1. 蔗糖的水解

取1支试管，加入0.1 mol/L蔗糖溶液1 mL，再加入3 mol/L的硫酸3滴，沸水浴中加热约10 min，冷却后，用1 mol/L碳酸钠调至碱性（pH试纸检查）。加入Benedict试剂1 mL，在沸水浴中加热3

min,冷却后观察结果。

2. 淀粉的水解

取 2 支试管,分别加入 0.2 g/L 淀粉 2 mL,其中 1 支试管中加碘液 1 滴,摇匀后观察颜色。将试管在沸水浴中加热,观察有何变化?再冷却后,又有什么变化?

向另 1 支试管中加入浓盐酸 5 滴,在沸水浴中加热约 15 min,加热时每隔 2 min 用吸管吸出 2 滴放在点滴板上,加碘液 1 滴,仔细观察颜色变化。待反应液不与碘液发生颜色变化时,再加热 2~3 min,冷却后用 1 mol/L 碳酸钠调至碱性,加入 Benedict 试剂 1 mL,沸水浴中加热 3 min,冷却后观察结果。

四、实验注意事项

(1) Seliwanoff 反应:酮糖在酸的作用下较醛糖更易生成羟甲基糠醛。后者与间苯二酚作用生成鲜红色复合物,反应仅需 20~30 s。醛糖在浓度较高时或长时间煮沸,才产生微弱的阳性反应。该反应是鉴定酮糖的特殊反应。

果糖与 Seliwanoff 试剂反应非常迅速,呈鲜红色,而葡萄糖所需时间较长,且只能生成黄色至淡黄色产物。戊糖亦与 Seliwanoff 试剂反应,戊糖经酸脱水生成糠醛,与间苯二酚缩合,生成绿色至蓝色产物。酮基本身没有还原性,只有在变成烯醇式后,才显示还原作用。

(2) Benedict 试剂是改良的费林试剂,主要是用柠檬酸钠和碳酸钠混合溶液代替酒石酸钾钠和氢氧化钠混合溶液。Benedict 试剂灵敏度高,可检出 0.005 mol/L 的葡萄糖。

五、实验思考

(1) 如何区别葡萄糖和蔗糖?哪些糖具有还原性?为什么?
(2) 多糖中最常见的是什么?如何用简单的方法鉴别?

(皖西卫生职业学院　黄继红)

实验九　氨基酸　蛋白质的性质

一、实验目的

(1) 验证醛和酮的主要化学性质。
(2) 掌握蛋白质分段盐析的操作方法。

二、实验用品

(1) 仪器:试管、试管架、试管夹、烧杯、酒精灯、漏斗、玻璃棒等。
(2) 试剂:鸡蛋清、氯化钠鸡蛋清、饱和硫酸铵、硫酸铵晶体、浓氨水、0.1 mol/L 醋酸铅溶液 0.1 mol/L 硝酸银溶液、1 mol/L NaOH 溶液、浓硝酸、0.1 mol/L $CuSO_4$ 溶液、饱和苦味酸、酒精、茚三酮溶液。

三、实验步骤

(一) 蛋白质的盐析

(1) 取1支大试管,加入氯化钠鸡蛋清3 mL 再加入饱和硫酸铵3 mL 充分振荡,静置片刻,观察现象。
(2) 用滤纸滤去沉淀,在滤纸中加入硫酸铵晶体少许,充分振荡,静置片刻,观察现象。
(3) 再用滤纸,收集上面两次沉淀物,加水5 mL,振荡摇匀,观察现象。

(二) 蛋白质的变性

取5支试管各加入鸡蛋清1 mL,再按照实验表9-1分别加入酒精、硝酸银溶液、醋酸铅溶液、苦味酸和加热,观察现象。

实验表 9-1　蛋白质的变性

试管	鸡蛋清	酒精	硝酸银	醋酸铅	苦味酸	现象	解释
1	1 mL	1 mL					
2	1 mL		3滴				
3	1 mL			3滴			
4	1 mL				3滴		
5	1 mL/加热						

(三) 蛋白质的颜色反应

取3支试管各加入鸡蛋清2 mL,再按照实验表9-2分别加入 $CuSO_4$/NaOH、HNO_3、浓氨水、茚三酮,观察现象。

实验表 9-2 蛋白质的颜色反应

试管	鸡蛋清	CuSO$_4$/NaOH	HNO$_3$	浓氨水	茚三酮	现象	解释
1	2 mL	5 滴/2 mL					
2	2 mL		10 滴/加热	2 mL/冷却			
3	2 mL				10 滴		

四、实验思考

(1) 蛋白质的盐析和变性有何不同?

(2) 何谓蛋白质的变性?蛋白质的变性在医药上有哪些应用?

(3) 氨基酸、蛋白质与亚硝酸反应定量放出什么气体?蛋白质的系数是什么?

(皖西卫生职业学院 黄继红)

附录 常用电极的标准电极电势

(一) 在酸性溶液中(298 K)

电对	方程式	$E^{\ominus}/V$
Li(Ⅰ)-(0)	$Li^+ + e \rightleftharpoons Li$	-3.0401
Cs(Ⅰ)-(0)	$Cs^+ + e \rightleftharpoons Cs$	-3.026
Rb(Ⅰ)-(0)	$Rb^+ + e \rightleftharpoons Rb$	-2.98
K(Ⅰ)-(0)	$K^+ + e \rightleftharpoons K$	-2.931
Ba(Ⅱ)-(0)	$Ba^{2+} + 2e \rightleftharpoons Ba$	-2.912
Sr(Ⅱ)-(0)	$Sr^{2+} + 2e \rightleftharpoons Sr$	-2.89
Ca(Ⅱ)-(0)	$Ca^{2+} + 2e \rightleftharpoons Ca$	-2.868
Na(Ⅰ)-(0)	$Na^+ + e \rightleftharpoons Na$	-2.71
La(Ⅲ)-(0)	$La^{3+} + 3e \rightleftharpoons La$	-2.379
Mg(Ⅱ)-(0)	$Mg^{2+} + 2e \rightleftharpoons Mg$	-2.372
Ce(Ⅲ)-(0)	$Ce^{3+} + 3e \rightleftharpoons Ce$	-2.336
H(0)-(-Ⅰ)	$H_2(g) + 2e \rightleftharpoons 2H^-$	-2.23
Al(Ⅲ)-(0)	$AlF_6^{3-} + 3e \rightleftharpoons Al + 6F^-$	-2.069
Th(Ⅳ)-(0)	$Th^{4+} + 4e \rightleftharpoons Th$	-1.899
Be(Ⅱ)-(0)	$Be^{2+} + 2e \rightleftharpoons Be$	-1.847
U(Ⅲ)-(0)	$U^{3+} + 3e \rightleftharpoons U$	-1.798
Hf(Ⅳ)-(0)	$HfO^{2+} + 2H^+ + 4e \rightleftharpoons Hf + H_2O$	-1.724
Al(Ⅲ)-(0)	$Al^{3+} + 3e \rightleftharpoons Al$	-1.662
Ti(Ⅱ)-(0)	$Ti^{2+} + 2e \rightleftharpoons Ti$	-1.630
Zr(Ⅳ)-(0)	$ZrO_2 + 4H^+ + 4e \rightleftharpoons Zr + 2H_2O$	-1.553
Si(Ⅳ)-(0)	$[SiF_6]^{2-} + 4e \rightleftharpoons Si + 6F^-$	-1.24
Mn(Ⅱ)-(0)	$Mn^{2+} + 2e \rightleftharpoons Mn$	-1.185
Cr(Ⅱ)-(0)	$Cr^{2+} + 2e \rightleftharpoons Cr$	-0.913
Ti(Ⅲ)-(Ⅱ)	$Ti^{3+} + e \rightleftharpoons Ti^{2+}$	-0.9
B(Ⅲ)-(0)	$H_3BO_3 + 3H^+ + 3e \rightleftharpoons B + 3H_2O$	-0.8698
*Ti(Ⅳ)-(0)	$TiO_2 + 4H^+ + 4e \rightleftharpoons Ti + 2H_2O$	-0.86
Te(0)-(-Ⅱ)	$Te + 2H^+ + 2e \rightleftharpoons H_2Te$	-0.793
Zn(Ⅱ)-(0)	$Zn^{2+} + 2e \rightleftharpoons Zn$	-0.7618
Ta(Ⅴ)-(0)	$Ta_2O_5 + 10H^+ + 10e \rightleftharpoons 2Ta + 5H_2O$	-0.750

续表

电对	方程式	$E^{\ominus}/V$
Cr(Ⅲ)-(0)	$Cr^{3+}+3e \Longrightarrow Cr$	-0.744
Nb(Ⅴ)-(0)	$Nb_2O_5+10H^++10e \Longrightarrow 2Nb+5H_2O$	-0.644
As(0)-(-Ⅲ)	$As+3H^++3e \Longrightarrow AsH_3$	-0.608
U(Ⅳ)-(Ⅲ)	$U^{4+}+e \Longrightarrow U^{3+}$	-0.607
Ga(Ⅲ)-(0)	$Ga^{3+}+3e \Longrightarrow Ga$	-0.549
P(Ⅰ)-(0)	$H_3PO_2+H^++e \Longrightarrow P+2H_2O$	-0.508
P(Ⅲ)-(Ⅰ)	$H_3PO_3+2H^++2e \Longrightarrow H_3PO_2+H_2O$	-0.499
*C(Ⅳ)-(Ⅲ)	$2CO_2+2H^++2e \Longrightarrow H_2C_2O_4$	-0.49
Fe(Ⅱ)-(0)	$Fe^{2+}+2e \Longrightarrow Fe$	-0.447
Cr(Ⅲ)-(Ⅱ)	$Cr^{3+}+e \Longrightarrow Cr^{2+}$	-0.407
Cd(Ⅱ)-(0)	$Cd^{2+}+2e \Longrightarrow Cd$	-0.4030
Se(0)-(-Ⅱ)	$Se+2H^++2e \Longrightarrow H_2Se(aq)$	-0.399
Pb(Ⅱ)-(0)	$PbI_2+2e \Longrightarrow Pb+2I^-$	-0.365
Eu(Ⅲ)-(Ⅱ)	$Eu^{3+}+e \Longrightarrow Eu^{2+}$	-0.36
Pb(Ⅱ)-(0)	$PbSO_4+2e \Longrightarrow Pb+SO_4^{2-}$	-0.3588
In(Ⅲ)-(0)	$In^{3+}+3e \Longrightarrow In$	-0.3382
Tl(Ⅰ)-(0)	$Tl^++e \Longrightarrow Tl$	-0.336
Co(Ⅱ)-(0)	$Co^{2+}+2e \Longrightarrow Co$	-0.28
P(Ⅴ)-(Ⅲ)	$H_3PO_4+2H^++2e \Longrightarrow H_3PO_3+H_2O$	-0.276
Pb(Ⅱ)-(0)	$PbCl_2+2e \Longrightarrow Pb+2Cl^-$	-0.2675
Ni(Ⅱ)-(0)	$Ni^{2+}+2e \Longrightarrow Ni$	-0.257
V(Ⅲ)-(Ⅱ)	$V^{3+}+e \Longrightarrow V^{2+}$	-0.255
Ge(Ⅳ)-(0)	$H_2GeO_3+4H^++4e \Longrightarrow Ge+3H_2O$	-0.182
Ag(Ⅰ)-(0)	$AgI+e \Longrightarrow Ag+I^-$	-0.15224
Sn(Ⅱ)-(0)	$Sn^{2+}+2e \Longrightarrow Sn$	-0.1375
Pb(Ⅱ)-(0)	$Pb^{2+}+2e \Longrightarrow Pb$	-0.1262
*C(Ⅳ)-(Ⅱ)	$CO_2(g)+2H^++2e \Longrightarrow CO+H_2O$	-0.12
P(0)-(-Ⅲ)	$P(白)+3H^++3e \Longrightarrow PH_3(g)$	-0.063
Hg(Ⅰ)-(0)	$Hg_2I_2+2e \Longrightarrow 2Hg+2I^-$	-0.0405
Fe(Ⅲ)-(0)	$Fe^{3+}+3e \Longrightarrow Fe$	-0.037
H(Ⅰ)-(0)	$2H^++2e \Longrightarrow H_2$	0.0000
Ag(Ⅰ)-(0)	$AgBr+e \Longrightarrow Ag+Br^-$	0.07133
S(Ⅱ.Ⅴ)-(Ⅱ)	$S_4O_6^{2-}+2e \Longrightarrow 2S_2O_3^{2-}$	0.08
*Ti(Ⅳ)-(Ⅲ)	$TiO^{2+}+2H^++e \Longrightarrow Ti^{3+}+H_2O$	0.1
S(0)-(-Ⅱ)	$S+2H^++2e \Longrightarrow H_2S(aq)$	0.142
Sn(Ⅳ)-(Ⅱ)	$Sn^{4+}+2e \Longrightarrow Sn^{2+}$	0.151
Sb(Ⅲ)-(0)	$Sb_2O_3+6H^++6e \Longrightarrow 2Sb+3H_2O$	0.152
Cu(Ⅱ)-(Ⅰ)	$Cu^{2+}+e \Longrightarrow Cu^+$	0.153
Bi(Ⅲ)-(0)	$BiOCl+2H^++3e \Longrightarrow Bi+Cl^-+H_2O$	0.1583

续表

电对	方程式	$E^{\ominus}/V$
S(Ⅵ)-(Ⅳ)	$SO_4^{2-}+4H^++2e \Longleftrightarrow H_2SO_3+H_2O$	0.172
Sb(Ⅲ)-(0)	$SbO^++2H^++3e \Longleftrightarrow Sb+H_2O$	0.212
Ag(Ⅰ)-(0)	$AgCl+e \Longleftrightarrow Ag+Cl^-$	0.22233
As(Ⅲ)-(0)	$HAsO_2+3H^++3e \Longleftrightarrow As+2H_2O$	0.248
Hg(Ⅰ)-(0)	$Hg_2Cl_2+2e \Longleftrightarrow 2Hg+2Cl^-$（饱和 KCl）	0.26808
Bi(Ⅲ)-(0)	$BiO^++2H^++3e \Longleftrightarrow Bi+H_2O$	0.320
U(Ⅵ)-(Ⅳ)	$UO_2^{2+}+4H^++2e \Longleftrightarrow U^{4+}+2H_2O$	0.327
C(Ⅳ)-(Ⅲ)	$2HCNO+2H^++2e \Longleftrightarrow (CN)_2+2H_2O$	0.330
V(Ⅳ)-(Ⅲ)	$VO^{2+}+2H^++e \Longleftrightarrow V^{3+}+H_2O$	0.337
Cu(Ⅱ)-(0)	$Cu^{2+}+2e \Longleftrightarrow Cu$	0.3419
Re(Ⅶ)-(0)	$ReO_4^-+8H^++7e \Longleftrightarrow Re+4H_2O$	0.368
Ag(Ⅰ)-(0)	$Ag_2CrO_4+2e \Longleftrightarrow 2Ag+CrO_4^{2-}$	0.4470
S(Ⅳ)-(0)	$H_2SO_3+4H^++4e \Longleftrightarrow S+3H_2O$	0.449
Cu(Ⅰ)-(0)	$Cu^++e \Longleftrightarrow Cu$	0.521
I(0)-(-Ⅰ)	$I_2+2e \Longleftrightarrow 2I^-$	0.5355
I(0)-(-Ⅰ)	$I_3^-+2e \Longleftrightarrow 3I^-$	0.536
As(Ⅴ)-(Ⅲ)	$H_3AsO_4+2H^++2e \Longleftrightarrow HAsO_2+2H_2O$	0.560
Sb(Ⅴ)-(Ⅲ)	$Sb_2O_5+6H^++4e \Longleftrightarrow 2SbO^++3H_2O$	0.581
Te(Ⅳ)-(0)	$TeO_2+4H^++4e \Longleftrightarrow Te+2H_2O$	0.593
U(Ⅴ)-(Ⅳ)	$UO_2^++4H^++e \Longleftrightarrow U^{4+}+2H_2O$	0.612
**Hg(Ⅱ)-(Ⅰ)	$2HgCl_2+2e \Longleftrightarrow Hg_2Cl_2+2Cl^-$	0.63
Pt(Ⅳ)-(Ⅱ)	$[PtCl_6]^{2-}+2e \Longleftrightarrow [PtCl_4]^{2-}+2Cl^-$	0.68
O(0)-(-Ⅰ)	$O_2+2H^++2e \Longleftrightarrow H_2O_2$	0.695
Pt(Ⅱ)-(0)	$[PtCl_4]^{2-}+2e \Longleftrightarrow Pt+4Cl^-$	0.755
*Se(Ⅳ)-(0)	$H_2SeO_3+4H^++4e \Longleftrightarrow Se+3H_2O$	0.74
Fe(Ⅲ)-(Ⅱ)	$Fe^{3+}+e \Longleftrightarrow Fe^{2+}$	0.771
Hg(Ⅰ)-(0)	$Hg_2^{2+}+2e \Longleftrightarrow 2Hg$	0.7973
Ag(Ⅰ)-(0)	$Ag^++e \Longleftrightarrow Ag$	0.7996
Os(Ⅷ)-(0)	$OsO_4+8H^++8e \Longleftrightarrow Os+4H_2O$	0.8
N(Ⅴ)-(Ⅳ)	$2NO_3^-+4H^++2e \Longleftrightarrow N_2O_4+2H_2O$	0.803
Hg(Ⅱ)-(0)	$Hg^{2+}+2e \Longleftrightarrow Hg$	0.851
Si(Ⅳ)-(0)	$(quartz)SiO_2+4H^++4e \Longleftrightarrow Si+2H_2O$	0.857
Cu(Ⅱ)-(Ⅰ)	$Cu^{2+}+I^-+e \Longleftrightarrow CuI$	0.86
N(Ⅲ)-(Ⅰ)	$2HNO_2+4H^++4e \Longleftrightarrow H_2N_2O_2+2H_2O$	0.86
Hg(Ⅱ)-(Ⅰ)	$2Hg^{2+}+2e \Longleftrightarrow Hg_2^{2+}$	0.920
N(Ⅴ)-(Ⅲ)	$NO_3^-+3H^++2e \Longleftrightarrow HNO_2+H_2O$	0.934
Pd(Ⅱ)-(0)	$Pd^{2+}+2e \Longleftrightarrow Pd$	0.951
N(Ⅴ)-(Ⅱ)	$NO_3^-+4H^++3e \Longleftrightarrow NO+2H_2O$	0.957
N(Ⅲ)-(Ⅱ)	$HNO_2+H^++e \Longleftrightarrow NO+H_2O$	0.983

续表

电对	方程式	$E^{\ominus}/V$
I(I)-(-I)	$HIO + H^+ + 2e \Longrightarrow I^- + H_2O$	0.987
V(V)-(IV)	$VO_2^+ + 2H^+ + e \Longrightarrow VO^{2+} + H_2O$	0.991
V(V)-(IV)	$V(OH)_4^+ + 2H^+ + e \Longrightarrow VO^{2+} + 3H_2O$	1.00
Au(III)-(0)	$[AuCl_4]^- + 3e \Longrightarrow Au + 4Cl^-$	1.002
Te(VI)-(IV)	$H_6TeO_6 + 2H^+ + 2e \Longrightarrow TeO_2 + 4H_2O$	1.02
N(IV)-(II)	$N_2O_4 + 4H^+ + 4e \Longrightarrow 2NO + 2H_2O$	1.035
N(IV)-(III)	$N_2O_4 + 2H^+ + 2e \Longrightarrow 2HNO_2$	1.065
I(V)-(-I)	$IO_3^- + 6H^+ + 6e \Longrightarrow I^- + 3H_2O$	1.085
Br(0)-(-I)	$Br_2(aq) + 2e \Longrightarrow 2Br^-$	1.0873
Se(VI)-(IV)	$SeO_4^{2-} + 4H^+ + 2e \Longrightarrow H_2SeO_3 + H_2O$	1.151
Cl(V)-(IV)	$ClO_3^- + 2H^+ + e \Longrightarrow ClO_2 + H_2O$	1.152
Pt(II)-(0)	$Pt^{2+} + 2e \Longrightarrow Pt$	1.18
Cl(VII)-(V)	$ClO_4^- + 2H^+ + 2e \Longrightarrow ClO_3^- + H_2O$	1.189
I(V)-(0)	$2IO_3^- + 12H^+ + 10e \Longrightarrow I_2 + 6H_2O$	1.195
Cl(V)-(III)	$ClO_3^- + 3H^+ + 2e \Longrightarrow HClO_2 + H_2O$	1.214
Mn(IV)-(II)	$MnO_2 + 4H^+ + 2e \Longrightarrow Mn^{2+} + 2H_2O$	1.224
O(0)-(-II)	$O_2 + 4H^+ + 4e \Longrightarrow 2H_2O$	1.229
Tl(III)-(I)	$Tl^{3+} + 2e \Longrightarrow Tl^+$	1.252
Cl(IV)-(III)	$ClO_2 + H^+ + e \Longrightarrow HClO_2$	1.277
N(III)-(I)	$2HNO_2 + 4H^+ + 4e \Longrightarrow N_2O + 3H_2O$	1.297
**Cr(VI)-(III)	$Cr_2O_7^{2-} + 14H^+ + 6e \Longrightarrow 2Cr^{3+} + 7H_2O$	1.33
Br(I)-(-I)	$HBrO + H^+ + 2e \Longrightarrow Br^- + H_2O$	1.331
Cr(VI)-(III)	$HCrO_4^- + 7H^+ + 3e \Longrightarrow Cr^{3+} + 4H_2O$	1.350
Cl(0)-(-I)	$Cl_2(g) + 2e \Longrightarrow 2Cl^-$	1.35827
Cl(VII)-(-I)	$ClO_4^- + 8H^+ + 8e \Longrightarrow Cl^- + 4H_2O$	1.389
Cl(VII)-(0)	$ClO_4^- + 8H^+ + 7e \Longrightarrow 1/2Cl_2 + 4H_2O$	1.39
Au(III)-(I)	$Au^{3+} + 2e \Longrightarrow Au^+$	1.401
Br(V)-(-I)	$BrO_3^- + 6H^+ + 6e \Longrightarrow Br^- + 3H_2O$	1.423
I(I)-(0)	$2HIO + 2H^+ + 2e \Longrightarrow I_2 + 2H_2O$	1.439
Cl(V)-(-I)	$ClO_3^- + 6H^+ + 6e \Longrightarrow Cl^- + 3H_2O$	1.451
Pb(IV)-(II)	$PbO_2 + 4H^+ + 2e \Longrightarrow Pb^{2+} + 2H_2O$	1.455
Cl(V)-(0)	$ClO_3^- + 6H^+ + 5e \Longrightarrow 1/2Cl_2 + 3H_2O$	1.47
Cl(I)-(-I)	$HClO + H^+ + 2e \Longrightarrow Cl^- + H_2O$	1.482
Br(V)-(0)	$BrO_3^- + 6H^+ + 5e \Longrightarrow 1/2Br_2 + 3H_2O$	1.482
Au(III)-(0)	$Au^{3+} + 3e \Longrightarrow Au$	1.498
Mn(VII)-(II)	$MnO_4^- + 8H^+ + 5e \Longrightarrow Mn^{2+} + 4H_2O$	1.507
Mn(III)-(II)	$Mn^{3+} + e \Longrightarrow Mn^{2+}$	1.5415
Cl(III)-(-I)	$HClO_2 + 3H^+ + 4e \Longrightarrow Cl^- + 2H_2O$	1.570
Br(I)-(0)	$HBrO + H^+ + e \Longrightarrow 1/2Br_2(aq) + H_2O$	1.574

续表

电对	方程式	$E^{\ominus}/V$
N(Ⅱ)-(Ⅰ)	$2NO+2H^++2e \rightleftharpoons N_2O+H_2O$	1.591
I(Ⅶ)-(Ⅴ)	$H_5IO_6+H^++2e \rightleftharpoons IO_3^-+3H_2O$	1.601
Cl(Ⅰ)-(0)	$HClO+H^++e \rightleftharpoons 1/2Cl_2+H_2O$	1.611
Cl(Ⅲ)-(Ⅰ)	$HClO_2+2H^++2e \rightleftharpoons HClO+H_2O$	1.645
Ni(Ⅳ)-(Ⅱ)	$NiO_2+4H^++2e \rightleftharpoons Ni^{2+}+2H_2O$	1.678
Mn(Ⅶ)-(Ⅳ)	$MnO_4^-+4H^++3e \rightleftharpoons MnO_2+2H_2O$	1.679
Pb(Ⅳ)-(Ⅱ)	$PbO_2+SO_4^{2-}+4H^++2e \rightleftharpoons PbSO_4+2H_2O$	1.6913
Au(Ⅰ)-(0)	$Au^++e \rightleftharpoons Au$	1.692
Ce(Ⅳ)-(Ⅲ)	$Ce^{4+}+e \rightleftharpoons Ce^{3+}$	1.72
N(Ⅰ)-(0)	$N_2O+2H^++2e \rightleftharpoons N_2+H_2O$	1.766
O(-Ⅰ)-(-Ⅱ)	$H_2O_2+2H^++2e \rightleftharpoons 2H_2O$	1.776
Co(Ⅲ)-(Ⅱ)	$Co^{3+}+e \rightleftharpoons Co^{2+}$ (2 mol·L^{-1} H$_2$SO$_4$)	1.83
Ag(Ⅱ)-(Ⅰ)	$Ag^{2+}+e \rightleftharpoons Ag^+$	1.980
S(Ⅶ)-(Ⅵ)	$S_2O_8^{2-}+2e \rightleftharpoons 2SO_4^{2-}$	2.010
O(0)-(-Ⅱ)	$O_3+2H^++2e \rightleftharpoons O_2+H_2O$	2.076
O(Ⅱ)-(-Ⅱ)	$F_2O+2H^++4e \rightleftharpoons H_2O+2F^-$	2.153
Fe(Ⅵ)-(Ⅲ)	$FeO_4^{2-}+8H^++3e \rightleftharpoons Fe^{3+}+4H_2O$	2.20
O(0)-(-Ⅱ)	$O(g)+2H^++2e \rightleftharpoons H_2O$	2.421
F(0)-(-Ⅰ)	$F_2+2e \rightleftharpoons 2F^-$	2.866
	$F_2+2H^++2e \rightleftharpoons 2HF$	3.053

(二)在碱性溶液中(298 K)

电对	方程式	$E^{\ominus}/V$
Ca(Ⅱ)-(0)	$Ca(OH)_2+2e \rightleftharpoons Ca+2OH^-$	-3.02
Ba(Ⅱ)-(0)	$Ba(OH)_2+2e \rightleftharpoons Ba+2OH^-$	-2.99
La(Ⅲ)-(0)	$La(OH)_3+3e \rightleftharpoons La+3OH^-$	-2.90
Sr(Ⅱ)-(0)	$Sr(OH)_2·8H_2O+2e \rightleftharpoons Sr+2OH^-+8H_2O$	-2.88
Mg(Ⅱ)-(0)	$Mg(OH)_2+2e \rightleftharpoons Mg+2OH^-$	-2.690
Be(Ⅱ)-(0)	$Be_2O_3^{2-}+3H_2O+4e \rightleftharpoons 2Be+6OH^-$	-2.63
Hf(Ⅳ)-(0)	$HfO(OH)_2+H_2O+4e \rightleftharpoons Hf+4OH^-$	-2.50
Zr(Ⅳ)-(0)	$H_2ZrO_3+H_2O+4e \rightleftharpoons Zr+4OH^-$	-2.36
Al(Ⅲ)-(0)	$H_2AlO_3^-+H_2O+3e \rightleftharpoons Al+OH^-$	-2.33
P(Ⅰ)-(0)	$H_2PO_2^-+e \rightleftharpoons P+2OH^-$	-1.82
B(Ⅲ)-(0)	$H_2BO_3^-+H_2O+3e \rightleftharpoons B+4OH^-$	-1.79
P(Ⅲ)-(0)	$HPO_3^{2-}+2H_2O+3e \rightleftharpoons P+5OH^-$	-1.71
Si(Ⅳ)-(0)	$SiO_3^{2-}+3H_2O+4e \rightleftharpoons Si+6OH^-$	-1.697
P(Ⅲ)-(Ⅰ)	$HPO_3^{2-}+2H_2O+2e \rightleftharpoons H_2PO_2^-+3OH^-$	-1.65
Mn(Ⅱ)-(0)	$Mn(OH)_2+2e \rightleftharpoons Mn+2OH^-$	-1.56

续表

电对	方程式	$E^\ominus/\text{V}$
Cr(Ⅲ)-(0)	$Cr(OH)_3 + 3e \rightleftharpoons Cr + 3OH^-$	−1.48
*Zn(Ⅱ)-(0)	$[Zn(CN)_4]^{2-} + 2e \rightleftharpoons Zn + 4CN^-$	−1.26
Zn(Ⅱ)-(0)	$Zn(OH)_2 + 2e \rightleftharpoons Zn + 2OH^-$	−1.249
Ga(Ⅲ)-(0)	$H_2GaO_3^- + H_2O + 2e \rightleftharpoons Ga + 4OH^-$	−1.219
Zn(Ⅱ)-(0)	$ZnO_2^{2-} + 2H_2O + 2e \rightleftharpoons Zn + 4OH^-$	−1.215
Cr(Ⅲ)-(0)	$CrO_2^- + 2H_2O + 3e \rightleftharpoons Cr + 4OH^-$	−1.2
Te(0)-(-Ⅱ)	$Te + 2e \rightleftharpoons Te^{2-}$	−1.143
P(Ⅴ)-(Ⅲ)	$PO_4^{3-} + 2H_2O + 2e \rightleftharpoons HPO_3^{2-} + 3OH^-$	−1.05
*Zn(Ⅱ)-(0)	$[Zn(NH_3)_4]^{2+} + 2e \rightleftharpoons Zn + 4NH_3$	−1.04
*W(Ⅵ)-(0)	$WO_4^{2-} + 4H_2O + 6e \rightleftharpoons W + 8OH^-$	−1.01
*Ge(Ⅳ)-(0)	$HGeO_3^- + 2H_2O + 4e \rightleftharpoons Ge + 5OH^-$	−1.0
Sn(Ⅳ)-(Ⅱ)	$[Sn(OH)_6]^{2-} + 2e \rightleftharpoons HSnO_2^- + H_2O + 3OH^-$	−0.93
S(Ⅵ)-(Ⅳ)	$SO_4^{2-} + H_2O + 2e \rightleftharpoons SO_3^{2-} + 2OH^-$	−0.93
Se(0)-(-Ⅱ)	$Se + 2e \rightleftharpoons Se^{2-}$	−0.924
Sn(Ⅱ)-(0)	$HSnO_2^- + H_2O + 2e \rightleftharpoons Sn + 3OH^-$	−0.909
P(0)-(-Ⅲ)	$P + 3H_2O + 3e \rightleftharpoons PH_3(g) + 3OH^-$	−0.87
N(Ⅴ)-(Ⅳ)	$2NO_3^- + 2H_2O + 2e \rightleftharpoons N_2O_4 + 4OH^-$	−0.85
H(Ⅰ)-(0)	$2H_2O + 2e \rightleftharpoons H_2 + 2OH^-$	−0.8277
Cd(Ⅱ)-(0)	$Cd(OH)_2 + 2e \rightleftharpoons Cd(Hg) + 2OH^-$	−0.809
Co(Ⅱ)-(0)	$Co(OH)_2 + 2e \rightleftharpoons Co + 2OH^-$	−0.73
Ni(Ⅱ)-(0)	$Ni(OH)_2 + 2e \rightleftharpoons Ni + 2OH^-$	−0.72
As(Ⅴ)-(Ⅲ)	$AsO_4^{3-} + 2H_2O + 2e \rightleftharpoons AsO_2^- + 4OH^-$	−0.71
Ag(Ⅰ)-(0)	$Ag_2S + 2e \rightleftharpoons 2Ag + S^{2-}$	−0.691
As(Ⅲ)-(0)	$AsO_2^- + 2H_2O + 3e \rightleftharpoons As + 4OH^-$	−0.68
Sb(Ⅲ)-(0)	$SbO_2^- + 2H_2O + 3e \rightleftharpoons Sb + 4OH^-$	−0.66
*Re(Ⅶ)-(Ⅳ)	$ReO_4^- + 2H_2O + 3e \rightleftharpoons ReO_2 + 4OH^-$	−0.59
*Sb(Ⅴ)-(Ⅲ)	$SbO_3^- + H_2O + 2e \rightleftharpoons SbO_2^- + 2OH^-$	−0.59
Re(Ⅶ)-(0)	$ReO_4^- + 4H_2O + 7e \rightleftharpoons Re + 8OH^-$	−0.584
*S(Ⅳ)-(Ⅱ)	$2SO_3^{2-} + 3H_2O + 4e \rightleftharpoons S_2O_3^{2-} + 6OH^-$	−0.58
Te(Ⅳ)-(0)	$TeO_3^{2-} + 3H_2O + 4e \rightleftharpoons Te + 6OH^-$	−0.57
Fe(Ⅲ)-(Ⅱ)	$Fe(OH)_3 + e \rightleftharpoons Fe(OH)_2 + OH^-$	−0.56
S(0)-(-Ⅱ)	$S + 2e \rightleftharpoons S^{2-}$	−0.47627
Bi(Ⅲ)-(0)	$Bi_2O_3 + 3H_2O + 6e \rightleftharpoons 2Bi + 6OH^-$	−0.46
N(Ⅲ)-(Ⅱ)	$NO_2^- + H_2O + e \rightleftharpoons NO + 2OH^-$	−0.46
*Co(Ⅱ)-C(0)	$[Co(NH_3)_6]^{2+} + 2e \rightleftharpoons Co + 6NH_3$	−0.422
Se(Ⅳ)-(0)	$SeO_3^{2-} + 3H_2O + 4e \rightleftharpoons Se + 6OH^-$	−0.366
Cu(Ⅰ)-(0)	$Cu_2O + H_2O + 2e \rightleftharpoons 2Cu + 2OH^-$	−0.360
Tl(Ⅰ)-(0)	$Tl(OH) + e \rightleftharpoons Tl + OH^-$	−0.34
*Ag(Ⅰ)-(0)	$[Ag(CN)_2]^- + e \rightleftharpoons Ag + 2CN^-$	−0.31

续表

电对	方程式	$E^{\ominus}/V$
Cu(Ⅱ)-(0)	$Cu(OH)_2 + 2e \rightleftharpoons Cu + 2OH^-$	−0.222
Cr(Ⅵ)-(Ⅲ)	$CrO_4^{2-} + 4H_2O + 3e \rightleftharpoons Cr(OH)_3 + 5OH^-$	−0.13
*Cu(Ⅰ)-(0)	$[Cu(NH_3)_2]^+ + e \rightleftharpoons Cu + 2NH_3$	−0.12
O(0)-(-Ⅰ)	$O_2 + H_2O + 2e \rightleftharpoons HO_2^- + OH^-$	−0.076
Ag(Ⅰ)-(0)	$AgCN + e \rightleftharpoons Ag + CN^-$	−0.017
N(Ⅴ)-(Ⅲ)	$NO_3^- + H_2O + 2e \rightleftharpoons NO_2^- + 2OH^-$	0.01
Se(Ⅵ)-(Ⅳ)	$SeO_4^{2-} + H_2O + 2e \rightleftharpoons SeO_3^{2-} + 2OH^-$	0.05
Pd(Ⅱ)-(0)	$Pd(OH)_2 + 2e \rightleftharpoons Pd + 2OH^-$	0.07
S(Ⅱ,Ⅴ)-(Ⅱ)	$S_4O_6^{2-} + 2e \rightleftharpoons 2S_2O_3^{2-}$	0.08
Hg(Ⅱ)-(0)	$HgO + H_2O + 2e \rightleftharpoons Hg + 2OH^-$	0.0977
Co(Ⅲ)-(Ⅱ)	$[Co(NH_3)_6]^{3+} + e \rightleftharpoons [Co(NH_3)_6]^{2+}$	0.108
Pt(Ⅱ)-(0)	$Pt(OH)_2 + 2e \rightleftharpoons Pt + 2OH^-$	0.14
Co(Ⅲ)-(Ⅱ)	$Co(OH)_3 + e \rightleftharpoons Co(OH)_2 + OH^-$	0.17
Pb(Ⅳ)-(Ⅱ)	$PbO_2 + H_2O + 2e \rightleftharpoons PbO + 2OH^-$	0.247
I(Ⅴ)-(-Ⅰ)	$IO_3^- + 3H_2O + 6e \rightleftharpoons I^- + 6OH^-$	0.26
Cl(Ⅴ)-(Ⅲ)	$ClO_3^- + H_2O + 2e \rightleftharpoons ClO_2^- + 2OH^-$	0.33
Ag(Ⅰ)-(0)	$Ag_2O + H_2O + 2e \rightleftharpoons 2Ag + 2OH^-$	0.342
Fe(Ⅲ)-(Ⅱ)	$[Fe(CN)_6]^{3-} + e \rightleftharpoons [Fe(CN)_6]^{4-}$	0.358
Cl(Ⅶ)-(Ⅴ)	$ClO_4^- + H_2O + 2e \rightleftharpoons ClO_3^- + 2OH^-$	0.36
*Ag(Ⅰ)-(0)	$[Ag(NH_3)_2]^+ + e \rightleftharpoons Ag + 2NH_3$	0.373
O(0)-(-Ⅱ)	$O_2 + 2H_2O + 4e \rightleftharpoons 4OH^-$	0.401
I(Ⅰ)-(-Ⅰ)	$IO^- + H_2O + 2e \rightleftharpoons I^- + 2OH^-$	0.485
*Ni(Ⅳ)-(Ⅱ)	$NiO_2 + 2H_2O + 2e \rightleftharpoons Ni(OH)_2 + 2OH^-$	0.490
Mn(Ⅶ)-(Ⅵ)	$MnO_4^- + e \rightleftharpoons MnO_4^{2-}$	0.558
Mn(Ⅶ)-(Ⅳ)	$MnO_4^- + 2H_2O + 3e \rightleftharpoons MnO_2 + 4OH^-$	0.595
Mn(Ⅵ)-(Ⅳ)	$MnO_4^{2-} + 2H_2O + 2e \rightleftharpoons MnO_2 + 4OH^-$	0.60
Ag(Ⅱ)-(Ⅰ)	$2AgO + H_2O + 2e \rightleftharpoons Ag_2O + 2OH^-$	0.607
Br(Ⅴ)-(-Ⅰ)	$BrO_3^- + 3H_2O + 6e \rightleftharpoons Br^- + 6OH^-$	0.61
Cl(Ⅴ)-(-Ⅰ)	$ClO_3^- + 3H_2O + 6e \rightleftharpoons Cl^- + 6OH^-$	0.62
Cl(Ⅲ)-(Ⅰ)	$ClO_2^- + H_2O + 2e \rightleftharpoons ClO^- + 2OH^-$	0.66
I(Ⅶ)-(Ⅴ)	$H_3IO_6^{2-} + 2e \rightleftharpoons IO_3^- + 3OH^-$	0.7
Cl(Ⅲ)-(-Ⅰ)	$ClO_2^- + 2H_2O + 4e \rightleftharpoons Cl^- + 4OH^-$	0.76
Br(Ⅰ)-(-Ⅰ)	$BrO^- + H_2O + 2e \rightleftharpoons Br^- + 2OH^-$	0.761
Cl(Ⅰ)-(-Ⅰ)	$ClO^- + H_2O + 2e \rightleftharpoons Cl^- + 2OH^-$	0.841
*Cl(Ⅳ)-(Ⅲ)	$ClO_2(g) + e \rightleftharpoons ClO_2^-$	0.95
O(0)-(-Ⅱ)	$O_3 + H_2O + 2e \rightleftharpoons O_2 + 2OH^-$	1.24

主要参考文献
REFERENCES

[1] 傅春华,黄月君.基础化学[M].2版.北京:人民卫生出版社,2013.
[2] 牛秀明,林珍.无机化学[M].2版.北京:人民卫生出版社,2013.
[3] 覃特营.无机化学[M].北京:中国医药科技出版社,2000.
[4] 姜斌.无机化学[M].北京:科学出版社,2016.
[5] 陆艳琦.基础化学[M].郑州:郑州大学出版社,2009.
[6] 陈常兴,秦子平.医用化学[M].8版.北京:人民卫生出版社,2018.
[7] 陆艳琦,马建军,陈瑛.基础化学[M].2版.武汉:华中科技大学出版社,2018.
[8] 李勇,张新锋.有机化学[M].2版.北京:化学工业出版社,2017.
[9] 张悦,黄丹云,丁秋玲.医用化学[M].武汉:华中科技大学出版社,2018.
[10] 高欢,刘军坛.医用化学[M].2版.北京:化学工业出版社,2011.
[11] 程伟.生物化学基础[M].2版.郑州:郑州大学出版社,2007.
[12] 查锡良,周春燕.生物化学[M].7版.北京:人民卫生出版社,2008.
[13] 刘斌,陈任宏.有机化学[M].2版.北京:人民卫生出版社,2013.
[14] 陈瑛,郭梦金,徐秦英.医用化学[M].武汉:华中科技大学出版社,2010.

元素周期表